儿科疾病临床护理实践

ERKE JIBING LINCHUANG HULI SHIJIAN

◆ 郭瑞贞 编著

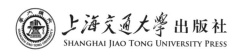

上海交通大学出版社

SHANGHAI JIAO TONG UNIVERSITY PRESS

内容提要

本书首先简单介绍了儿科护理技术；随后对儿童生长发育过程中常见疾病的护理进行了讲解，包括新生儿常见病、小儿呼吸系统常见病、小儿循环系统常见病、小儿消化系统常见病等护理，并重点介绍了护理评估、护理诊断、护理目标、护理措施、护理评价等内容。本书对儿科护理工作者有一定的指导意义，也可作为医学院校在校学生拓展知识面的参考读物。

图书在版编目（CIP）数据

儿科疾病临床护理实践 / 郭瑞贞编著. --上海 ：
上海交通大学出版社，2023.12
ISBN 978-7-313-29404-3

Ⅰ．①儿… Ⅱ．①郭… Ⅲ．①小儿疾病－护理 Ⅳ.
①R473.72

中国国家版本馆CIP数据核字（2023）第169764号

儿科疾病临床护理实践
ERKE JIBING LINCHUANG HULI SHIJIAN

编　　著：郭瑞贞
出版发行：上海交通大学出版社　　　　　　地　　址：上海市番禺路951号
邮政编码：200030　　　　　　　　　　　　电　　话：021-64071208
印　　制：广东虎彩云印刷有限公司
开　　本：710mm×1000mm 1/16　　　　　经　　销：全国新华书店
字　　数：265千字　　　　　　　　　　　　印　　张：15.25
版　　次：2023年12月第1版　　　　　　　　插　　页：2
书　　号：ISBN 978-7-313-29404-3　　　　　印　　次：2023年12月第1次印刷
定　　价：198.00元

编者简介

◎ 郭瑞贞

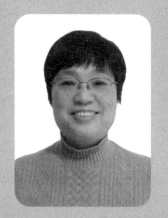

　　主管护师,毕业于山东省立医院护校护理专业,后取得济宁医学院本科学历。现工作于山东省济宁市妇幼保健计划生育服务中心儿科,曾在齐鲁医院ICU进修。从事护理工作26年,热爱护理事业,对工作认真负责,充满进取精神,工作能力强,具备扎实的护理专业基础知识和丰富的护理工作经验。擅长早产儿、低体重儿的护理,能够根据儿科护理工作特点,进行更细致、更系统的病情观察,正确评估病情和及时处理,还会注意加强安全护理,避免意外伤害。对工作精益求精,力争做到护理工作规范化,技能服务优质化,基础护理灵活化,爱心活动经常化。发表论文2篇,作为主编参编专著1部。

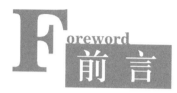

前 言

　　儿科护理学是一门专业性很强的学科,儿童疾病的发生、发展有独特的规律,儿童的护理也具有特殊性、复杂性。现在,儿科护理模式由以疾病为中心转向以患儿健康为中心,儿科护理人员应以护理评估为基础、护理问题为重点、护理措施为核心,这对儿科护理人员提出了更高的要求。为了适应新形势及现代化医疗护理服务的要求,提高护理人员的整体素质和业务水平,达到工作标准化、管理制度化、技术操作规范化的目的,确保患儿安全、促进疾病康复,在遵循提高护理能力与规范护理工作相结合原则的前提下,编写了《儿科疾病临床护理实践》一书,期望能够帮助临床护理人员更好地理解和掌握护理的基本理论和基本技能,从而为患儿提供更专业的护理服务。

　　本书章节构架安排得当,内容贴近临床实际,采用文字说明与表格结合的编写方法,既简洁直观,又有条不紊。本书首先简单介绍了儿科护理技术;随后对儿童生长发育过程中常见病的护理进行了阐述,包括新生儿常见病、小儿呼吸系统常见病、小儿循环系统常见病、小儿消化系统常见病等护理。全书逻辑清晰、语言精练,紧密结合临床护理工作实践,以患儿为中心,以具体疾病为纲目,重点讲解护理措施,特别注重描述护理关键环节、难点及护理细节。本书在结构上改变了传统的以护理程序为框架的编写模式,而是根据医护人员的临床思维,在综合护理常规与护理理论的基础上,创建符合现代临床需要的科学模式,可以为临床儿科护理人员提供重要参考。

鉴于医学的快速发展、儿科护理知识的不断更新,加之编写时间仓促,本书的不足乃至错误之处在所难免,诚请广大读者不吝赐教,以便及时修正。

郭瑞贞

山东省济宁市妇幼保健计划生育服务中心

2023 年 2 月

C ontents
目 录

第一章

儿科护理技术

第一节　新生儿沐浴

一、目的

(1)使患儿清洁舒适。

(2)促进血液循环,帮助皮肤排泄和散热,活动肌肉和肢体。

二、适应证

适用于所有病情稳定的新生儿。

三、用物准备

(1)护理篮1只(内有3%过氧化氢溶液、5%聚维酮碘、消毒纱布、棉签、胶布、小镊子、呋锌油、眼药水)。

(2)清洁衣服、包被、尿布、干净浴巾、小毛巾1条、一次性垫巾、沐浴露、爽身粉、污衣筐、尿布桶、围裙、袖套、磅秤。

四、操作步骤

(1)关上门窗,调节室温至26~28 ℃。

(2)工作人员加穿围裙、袖套。

(3)从下往上依次放好干净包被、衣服、尿布及浴巾于操作台上。澡盆海绵垫上铺好一次性垫巾。

(4)核对腕带上的姓名与住院号,抱婴儿至洗澡间。

(5)打开包被,脱去衣服盖在新生儿身上保暖,撒去尿布。

（6）试水温（用手前臂试水温,以温暖不烫为宜）,拿开衣服、包被将婴儿放至洗澡盆垫子上。

（7）洗眼（从内到外）,洗脸,冲湿全身。

（8）揩沐浴露按照头发-颈部-腋下-上肢-胸腹-后背-下肢-会阴、臀部的顺序均匀涂抹,轻轻按摩。

（9）冲洗:用水冲净操作者手上的沐浴露,按照头-左侧（捂耳）-右侧（捂耳）-颈部-左腋-左上肢-右腋-右上肢-胸腹-后背-会阴-臀部-左下肢-右下肢的顺序依次冲净婴儿全身。

（10）将婴儿抱出,放在干净浴巾上从上到下揩干全身。注意保暖。

（11）称体重:核对磅秤,称体重并记录。

（12）将婴儿放于清洁的衣被上。

（13）脐部护理:先用3%过氧化氢溶液,后用5%聚维酮碘自内向外涂擦,直径3 cm。

（14）扑粉于护士手心,轻轻涂抹于颈、腋下、肘、腹股沟、窝。

（15）根据情况,臀部涂呋锌油。

（16）包尿布,穿衣。

（17）耳朵护理,必要时行眼和口腔护理。

（18）抱回原位,核对腕带。

（19）整理用物。

（20）做好洗澡记录。

五、注意事项

（1）洗澡前后注意核对腕带。

（2）动作轻快,减少暴露,注意保暖,避免受凉。

（3）洗澡水温38～40 ℃,严防烫伤。

（4）注意安全,防止婴儿滑落或碰撞。

（5）头皮有皮脂结垢时可涂液状石蜡,待次日轻轻梳出结痂后再清洗。切不可用力剥除以防出血。

（6）冲洗头部时耳郭向前折叠避免水进入耳内,并注意防止水溅入口鼻、眼内。

（7）洗净会阴部,女婴应将阴唇分开,从上至下轻轻擦洗,男婴将包皮往上推沿环形沟轻轻清洗。

（8）脐残端未愈合前沐浴时尽量避免水污湿脐部,沐浴后立即做好脐部护理,保持脐部清洁干燥。

（9）洗澡的同时对全身及皮肤进行检查,发现异常及时处理并记录。

（10）重病患儿待病情稳定后洗澡。

（11）注意防止交叉感染。

第二节 婴儿抚触

婴儿抚触是指通过对婴儿非特定部位肌肤温和的触摸刺激,使婴儿身心受到抚慰,消除孤独、焦虑、恐惧等不良情绪,引起婴儿全身如神经、内分泌及免疫等系统一系列的良性反馈,从而促进婴儿身心的健康发育。

一、目的

（1）促进婴儿体重增长。

（2）改变睡眠节律,增加睡眠。

（3）提高应激能力。

（4）促进婴儿识别能力、运动能力和社交能力的发展。

（5）提高免疫力,促进疾病康复,减少并发症和后遗症。

（6）母婴接触,促进母乳量的增加,有助于母乳喂养。

二、适应证

适用于所有病情稳定的新生儿。

三、用物准备

婴儿润肤油、清洁衣服、包被及尿布、大毛巾、按摩桌及柔软桌垫或辐射床、椅子、放送音乐设备。

四、操作步骤

（一）调室温

关上门窗,调节室温至 28 ℃。

（二）工作人员准备

工作人员去除手表、手链,修剪指甲,洗手,温暖双手。

（三）婴儿准备

脱去婴儿衣服、尿布，将其放在按摩桌上，婴儿身下垫大毛巾。

（四）按摩

工作人员掌心倒润肤油揉搓后，对以下各部位进行按摩。

1.头面部

（1）用两手拇指从前额中央向两侧滑动。

（2）用两手拇指从下颌中央向外侧、向上滑动。

（3）两手掌从前额发际向上、后滑动，至后发际，并停止于两耳后乳突处，轻轻按压。

2.胸部

操作者两手分别放在两侧肋缘，右手向上滑至婴儿右肩然后复原；左手向上滑至左肩然后复原，通过交叉滑动，在婴儿的胸部画成一个大的交叉。

3.腹部

（1）按顺时针方向按摩腹部。

（2）用左手在婴儿右腹由上向下画一个英文字母"L"，用右手由右至左画一个倒的"L"（love），再用右手由左下腹顺时针向右下腹画一个倒写"U"（you）。做这个动作时，用关爱的语调向婴儿说"我爱你"（I love you）。

4.四肢

（1）两手持住婴儿一侧胳膊，交替从上臂至手腕轻轻挤捏。

（2）然后双手夹住婴儿的手臂，从上到下搓滚。

（3）在确保婴儿手部不受伤害的前提下，用两手拇指的指腹从婴儿掌心按摩至手指，并捏拉每个手指。

（4）以相同方法按摩对侧手臂及双下肢。

（5）在确保脚踝不受伤害的前提下，用两手拇指的指腹从婴儿脚后跟按摩至脚趾并捏拉脚趾各关节。

5.背部

婴儿呈俯卧位，双手平放背部从颈部向下按摩至臀部，然后用指尖轻轻按摩脊柱两边的肌肉，再次从颈部向臀部运动数次。

按摩每天 2～3 次，每次 15 分钟。

五、注意事项

（1）确保按摩时不受打扰，可伴放一些柔和的音乐帮助放松。

（2）选择适当的时间进行按摩，当婴儿疲惫、饥饿或烦躁时都不适宜按摩，进食后1小时内不应按摩。

（3）按摩最好在婴儿沐浴后进行，按摩时房间需要保持温暖，避免受凉。

（4）按摩前操作者需温暖双手，将婴儿润肤油倒在掌心揉搓，轻轻按摩，随后逐渐增加压力以便婴儿适应。按摩油避免入婴儿眼内。

（5）按摩面要广，要有一定压力和深度。

（6）婴儿抚触时留意婴儿是否有不适或异常，如哭闹明显、发生呕吐时应停止按摩。

（7）皮肤有感染灶、肠梗阻、臂丛神经损伤急性期、骨折时禁忌按摩。

第三节　胃管喂养法

一、鼻胃管喂养法

（一）目的

（1）保证小儿营养摄入。

（2）避免极低体重儿吃奶消耗能量，促进体重增长。

（3）防止奶液误吸入呼吸道。

（4）避免口腔疾病患儿吃奶时加重疼痛。

（二）适应证

（1）胎龄＜32周，吸吮、吞咽、呼吸不协调的新生儿。

（2）胎龄＞34周，没有咽反射的新生儿。

（3）体重＜1 500 g者。

（4）某些疾病造成小儿不能或不宜经口喂养。

（三）用物准备

治疗盘、喂养管、针筒、听诊器、小毛巾（或纱布）、胶布、手套、棉签、液状石蜡、流质饮食、温开水、污物杯。

（四）操作步骤

（1）核对医嘱，洗手，戴口罩，准备用物。

（2）携用物至患儿床旁，核对患儿床号、姓名。

（3）向患儿及家长解释操作的目的及过程，以取得患儿及家属的配合。

（4）检查小儿有无喂养禁忌，如呼吸暂停、呼吸窘迫、腹胀等。

（5）患儿仰卧，头偏向一侧或右侧卧，围好小毛巾。以棉签蘸清水清洁鼻腔。

（6）戴手套。

（7）取出胃管，检查胃管是否通畅。测量进管的长度，做好标记。纱布蘸液状石蜡润滑胃管前端（新生儿忌用）。胃管插至咽喉部时嘱小儿做吞咽动作（不能配合的小儿，将小儿头部抬起，使下颌靠近胸骨柄以增大咽喉部通道的弧度），便于将胃管插入预定的长度。插管过程中患儿有恶心应暂停片刻，嘱患儿做深呼吸或做吞咽动作。

（8）证实胃管在胃内，回抽有胃液抽出；从胃管内注入少量空气，同时在胃部听诊有气过水声。

（9）妥善固定胃管，用胶布将胃管固定，鼻插管时胶布粘贴于鼻翼和颊部。

（10）检查乳汁等灌入食物的量及温度（38～40 ℃）。将奶液等食物推入或依靠重力作用缓慢滴入，最后再注入少量温开水清洁胃管，关闭胃管末端。

（11）喂后让小儿右侧卧位，新生儿可采用俯卧位。

（12）整理用物。

（13）洗手，记录喂入量。

（14）喂后经常观察小儿是否有呕吐、腹胀等情况。

（五）注意事项

（1）胃管选择：胃管长度、粗细依年龄而定。新生儿或小婴儿用5 Fr胃管，较大患儿用8 Fr、10 Fr等胃管。

（2）插入长度：鼻插管长度为患儿鼻尖-耳垂-剑突距离。口插管为眉心-剑突的距离。

（3）插管动作要轻柔，避免刺激迷走神经而发生呼吸暂停、心动过缓。

（4）胃管每周更换1次，并从另一侧鼻孔插入。其他喂奶器具每次更换。

（5）每次喂奶前必须评估患儿有无腹胀、呕吐及胃潴留情况，并证实胃管确在胃内方可喂养。若发现腹胀、呕吐或胃内残留奶量超过进食奶量的1/5时，及时告知医师，决定是否停喂。若残留量<1/5，可从本次奶量中扣去残留量后喂入，残留液中含有大量消化酶不必弃去，可重新注入胃内。

（6）灌注时勿过急，以免引起反流或呕吐。

（7）加强口腔护理。

（8）鼻插管者如需吸氧宜应用改良鼻导管或氧气面罩。

二、十二指肠喂养法

(一)目的

(1)减少胃膨胀及其不良反应,降低反流、呕吐和吸入的可能性。

(2)保证营养物质的摄入,促进体格发育。

(二)适应证

(1)严重的胃-食管反流有吸入危险者。

(2)胃排空延迟者。

(3)某些外科手术后的患儿。

(三)用物准备

同胃管喂养,另加 pH 试纸。喂养管选用 X 线下显影的 5 Fr 硅胶喂养管。

(四)操作步骤

(1)核对医嘱,洗手,戴口罩,准备用物。

(2)携用物至患儿床旁,核对患儿床号、姓名。

(3)向患儿及家长解释操作的目的及过程,以取得患儿及家属的配合。

(4)检查小儿有无喂养禁忌,如呼吸暂停、呼吸窘迫、腹胀等。测量患儿体重与腹围并记录。

(5)患儿仰卧,头偏向一侧或侧卧,围好小毛巾。以棉签蘸清水清洁鼻腔。

(6)戴手套。

(7)取出胃管,检查胃管是否通畅。先将胃管经口或经鼻插入胃内,然后用手指顺胃蠕动方向轻揉腹部(以促进胃管经胃蠕动进入十二指肠),同时继续插入胃管,用无菌注射器注入 1 mL 温开水并回抽,pH 试纸测定回抽液的 pH,若 pH>5,证明胃管已过幽门,妥善固定。记录插入的长度。

(8)拍腹部平片确认胃管已进入十二指肠。

(9)检查乳汁等灌入食物的量及温度。让灌入食物依靠重力作用缓慢滴入(或缓慢推入),最后再注入少量温开水清洁胃管,关闭胃管末端。

(10)喂后让患儿右侧卧位或俯卧位(新生儿可采用)。

(11)记录喂入量。

(五)注意事项

(1)十二指肠喂养是将营养物质直接输入十二指肠喂养的方法,由于缺少了胃的消化和吸收,不符合生理情况,并需要 X 线确定位置,同时也使肠穿孔的可能性增加,并可并发细菌感染、腹泻及脂肪吸收不良,因此不能常规使用。

(2)插喂养管过程较长,应注意保暖,尽量减少暴露。新生儿最好在辐射床上或保温箱内进行。

(3)每次喂养前测量腹围,并观察有无腹胀、呕吐、腹泻等,并回抽,一般无液体抽出或有少量消化液,注入少量空气能听到较弱的气过水声。

(4)监测生长发育指标:每天测 1 次体重,每周测 1 次身长、头围。

(5)胃管每周更换,其他喂奶器具每次更换。

(6)其他同胃管喂养。

第四节　吸　痰　法

一、目的

清理呼吸道分泌物,刺激咳嗽反射以帮助排痰,防止肺部并发症,采集痰液标本。

二、用物准备

负压吸引装置、吸痰管、手套、听诊器、消毒杯、生理盐水、呼吸皮囊、纱布等。

三、操作步骤

(一)经口鼻吸痰法

(1)备齐用物带至床旁,核对患儿姓名。

(2)听诊患儿肺部,评估呼吸音、咳嗽及呼吸频率。

(3)向患儿及家长解释操作的目的及过程,患儿去枕平卧,头偏向一侧。

(4)打开吸引器开关,检查吸引器效能,调节压力。

(5)戴手套,取吸痰管连接于吸痰器接头上,试吸生理盐水。

(6)插入吸痰管时将气孔打开,待吸痰管插至有阻力或患儿出现咳嗽或恶心反应时,立即按闭气孔,以旋转手法边吸边退出,吸水冲洗吸痰管。动作轻柔,先吸口腔,再吸鼻腔。每次吸引时间<15 秒。

(7)吸氧或休息片刻可再次吸引。

(8)吸痰结束,关闭吸引器,分开吸痰管,脱去手套后丢弃。

(9)清洁患儿口鼻、面部,安置患儿。

(10)听诊肺部,观察呼吸,评估吸痰效果。

(11)记录分泌物性质及量。

(二)气管导管内和气管切开吸痰法

(1)备齐用物带至床旁,向患儿及家长解释操作目的及过程。

(2)听诊患儿肺部,评估呼吸音及呼吸频率。

(3)打开吸引器开关,检查吸引器效能,调节压力。

(4)将无菌生理盐水倒入消毒杯内,打开吸痰管,暴露末端。

(5)一只手戴无菌手套保持无菌,取吸痰管连接于吸痰器接头上,试吸生理盐水。

(6)将吸痰管经气管导管或套管插入气管内,插入吸痰管时将气孔打开,待吸痰管插至有阻力时,立即按闭气孔,以旋转手法边吸边退出。切忌上下多次地抽动,以避免缺氧,一般单次吸引时间 8～12 秒,不宜超过 15 秒。吸痰后,将吸痰管放入无菌生理盐水中,吸水冲洗吸痰管。

(7)经气管导管吸痰前、过程中和吸痰完毕用呼吸皮囊给予高浓度氧气。如分泌物黏稠,可用注射器注入 0.5～2 mL 的生理盐水于气管内,然后用呼吸皮囊加压呼吸 4～5 次,以利痰液稀释。

(8)吸痰毕,关闭吸引器,分开吸痰管,脱去手套后丢弃。

(9)清洁患儿口鼻、面部,安置患儿。

(10)听诊肺部,观察呼吸,评估吸痰效果。

(11)记录分泌物性质及量。

四、注意事项

(1)负压调节要准确。新生儿 10.0～13.3 kPa(75～100 mmHg),婴儿 13.3～20.0 kPa(100～150 mmHg),幼儿 26.7 kPa(200 mmHg)左右,儿童 40.0 kPa(300 mmHg)以内。

(2)缺氧患儿吸痰前可加大氧流量或用呼吸皮囊加压呼吸。如病情需要,可重复吸引,但最多不超过 3 次,重复吸痰中间应充分给氧后再吸。

(3)气管内吸痰操作时,必须严格执行无菌技术,吸痰管、手套、吸痰溶液及容器必须每次更换,避免因操作不当而引起交叉感染。

(4)操作时注意动作轻、快,避免损伤气管黏膜。

(5)吸引器各管道连接准确、无漏气。贮液瓶内吸出液应及时倾倒,水面不应超过 2/3。每天消毒吸引瓶。

第五节　氧气雾化吸入法

氧气雾化吸入法是利用高速氧气气流,使药液形成雾状,再由呼吸道吸入,达到治疗的目的。

一、目的

(1)治疗呼吸道感染,消除炎症和水肿。

(2)解痉。

(3)稀释痰液,帮助祛痰。

二、用物准备

雾化表、雾化吸入器、药液、注射器。

三、常用药物及其作用

(1)抗生素。

(2)解痉药物如沙丁胺醇气雾剂、异丙托溴铵气雾剂等。

(3)稀释痰液药物如糜蛋白酶、吸入用乙酰半胱氨酸等。

(4)减轻水肿药物如吸入用布地奈德混悬液等。

四、操作步骤

(1)按医嘱抽取药液,用生理盐水 2～3 mL 稀释,注入雾化器。

(2)将用物携至床旁,核对,向患儿及家长解释,以取得合作。

(3)患儿取卧位或半坐卧位,将喷雾器与氧气管连接,调节氧流量达 6～10 L/min,喷雾器喷出大量雾气,即可使用。

(4)操作者手持雾化器,把喷雾器咬嘴让患儿含入口中或面罩覆于患儿口鼻部,嘱患儿深呼吸,直到药液用完为止。

(5)治疗结束,关闭氧气。

(6)患儿漱口,擦拭面部,安置患儿,清理用物。

(7)在氧气雾化吸入过程中,注意严禁接触烟火及易燃品。

第六节　洗　胃　法

一、目的

(1)清除胃内毒物和刺激物,避免毒物吸收。

(2)清洗胃内潴留食物,减轻腹胀、恶心呕吐等不适,解除幽门梗阻者的痛苦。

(3)为某些手术或检查做准备。

二、用物准备

治疗盘,内置弯盘、治疗巾、量杯、适合患儿年龄的胃管、10～50 mL注射器、液状石蜡、棉签、纱布、胶布、听诊器、洗胃液、试管、手套、塑料桶。

三、操作步骤

(1)洗手,戴口罩,核对洗胃溶液,并将溶液温热至 35～37 ℃。

(2)将用物携至床旁,核对患儿信息,向家长说明洗胃的必要性,取得配合,较大儿童做好解释工作。

(3)患儿取平卧或半卧位,头偏向一侧,固定头部。

(4)以棉签蘸清水清洁鼻腔。

(5)患儿胸前铺治疗巾,颌下放一弯盘,床前置一塑料桶。

(6)戴手套后,取出胃管,检查是否通畅后,测量胃管插入的长度(鼻尖-耳垂-剑突),做好标记。

(7)以纱布蘸液状石蜡润滑胃管前端后,轻柔地将胃管从鼻孔插入,到达咽喉部时,嘱患儿深呼吸并做吞咽动作(不能配合的小儿,将小儿头部抬起,使下颌靠近胸骨柄)。帮助胃管进入胃内,如发生呛咳、发绀等情况,立即拔出,稍候片刻再行插入。插管应与吞咽动作同步,注意观察有无迷走神经刺激症状。插入预测的长度后,用胶布固定胃管。如顺利抽出胃内容物,表明胃管的位置适中,相反则应适当调整胃管的深度,或重插,直至满意为止。

(8)证实胃管在胃内后,先抽尽胃内容物,必要时将胃液送检,根据患儿的年龄和体重,用注射器每次注入洗胃液 50～100 mL(一般不超过 200 mL),先出后入,出入液量基本相等,反复清洗,直至洗出液澄清无气味为止。洗胃过程中要注意生命体征的变化。

（9）洗胃完毕，拔除胃管时，应保持管腔内有一定的负压，以防咽部分泌物吸入气道。

（10）擦净面部，整理用物及床单位。

（11）观察并记录洗胃液名称和量，洗出液颜色、气味及患儿情况。

四、注意事项

（1）插管时动作轻柔，以免损伤食管和胃黏膜。

（2）服强酸、强碱及其他腐蚀性毒物者严禁洗胃。

（3）当毒物性质不明时，用温开水或生理盐水洗胃。

（4）洗胃过程中应注意变换体位，以利于毒物的排出，但无论何种体位，必须将头偏向一侧，防止误吸。

（5）操作时密切观察病情变化，如患儿出现腹痛、虚脱或洗出液含血性液时应停止洗胃。

第七节　外周静脉留置术

一、目的

减少患儿的痛苦，让患儿在输液过程中感觉舒适；保持静脉通路，便于抢救。

二、用物准备

24 G 静脉留置针、肝素帽、透明敷料及一般输液用品。

三、操作步骤

（1）向患儿及家长解释输液的目的、过程，以取得患儿及家长的配合。

（2）选择粗而直且易于固定的静脉，头皮静脉需剃净穿刺点周围 5 cm 范围内的毛发，常规消毒穿刺部位皮肤。

（3）操作者站在穿刺侧或头侧，取出留置针，松动针芯。

（4）操作者左手固定被穿刺血管，右手持留置针，针尖与皮肤呈 10°～20°角刺入，见回血后固定针芯，缓慢送入针套，然后取出针芯，套上肝素帽，用无菌敷贴固定针根、针翼及针柄。操作中助手协助固定患儿，以免穿刺失败。

（5）固定后,常规消毒肝素帽,连接输液装置,根据患儿年龄及病情调节输液速度。

（6）输液毕,用生理盐水 2～3 mL 冲管后,拔除头皮针。冲管时注意正压封管。

四、注意事项

（1）外周静脉留置针保留时间一般 3～5 天,如果发现穿刺部位有炎性反应,则立即停止输液,并拔出留置针,局部作相应处理。

（2）透明敷料松动或潮湿时及时更换。

（3）对再次输液液体不滴时,可用 2～5 mL 针筒连接头皮针,先回抽,将小的血凝块抽出后,再用生理盐水 2 mL 冲管,通畅后接输液装置。

第八节　经外周穿刺中心静脉置管术

经外周穿刺中心静脉置管(简称 PICC),由外周静脉穿刺插管,导管尖端定位于上腔静脉或下腔静脉,为患儿提供中期至长期的静脉输液治疗。

一、目的

（1）保护患儿的外周静脉。

（2）可减少反复经外周静脉穿刺输液的痛苦。

（3）是抢救危重患儿的重要输液途径。

（4）可长期保留在血管内。

（5）并发症少。

（6）患儿活动方便,护理简便,利于提高生活质量。

二、适应证

（1）长期静脉输液的患儿。

（2）胃肠外营养、应用化疗或对外周静脉有刺激药物的患儿。

（3）缺乏外周静脉通路的患儿。

（4）家庭病床的患儿或早产儿。

三、用物准备

PICC 穿刺包、手套 2 副、肝素帽 1 只、生理盐水、稀释肝素液（10 U/mL）、无菌隔离衣、消毒棉签、聚维酮碘（或 2%碘酊、75%乙醇）。如 PICC 穿刺包内只有穿刺针及导管，还需准备消毒包 1 只，内有 4 块治疗巾、2 块孔巾、2 只弯盘、止血带、皮尺、剪刀、镊子、纱布。

四、穿刺前准备

（1）核对医嘱。

（2）与患儿及家长谈话。

（3）征得家长同意并签字。

五、操作步骤及要点

（1）洗手、戴口罩。

（2）准备物品。

（3）患儿取平卧位。

（4）选择合适的静脉，首选贵要静脉；第二选头静脉；第三选头皮静脉、颈外静脉、下肢静脉。确定静脉和穿刺点，于穿刺点上方扎压脉带，确定静脉穿刺点，松开压脉带（必要时行局部麻醉），测量导管插入长度，选择上肢静脉应按下列方法测量：测量双上臂中段周径记录，以备参考。患儿手臂外展，臂与身体呈 90°角，测量自穿刺点至右胸锁关节再向下至第三肋间。体外测量永远不可能与体内的静脉解剖完全一致。

（5）建立无菌区。打开 PICC 穿刺包，戴手套。应用无菌技术，准备肝素帽、抽吸生理盐水和稀释肝素液。用生理盐水预冲导管、肝素帽。按预计导管的长度修剪导管（后端修剪的导管不需此步骤）。将无菌巾垫在患儿手臂下。穿刺点消毒：按照无菌操作程序，进行局部消毒，75%乙醇棉棒 3 次，碘伏 3 次。范围为穿刺点上下 10 cm，左右到臂缘。扎止血带。更换手套，用生理盐水冲去手套上的滑石粉，铺手术巾，暴露穿刺部位。

修剪导管方法：先撤出导丝至比预计长度短 1 cm 处（1.9 Fr 无导丝），在预计刻度处，修剪导管（注意不要切到导丝，否则导丝将损害导管，伤害患儿）。

（6）静脉穿刺：去掉穿刺针保护套，松动针芯，施行静脉穿刺。见有回血，立即降低穿刺角度，推进导引鞘。松开止血带，固定导引鞘，指压套管尖端的血管上取出针芯。注意不可在患儿静脉内回套针芯，否则可导致鞘断裂或有切口。

(7)置入 PICC：将导管插入引导鞘，并缓慢推进静脉，当导管推进至患儿肩部时，让患儿头转向穿刺侧将导管置到预计深度。如无导丝的 PICC，可用镊子夹住导管逐渐送入静脉，镊子不要过紧夹持导管，避免损害导管。

(8)退出引导鞘：指压引导鞘上端静脉固定导管，从静脉内退出引导鞘，撕开引导鞘(后端修剪的导管引导鞘在导丝抽出后再撤出)。

(9)撤出支撑导丝：在入点远端轻压静脉以保持导管的定位缓慢地将导丝撤出，禁止暴力抽去导丝。

(10)修正导管长度，安装连接器(已修剪过的导管，不需此步骤，直接进入下一步)。用无菌剪刀剪断导管，体外保留 5 cm，将减压套筒安装到导管上，将导管套到连接器的柄上，推进到底，沿直线将连接器的倒钩和减压套筒的沟槽连接在一起，将两者锁定。修剪导管应呈直角，避免切面有斜角。导管套到连接器柄上时，避免导管起褶。

(11)抽吸与封管：连接生理盐水注射器，抽吸回血，并注入盐水，确定是否通畅。连接肝素帽，使用稀释肝素液正压封管。小规格(<5 mL)的注射器造成高压，可导致导管发生破裂，因此严禁使用<5 mL 的注射器。

(12)固定导管：在穿刺点上方放置一小块纱布，并注意不要盖住穿刺点，将外露导管放置呈"S"状弯曲，在圆盘或连接器上贴胶布。覆盖透明薄膜在导管及穿刺部位，但不要超过圆盘或连接器，用蝶形交叉方式妥善固定圆盘或连接器，使患儿感觉舒适、安全。禁止在导管上贴胶布，此举将危及导管强度及导管完整。

(13)X 线检查确定导管尖端的位置，导管尖端应定位于上腔静脉或下腔静脉。

(14)填写 PICC 穿刺状况记录。

(15)拔管，做好解释。消毒穿刺点周围皮肤，轻轻拔出导管，避免污染导管，检查并记录导管拔出的长度，做好导管培养。拔管后24小时内用无菌敷料覆盖伤口。

六、PICC 导管维护

(1)向患儿及家长说明注意事项，做好宣教工作。

(2)保证进针部位皮肤的清洁干燥，穿刺后第一个 24 小时更换 1 次敷料，以后每 3 天(或每周 2 次)更换敷料 1 次，敷料松动或潮湿时及时更换。

(3)更换敷料时，严格无菌操作，注意不要损伤导管。撕敷贴时应顺着导管的方向往上撕,以免拔出导管。万一拉出,不要往回送。

(4)为保证管道通畅,应在每次静脉输液或输注血液、全胃肠外营养后及时冲管(治疗间歇期每周1次),冲管后注意正压封管,限用10 mL或以上注射器进行封管(严禁使用＜5 mL的注射器对PICC进行推注)。

(5)肝素帽应每周更换1次。不管什么原因取下肝素帽后,或经肝素帽取血或输血后,不能将肝素帽里的残存血全部清除时,应该更换肝素帽。

(6)注意观察穿刺部位的情况,重视患儿主诉,观察患儿的生命体征,及早发现并发症的早期征象并及时处理。

(7)更换敷料、肝素帽应及时做好PICC护理记录单的记录。

第九节　气管插管术

一、目的

气管插管是最有效、最安全的通气方法,能提供足够的通气与供氧,预防胃内容物吸入肺内,同时可保证胸部按压有效进行。

二、适应证

(1)各种先天性及后天性上呼吸道梗阻,需立即建立可控制的人工通气。

(2)各种原因造成的下呼吸道分泌物潴留需要抽吸引流。

(3)各种原因导致的呼吸功能衰竭需要进行人工辅助呼吸。

(4)喉痉挛。

(5)呼吸、心搏骤停。

三、用物准备

导管、喉镜、导管芯、牙垫、吸引器、衔接管、简易呼吸器、吸氧装置、听诊器、胶布等。

四、操作步骤

(1)患儿的准备:高流量吸氧2分钟或用简易呼吸器加压呼吸1分钟,使$SpO_2＞90\%$,根据病情放置体位,理想的体位是呼吸道轴线成一直线。

(2)检查导管气囊,并弯曲导管。

（3）左手持喉镜沿患儿右侧口角置入镜片，将舌体推向左侧后使镜片移至正中，见到悬雍垂（为显露声门的第一标志），慢慢推进喉镜使其顶端抵达舌根，稍上提喉镜，可看到会厌的边缘（为显露声门的第二标志）。继续推进喉镜，使其顶端抵达舌根与会厌交界处，然后上提喉镜，间接拉起会厌而显露声门。

（4）将导管经声门裂插入气管内，听诊两肺呼吸音及胃部，调整插入深度。塞入牙垫后退出喉镜，妥善固定导管和牙垫，接上简易呼吸器或人工呼吸机。

（5）胸部 X 线定位，插管末端以在气管隆嵴上 1 cm 最佳。

（6）动脉血氧饱和度及呼出气二氧化碳浓度的监测。

五、注意事项

（1）插管过程要求手法轻柔，避免多次尝试，否则可导致咽部组织水肿。如 20 秒内插管未成功，为防止低氧血症，必须暂停插管，先给患儿用简易呼吸器加压通气。

（2）插管可经口或鼻腔的途径，采用喉镜明视或盲探插入导管，以经口腔明视插管最常用。

（3）必要时儿童插管须在局部麻醉或肌松剂应用下进行。

（4）喉镜成人选用 3～4 号，4～8 岁儿童选用 2 号，婴幼儿（3 岁以下）选用 1 号，新生儿选用 0 号，早产儿可选用 00 号。类型包括弯镜、直镜。5 岁以下的儿童选用直镜。

（5）导管选择：导管的大小以能容易通过声门裂为好，太粗或暴力插入时易致喉、气管损伤，太细则不利于气体交换。早产儿插管内径为 2.5～3.0 mm，新生儿插管内径为 3.0～3.5 mm。儿童插管内径为年龄/4＋4（mm），鼻插管较口插管内径小 1 号。口插管顶端到切牙的距离新生儿为气管插管型号＋6（cm）；儿童为年龄/2＋12（cm）。鼻插管顶端到鼻孔的距离儿童为年龄/2＋15（cm）。小婴儿使用无气囊插管。

（6）右主支气管粗短且直，气管插管容易滑入。

（7）儿童具有后枕凸出，喉的位置高且前倾，会厌的位置高且下垂，环状软骨是气道最狭窄处，气管短等特点。

（8）套囊充气以恰好封闭导管与气管壁间隙为度，一般为 0.5～1.0 mL，勿盲目注射大量空气而造成气管壁缺血坏死，使用过程中应定期放气减压。

第二章

新生儿科护理

第一节　足月儿的护理

正常足月新生儿是指出生时胎龄满 37～42 周,体重在 2 500 g 以上,无畸形和疾病的活产婴儿。

一、足月新生儿特点

(一)外观特点

正常足月儿体重在 2 500 g 以上,身长 47 cm 以上,哭声响亮,肌肉有一定张力,四肢屈曲,皮肤红润,胎毛少,耳壳软骨发育良好,乳晕清楚,乳头突起,乳房可扪及结节,整个足底有较深的足纹,男婴睾丸下降,女婴大阴唇覆盖小阴唇。

(二)呼吸系统

胎儿在宫内不需要肺的呼吸,但有微弱的呼吸运动。胎儿肺内充满液体,出生时经产道挤压,1/3 肺液由口鼻排出,其余由肺间质毛细血管和淋巴管吸收,如吸收延迟,则出现湿肺症状。分娩后新生儿在第 1 次吸气后紧接着啼哭,肺泡张开。其呼吸较浅快,频率为 40 次/分左右,常呈腹式呼吸。

(三)循环系统

胎儿出生后血液循环发生巨大变化:①脐带结扎。②肺血管阻力降低。③卵圆孔和动脉导管出现功能性关闭。心率波动较大,100～160 次/分,平均120～140 次/分,血压平均为9.3/6.7 kPa(70/50 mmHg)。

(四)消化系统

足月儿消化道面积相对较大,有利于吸收。而胃呈水平位,贲门括约肌发育较差,幽门括约肌发育较好,易发生溢乳和呕吐。新生儿肠壁较薄,通透性高,有利于吸收母乳中营养物质,也易使肠腔内毒素及消化不全产物通过肠壁而进入血液循环,引起中毒症状和过敏现象。足月儿除胰淀粉酶不足外,其余消化酶均能满足生理需要。胎粪呈墨绿色,由肠黏膜脱落上皮细胞、羊水及消化液组成。出生后 12 小时内开始排泄,3～4 天内排完,若超过 24 小时还未见胎粪排出,应检查是否为肛门闭锁。足月儿肝葡萄糖醛酸转移酶的活力较低,是出现生理性黄疸及对某些药物解毒能力低下的原因之一。

(五)血液系统

由于胎儿期处于相对缺氧状态,故足月儿出生时血液中红细胞数和血红蛋白量较高,血红蛋白中胎儿血红蛋白约占 70%,后渐被成人血红蛋白替代。由于胎儿血红蛋白对氧有较强的亲和力,氧离曲线左移,不易将氧释放到组织,所以新生儿缺氧时发绀不明显。足月儿刚出生时白细胞数较高,第 3 天开始下降。足月儿血容量为 80～100 mL/kg。

(六)泌尿系统

足月儿一般出生后第 1 天排尿,如出生后 48 小时无尿,需要检查原因。新生儿肾小管稀释功能尚可,但肾小球滤过率低,浓缩功能较差,因此排出同样量的溶质需比成人多 2～3 倍的水。新生儿排磷功能较差,因此牛奶喂养儿易导致低钙血症。

(七)神经系统

新生儿脑相对较大,重 300～400 g,占体重 10%～12%(成人仅 2%)。新生儿期间视觉、听觉、味觉、触觉、温觉发育良好,痛觉、嗅觉(除对母乳外)相对差些。足月儿出生时已具有原始的神经反射,如觅食反射、吸吮反射、握持反射、拥抱反射和交叉伸腿反射。由于锥体束发育不成熟,正常新生儿也可出现巴宾斯基征、凯尔尼格征、佛斯特征阳性。

(八)免疫系统

胎儿可从母体通过胎盘得到 IgG,因此不易感染一些传染病如麻疹;而 IgA 和 IgM 则不能通过胎盘传给新生儿,因此新生儿易患呼吸道、消化道感染和大肠埃希菌、葡萄球菌败血症。新生儿单核-吞噬细胞系统和白细胞的吞噬作用较弱,血清补体比成人低,白细胞对真菌的杀灭能力也较低,这是新生儿易患感染的另一种原因。人乳的初乳中含较高分泌型免疫球蛋白 IgA,应提倡母乳喂养,提高新生儿抵抗力。

(九)体温调节

新生儿体温调节功能差,皮下脂肪较薄,体表面积相对较大,容易散热,其产热主要依靠棕色脂肪的代谢。新生儿的环境温度要适宜。室温过高时足月儿能通过皮肤蒸发和出汗散热,但如体内水分不足,血液浓缩而出现发热,称"脱水热";室温过低时则可引起体温低下或寒冷损伤综合征。

(十)能量、水和电解质需要量

新生儿总的能量需要为:出生后第 1 天 209.2～313.8 kJ/kg(50～75 kcal/kg),以后增至每天 418.4～502.1 kJ/kg(100～120 kcal/kg)。其体液总量占体重的 65%～75%,每天液体需要量:第 1 天为 60～80 mL/kg,第 2 天为 80～100 mL/kg,第 3 天以上为 100～140 mL/kg;钠、钾每天需要量各1～2 mmol/kg。新生儿患病时易发生酸碱失衡,其碳酸氢盐的肾阈值低,肾处理酸负荷能力不足,故特别容易发生代谢性酸中毒,需及时纠正。

(十一)常见几种特殊生理状态

(1)生理性体重下降:新生儿出生数天内,因丢失水分较多,出现体重下降,但一般不超过 10%,出生后 10 天左右,恢复到出生时体重。

(2)生理性黄疸于新生儿出生后 2～3 天出现,4～5 天达高峰,2 周内消退,除皮肤及巩膜黄染外无临床症状,肝功能正常,血中非结合胆红素增加。

(3)乳腺肿大:出生后第 3～5 天,男、女足月新生儿均可发生乳腺肿胀,如蚕豆到鸽蛋大小,是出生后母体雌激素影响中断所致。一般不需处理,切勿强行挤压,以免继发感染。出生后 2～3 周内消退。

(4)口腔内改变:新生儿上腭中线和齿龈切缘上常有黄白色小斑点,分别俗称为"上皮珠"和"板牙",是上皮细胞堆积或黏液分泌物积留所致,于出生后数周至数月自行消失。其两颊部的脂肪垫,俗称"螳螂嘴",对吸乳有利,不应挑割,以免发生感染。

(5)假月经:有些女婴出生后 5～7 天阴道可见带血性分泌物,持续 2～3 天,称假月经。是因妊娠后期母亲雌激素进入胎儿体内,出生后突然中断,而形成类似月经的出血,一般不必处理。

二、常见护理问题

(一)有窒息的危险

与溢奶和呕吐有关。

(二)有体温改变的危险

与体温调节功能不完善有关。

(三)有感染的危险

与新生儿免疫功能不足有关。

(四)有受伤的危险

与没有自我防卫能力有关。

三、护理措施

(一)新生儿室要求

有条件的医院应设立新生儿病区或在病区中设立新生儿病室,并应安置在阳光充足、空气流通的朝南区域。病室内最好备有空调和空气净化设备,保持室温在24~26 ℃,相对湿度在55%~65%。每张病床占地面积为2.5 m²,床间距离为60 cm以上。规模较大的病区应设入院观察室、危重监护室、足月儿室及早产儿室,另配1~2间空房间,供临时隔离或空气消毒时轮换使用,条件许可的还应设置血气分析等检查室。

(二)保持呼吸道通畅

(1)在新生儿娩出后开始呼吸前,应迅速清除口、鼻部的黏液及羊水,保持呼吸道通畅,以免引起吸入性肺炎。

(2)经常检查鼻孔是否通畅,清除鼻孔内的分泌物。

(3)保持新生儿适宜的体位,一般取右侧卧位,如仰卧时避免颈部前屈或过度后仰;给予俯卧位时,需专人看护,防止窒息。

(4)避免随意将物品阻挡新生儿口鼻腔或按压其胸部。

(三)维持体温稳定

新生儿体温调节功能尚不完善,因此应有足够的保暖措施,保暖方法有头戴帽、母体胸前怀抱、母亲"袋鼠"怀抱、热水袋、婴儿培养箱和远红外辐射床等。使用时因人而异,最好使婴儿处于"适中温度"的环境,"适中温度"系指能维持正常体核及皮肤温度的最适宜的环境温度,在此温度下,身体耗氧量最少,蒸发散热量最少,新陈代谢最低。此外,值得引起注意的是接触婴儿的手、仪器、物品等均应预热,以免导致传导散热。

(四)预防感染

(1)建立消毒隔离制度和完善的清洗设施,要求人人严格遵守,入室更衣换鞋,接触新生儿前后勤洗手,避免交叉感染。每季度对工作人员做1次咽拭子培养,对带菌者及患感染性疾病者应暂时调离新生儿室。病室应该使用湿法进行日常清洁,安装空气净化器,并要定期进行全面的清洁消毒,病室每月一次空气培养。

（2）脐部处理：一般在新生儿分娩后 1~2 分钟内结扎，遵守无菌操作，消毒处理后包扎脐残端。同时应每天检查脐部，一天 2 次用 3% 过氧化氢溶液洗净后，再用 5% 聚维酮碘溶液消毒，直至脐残端脱落，脐凹干燥。如有感染可局部使用抗生素。

（3）皮肤护理：新生儿出生后，初步处理皮肤皱褶处的血迹，擦干皮肤后给予包裹。每天沐浴 1 次，达到清洁皮肤和促进血液循环的目的。同时检查皮肤黏膜完整性及有无肛旁脓肿等情况。

（五）供给营养

1.喂养

正常足月儿提倡早哺乳，一般出生后半小时左右即可给予母乳喂哺，鼓励按需喂奶。确实无法母乳喂养者先试喂 5%~10% 葡萄糖水，如无消化道畸形及吸吮吞咽功能良好者可给予配方乳。人工喂养者，奶具专用并消毒，奶流速以能连续滴出为宜。

2.磅体重

定时、定磅秤，每次测定前均要调节磅秤零位点，确保测得体重的精确度，为了解营养状况提供可靠依据。

（六）确保新生儿安全

避免新生儿处于危险的环境，如高空台面，可能触及的热源、电源及尖锐物品。工作人员的指甲要短而光滑。

（七）健康教育

（1）促进母婴感情建立，目前国内外均大力提倡母婴同室和母乳喂养。因此，如母婴的情况允许，婴儿出生后，应尽早（30 分钟内）将新生儿安放在母亲身旁，进行皮肤接触，鼓励早吸吮，促进感情交流，以利于婴儿身心发育。

（2）宣传育儿保健常识：向家长介绍喂养、保暖、预防感染、预防接种等有关知识。

（3）新生儿筛查：护理人员应了解新生儿筛查的项目，如先天性甲状腺功能低下症、先天性肾上腺皮质增生症、苯丙酮尿症和半乳糖血症等，按要求进行筛查。

四、出院指导

（一）喂养

1.提倡母乳喂养

母亲患有结核、肝炎等传染病时，不能再喂母奶；遇患重感冒、发热等暂停母乳喂养。有上述情况、无母乳或母乳不足时可选用专为婴儿配方的奶粉。

2.人工喂养儿应注意几点

(1)奶粉冲配法:按容量1∶4(1份奶粉,4份水)配成全奶。奶粉不能冲得过浓或过稀,以免引起消化不良或营养不足。

(2)奶量:1周内每次30～45 mL,2周内每次45～60 mL,半月以上每次75～100 mL,每隔3小时左右喂一次。个别婴儿奶量视消化功能和需要而定。

(3)喂奶前试奶的温度:将奶滴在手腕内侧,以感觉温而不烫即可。喂奶时奶液要充满奶头,不要使婴儿吸入空气而引起吐奶。最好抱起婴儿或托起婴儿头肩部,并将其头侧向一边喂奶。

(4)吃奶后应竖抱,轻拍背部,让其嗳气后方可放下,以免吐奶。

(5)奶粉最好现配现喂,若一次配好宜冰箱冷藏,时间不超过12小时。每次喝剩的牛奶不能留至下次再喝。

(6)配奶和喂奶前均须洗净双手,奶瓶和奶头至少每天煮沸消毒一次,每次用后,用开水冲洗并盖上干净纱布。

3.喂奶时须特别小心

若出现呛咳、憋气、面色发紫时应立即停喂,头低侧卧,拍背驱出气道内奶汁后急送医院。

4.观察婴儿是否吃饱

吃奶后婴儿精神活泼,不哭,能安静入睡3～4小时,体重增长每月在0.7公斤以上,说明奶量足够;如常哭闹不安,伴吸吮动作,吃奶后仍哭闹,说明奶量不足,需加量。新生儿奶量每次加15 mL左右。

5.喂水

天气炎热时须在两次喂奶间适当喂些水。

(二)观察婴儿大便

(1)母乳喂养的小儿大便呈金黄色、糊状,每天3～4次。

(2)人工喂养儿大便为淡黄色,较干,有时可有白色小凝块,每天1～2次。

(3)泡沫样绿色大便、酸臭、婴儿腹部胀气,是由于糖太多,应减少糖的进量。

(4)大便干燥,有白色硬结块,臭味重,是因为蛋白质过多,没有完全消化,应减少奶量。

(5)绿色、黏液大便,量少,次数多,婴儿哭闹不安,可能奶量不足,应增加奶量。

(6)大便中粪与水分开、色黄、有不消化奶瓣、次数增多,为消化不良,可延长吃奶间隔时间、稀释奶液或口服助消化药,必要时去医院就医。

（7）大便次数多、水分多、似蛋花汤样或黏液脓血、有腥臭味，需立即去医院治疗。

（三）皮肤护理

（1）小婴儿衣服宜用柔软棉质布制作，穿着宜宽松，衣服不用纽扣以免损伤皮肤，开襟衫带子不能扎得过紧，避免擦伤腋下皮肤；久藏箱子的衣服，要晒洗后再穿，因个别婴儿接触樟脑丸后会产生溶血。

（2）每天需洗脸、洗手、洗臀部，注意头颈、腋窝、肘弯、会阴部、手心、指缝等处的清洁。脐带脱落者夏天每天洗澡，冬季每周1～2次。洗澡前要提高室温至29～30 ℃，洗澡时动作轻柔、及时擦干，可在皮肤皱褶部位扑爽身粉（将粉倒在手心里再均匀抹在婴儿身上，避免将粉吸入），并及时修剪指甲。对婴儿的皮肤、黏膜切勿针刺或艾灸，以免感染。

（四）脐部护理

脐带未脱落或脱落后脐窝仍潮湿者，每天用3％过氧化氢溶液洗净后，再用5％聚维酮碘溶液消毒两次，并保持局部清洁干燥，避免洗澡水和尿液污染脐部。如脐部有血或脓性分泌物，应去医院诊治。

（五）臀部护理

新生儿尽量不用纸尿裤，宜选用浅色、柔软、吸水性好的旧棉质尿布，并及时更换。每次便后用温水轻轻洗净臀部，用软毛巾吸干水分。轻度臀红时可给予呋锌油涂敷；若皮肤有破损，可在洗净臀部后涂红霉素软膏或爱疗素软膏，并采用臀部暴露疗法。

第二节　早产儿的护理

一、疾病概述

（一）概念

早产儿是指胎龄满28周至不足37周出生的新生儿。早产儿在宫内生活时间短，发育不成熟，对子宫外的适应能力差；出生后吸吮能力差，常有营养不良及代谢紊乱及免疫功能低下。因此，早产儿死亡率明显高于足月产儿。

(二)早产儿的特点

1.外观特点

早产儿皮肤薄嫩,胎毛多,胎脂少,皮下脂肪少,皱纹多,头发细而卷,乱如毛线头,耳郭软,紧贴颞部,耳舟不清。头相对较大,多有颅骨软化。指(趾)骨软,指甲多未超过指端,足底纹少且浅或无。乳腺无结节,外生殖器发育差,女婴大阴唇不能遮盖小阴唇,男婴阴囊皱襞少,睾丸未降入。

2.呼吸系统

早产儿呼吸中枢及呼吸肌发育不完善,常出现呼吸浅快、不规则、暂停或吮奶后暂时发绀。肺泡表面活性物质缺乏,易患呼吸窘迫综合征。另外,咳嗽及吞咽反射均弱。

3.循环系统

早产儿心率快,血压较足月儿低,在败血症或心功能不全等情况下,易出现血容量不足、低血压。同时因毛细血管脆弱,缺氧时易发生出血。

4.消化系统

早产儿吸吮能力差,吞咽反射弱,易呛奶;各种消化酶不足,特别是对脂肪的消化、吸收能力差,在缺氧、缺血、喂养不当情况下易发生坏死性小肠结肠炎。此外,由于早产儿胎粪形成较少和肠蠕动乏力,易发生胎粪延迟排出。肝功能不完善,葡萄糖醛酸转移酶不足,故黄疸持续时间长。蛋白合成不足,肝糖原转化为葡萄糖的能力差,易发生低血症和低蛋白血症;肝内维生素 K 依赖凝血因子不足,易发生出血性疾病。

5.血液系统

血小板不足,贫血较常见;维生素 K 依赖凝血因子不足,易发生肺出血、颅内出血。

6.泌尿系统

肾脏功能不成熟,易发生水肿、低钠血症、代谢性酸中毒等电解质紊乱。

7.神经系统

与胎龄有关,胎龄越小,功能越差,原始反射不易引出。易发生缺氧缺血性脑病、颅内出血。

8.体温调节

皮下脂肪薄,棕色脂肪少,保温能力差;体表面积相对较大容易散热;基础代谢低,产能量少;汗腺发育不成熟;中枢调节能力差,均导致体温不稳定,易随环境变化而变化,易发生硬肿症。

9.免疫系统

早产儿的免疫功能比足月儿差,感染性疾病发病率高,预后较差。

二、疾病护理

(一)护理评估

1.健康史

(1)母体因素:有急慢性疾病并发症;生殖器官异常,如双子宫、宫颈口松弛;既往曾有早产史。

(2)胎儿-胎盘因素:前置胎盘、胎盘早剥、胎膜早破、胎盘功能不全、多胎妊娠。

(3)创伤:腹部手术,腹部受撞击,孕期过劳、性交及严重的精神创伤等。

2.身体评估

重点评估早产儿的外观特点;有无青紫、呼吸困难、呼吸暂停;体温调节情况有无低体温或发热;有无腹泻、腹胀、呕吐症状,大小便情况;黄疸出现时间及程度;有无皮肤硬肿;体重增长情况,吃奶情况;精神状态、肌张力及有无惊厥;有无皮肤、黏膜及其他部位的出血。

(二)护理诊断

1.有体温改变的危险

早产儿体温调节能力与产热能力低下有关。

2.营养失调

低于机体需要量与早产儿摄入能力不足、消化吸收功能差有关。

3.有窒息的危险

与早产儿呼吸中枢及呼吸系统不成熟、呼吸道分泌物未能及时清除有关。

4.有感染的危险

与早产儿免疫能力低下有关。

(三)护理目标

(1)呼吸功能正常。

(2)未发生窒息。

(3)体温能保持正常、稳定。

(4)没有出现感染征象。

(5)早产儿体重能如期增加。

(四)护理措施

1.维持体温恒定

早产儿大多需要保暖。①早产儿室温稳定,以 24～26 ℃为宜;晨间护理时,室温应在27～28 ℃,相对湿度为 55%～65%。②早产儿出生后迅速擦干,迅速保暖,并加强体温监测。

2.维持呼吸

(1)严密观察早产儿呼吸频率、节律,特别注意吃奶后有无缺氧,必要时在哺乳前后给氧数分钟。给氧原则:间断、低浓度吸氧,氧浓度为 30%～40%。

(2)呼吸暂停的预防及护理:保持侧卧位,每 30 分钟更换一次体位,注意颈部不要过度弯曲,保持呼吸道通畅,观察早产儿的呼吸形态,当其深睡时要触动身体使其觉醒。喂奶后应避免呕吐造成窒息。发现呼吸暂停应立即清理呼吸道,刺激呼吸。刺激呼吸的方法有人工托背法,也可通过弹足底、针刺人中、捏耳垂等使其啼哭,以助恢复呼吸;同时给氧,可用气管插管、面罩或鼻导管给氧。

3.合理喂养

(1)开始喂养时间:目前认为早产儿体内储存的能源少,应及早喂奶。出生后根据胎龄、出生时的体重及状况决定是否可实行早吸吮,并于出生后 2～4 小时内开始正式喂奶。

(2)喂养方式:以母乳喂养最好。体重 1 500 g 以上,有吸吮能力的早产儿可直接母乳喂养,体重<1 500 g 或无吸吮、吞咽能力者可用滴管、胃管喂母乳。

(3)喂养原则:人工喂养奶浓度由稀到稠,奶量由少到多。

4.预防感染

早产儿抵抗力比足月儿更低,尤应注意消毒隔离措施。早产儿所处的环境和所接触的物品应定期消毒,护理人员应着清洁工作服、口罩及帽子,接触新生儿前应洗手,感染者应及时隔离。加强口腔、皮肤和脐部的护理。注意及时清除呼吸道分泌物,保持呼吸道通畅,预防肺炎的发生。

5.密切观察病情

早产儿各器官功能不成熟,应密切观察病情变化,若出现面色发绀或苍白、呼吸不规则或呼气呻吟、体温异常、黄疸程度重、烦躁不安等异常情况,应及时报告医师,详细记录并协助处理。

(五)健康教育

(1)向家长讲解早产儿的有关生理表现及护理知识,教会正确的喂养、保暖、沐浴及皮肤护理等方法。

（2）嘱定期来医院检查，了解早产儿的生长发育情况，以及智力发育、有无视力及听力异常等。

第三节　新生儿窒息与复苏

新生儿窒息是指出生后 1 分钟内，无自主呼吸或未能建立规律呼吸而导致低氧血症和混合性酸中毒。凡能造成胎儿或新生儿缺氧的因素均可引起窒息。本病是引起新生儿伤残和死亡的重要原因之一，需要争分夺秒抢救。

一、临床特点

（一）胎动、胎心率改变

缺氧早期胎动增加，胎心率加快≥160 次/分；晚期为胎动减少或消失，胎心率减慢（＜100 次/分）或消失。

（二）羊水呈黄绿或墨绿色

缺氧胎儿肛门括约肌松弛，排出胎粪污染羊水所致。

（三）Apgar 评分降低

0～3 分为重度窒息，4～7 分为轻度窒息，8～10 分为正常。如出生 1 分钟评分 8～10 分，5 分钟后复评降到 7 分及以下亦属窒息。窒息患儿 5 分钟再评分仍低于 6 分，神经系统损伤较大，预后较差（表 2-1）。

表 2-1　Apgar 评分标准

体征	0 分	1 分	2 分
心率	无	＜100 次/分	＞100 次/分
呼吸	无	浅慢，哭声弱	正常，哭声响
肌张力	松弛	四肢稍屈曲	四肢动作好
刺激反应	无反应	少有动作，皱眉	咳嗽、打喷嚏、哭
皮肤颜色	青紫或苍白	躯干红，四肢青紫	全身红

（四）部分患儿复苏后可出现各系统受损及并发症

1.呼吸系统

羊水、胎粪吸入性肺炎、肺透明膜病、呼吸暂停。

2.神经系统

颅内出血、缺氧缺血性脑病。

3.血液系统

出血倾向及 DIC。

4.消化系统

应激性溃疡、坏死性小肠结肠炎、肝功能损害。

5.泌尿系统

尿少、蛋白尿及管型,重者可发生急性肾小管坏死,有血尿素氮及肌酐增高、高钾血症等。

6.循环系统

心肌受损、三尖瓣闭锁不全、心力衰竭、心源性休克或肺动脉高压。

7.代谢紊乱

低血钙、低血糖或高血糖、酸中毒。

(五)辅助检查

1.血气分析

动脉血氧分压降低、二氧化碳分压增高、pH 下降。

2.血生化

血糖升高或降低、血钙降低、高血钾、心肌酶谱增高、血肌酐及尿素氮增高。

3.心电图

可有心肌受损改变。

4.胸部 X 线检查

可有肺气肿、肺不张等。

5.头颅 B 超或 CT

缺氧缺血性脑病或颅内出血改变。

二、护理评估

(一)健康史

详细询问妊娠期孕母身体状况,产前的胎心和胎动,以及破膜时间、胎盘脐带情况、胎位、产程长短、羊水情况等。

(二)症状、体征

评估皮肤颜色、呼吸情况、心率、四肢肌张力及对刺激的反应,观察皮肤、指甲有无胎粪污染,评估有无各系统受损表现。

(三)社会、心理

了解家长对小儿治疗预后的担忧和焦虑,对后遗症康复护理知识与方法的了解程度。

(四)辅助检查

了解血气分析电解质检查结果,尤其注意酸中毒程度及新生儿窒息时二氧化碳分压情况;了解血生化检查值及胸部 X 线摄片、头颅 B 超或 CT 检查结果。

三、常见护理问题

(一)不能进行有效呼吸

与肺动脉收缩、肺血管阻力增加、肺血流减少,羊水、胎粪吸入,中枢神经系统受损有关。

(二)心排血量减少

与肺水肿、肺动脉收缩、液体转移到组织间隙、心肌受损有关。

(三)组织灌注改变

与低血容量、缺血有关。

(四)体温异常

与缺氧、体温调节中枢受损有关。

(五)有感染危险

与免疫功能低下、污染的羊水吸入有关。

(六)焦虑(家长)

与病情危重及担心预后有关。

四、护理措施

(一)早期预测

估计胎儿娩出后有窒息危险时应事先做好复苏准备。复苏必备物品:婴儿辐射保暖台(事先预热)、负压吸引器、吸引管(5 Fr、6 Fr、8 Fr)、复苏皮囊及面罩、供氧系统、新生儿喉镜、气管插管(2.5 mm、3 mm、3.5 mm、4 mm)、胃管、脐静脉插管包、各种型号注射器、手套、胶布、听诊器、心电监护仪、氧饱和度监护仪等。复苏药品:1∶10 000 肾上腺素、生理盐水、10%葡萄糖、5%碳酸氢钠、注射用水、多巴胺、纳洛酮、5%清蛋白等。

(二)正确复苏

熟练掌握复苏程序。新生儿娩出后立即对是否足月妊娠、羊水清否、有无呼吸及哭声、肌张力情况作快速评估,如果 4 个问题中有一个答案是"否",则通常认为这个婴儿需要按顺序进行 ABCD 下列 4 种措施中的一种或多种。新生儿复苏过程中每隔 30 秒评估一次,并根据呼吸、心率、肤色同步评估决定是否需要进行下一步措施。

A(最初复苏步骤):新生儿出生后快速评估新生儿羊水情况、呼吸及哭声、肌张力、是否足月,如回答有"否",立即将婴儿置于已预热好辐射保暖台上或用预热的毯子裹住以减少热量散失。摆正体位,将头摆成"鼻吸位"(新生儿仰卧或侧卧,颈部轻度伸仰到吸气位置),为使新生儿保持正确体位,仰卧时可在其肩胛下垫一折叠的毛巾(垫高 2～3 cm)。迅速清理呼吸道,先吸口腔后吸鼻腔(因鼻腔较敏感,吸引鼻腔时比吸口腔时更容易受刺激而引发呼吸运动,易造成口腔咽部的黏液、羊水在清理之前被吸入肺内),过度用力吸引可能导致喉痉挛和迷走神经性的心动过缓并使自主呼吸出现延迟,因此应限制吸管插入的深度和吸引时间(<10 秒/次),吸引器的负压不超过 13.3 kPa(100 mmHg)。用温热干毛巾快速擦干全身。重新摆正头部,使颈部轻微伸仰保持气道最佳开放状态。如患儿仍无呼吸,可拍打或弹足底 2 次或沿身体长轴快速摩擦腰背皮肤 1～2 次来促使呼吸出现。如出现正常呼吸、心率>100 次/分、肤色红润做好观察。如出现正常心率、呼吸,但有中心性发绀则予常压吸氧。如这些努力无效则需要正压通气。

B(正压通气):如经上述处理仍无规律呼吸建立,出现持续呼吸暂停或喘息或心率<100 次/分或婴儿经 100%浓度常压给氧仍持续中心性发绀,应进行正压通气。正压通气可使用气流充气式气囊、自动充气式气囊等设备。通气频率一般为 40～60 次/分(胸外按压时为 30 次/分)。最初的几次正压呼吸需要 3.0～4.0 kPa(30～40 cmH$_2$O)[早产儿 2.0～2.5 kPa(20～25 cmH$_2$O)],以后维持在 2.0 kPa(20 cmH$_2$O),如无法监测压力应该使用能使心率增加的最小压力。充分的人工呼吸应显示双肺扩张,可由胸廓起伏、呼吸音、心率及肤色来评价,如胸廓扩张不良可能与密闭不良、气道阻塞或压力不足有关,应重新调整面罩位置(面罩应正好封住口鼻)或纠正患儿头部位置或检查并清除气道分泌物或增大压力,必要时气管插管。在新生儿复苏过程中应用气管插管术有以下几个指征:需要气管内吸引胎粪;复苏囊面罩通气无效或需长时间使用;需要胸外按压;需要气管内给药。正压通气 30 秒后如有自主呼吸,且心率>100 次/分、肤色红润可停止正压通气。如自主呼吸不充分,或心率<100 次/分,须继续正压人工呼吸。如心率<60 次/分,继续正压人工呼吸并开始胸外按压。持续气囊面罩人工呼吸>2 分钟可产生胃充盈,应常规插入 8 Fr 胃管,用注射器抽气和在空气中敞开端口来缓解。

C(胸外按压):100％氧充分正压通气 30 秒后如心率＜60 次/分,开始胸外按压,并继续正压通气。胸外按压的部位位于胸骨下 1/3 处(两乳头连线下方,剑突之上)。按压深度为胸廓前后径的 1/3,产生可触及的脉搏为有效。按压有 2 种方法:双拇指重叠或并列按压,其余手指环抱胸廓支撑背部(双拇指-环抱术);或以右手食、中指指尖放在胸骨上按压,另一手支撑背部(双指法)。因为双拇指-环抱术比双指法可产生更高的收缩期峰值和冠状动脉灌注压,所以建议采用前者。然而当需要进行脐插管术时,双指法也许更合适。胸外按压下压时间稍短于放松时间,这样的按压比率在理论上可以提供更多的血流,同时胸外按压与通气应该协调一致,避免同时施行。在放松时,胸壁应被完全扩张,但复苏者的拇指不应离开胸壁。胸外按压与通气应达到3:1,即每分钟 120 次动作中给予 90 次胸外按压和 30 次通气,约 1/2 秒的时间完成每次动作,2 秒完成一个循环(做 3 次胸外按压和 1 次正压通气)。30 秒后再次评估心率,协调的胸外按压与通气应持续到自主心率＞60 次/分。如心率仍＜60 次/分,除继续胸外按压外,考虑使用肾上腺素。

D(用药):在新生儿复苏时,很少需要用药。但如果 30 秒 100％氧正压通气和胸外按压后心率仍持续＜60 次/分,则需要使用肾上腺素。①1:10 000 肾上腺素 0.1~0.3 mL/kg,过去的指南推荐通过气管插管给予初始剂量的肾上腺素,然而动物实验研究表明使用该推荐剂量插管内给药无效,插管内给予肾上腺素其剂量需较现在的推荐剂量高出很多,而高浓度、大剂量肾上腺素可导致新生儿高血压、心肌功能下降和神经功能受损。因此现在主张通过静脉给药。需要时 3~5 分钟重复 1 次(心率＞100 次/分停止给药)。②扩容剂:当怀疑新生儿有失血或出现休克症状(皮肤苍白、低灌注、脉搏弱)和对复苏措施无明显反应时,应考虑使用扩容剂。等张晶体液较清蛋白好,推荐用生理盐水,剂量为 10 mL/kg,静脉缓慢推入(＞10 分钟),必要时可重复给予。当复苏早产儿时避免扩容剂输注太快,因为快速输注大量溶液可导致脑室内出血。③碳酸氢钠:在一般的心肺复苏过程中不鼓励使用碳酸氢钠,但在对其他治疗无反应时或严重代谢性酸中毒时可使用。剂量为 2 mmol/kg,用 5％(0.6 mmol/ mL)碳酸氢钠溶液 3.3 mL/kg,用等量 5％~10％葡萄糖溶液稀释后经脐静脉或外周静脉缓慢注射(＞5 分钟)。注意碳酸氢钠的高渗透性和产生 CO_2 的特性可对心肌和大脑功能有害,应在建立充分的人工呼吸和血液灌注后应用。④纳洛酮:不推荐在产房新生儿呼吸抑制的初步复苏过程中使用纳洛酮。如果需要使用纳洛酮,心率和肤色必须首先被通气支持纠正。首选的途径是静脉或肌内注射。推荐剂量为 0.1 mg/kg。有报告提示吸毒母亲出生的婴儿给予纳洛酮后导致癫痫发作,因此纳洛酮应避免应用于那些长期暴露于阿片类物质母亲出生的新生儿身上。纳洛酮较母源性阿片类物质的半衰期更短,因此应严密监测新生儿,如反复呼吸暂停或通气不足,应给予后续剂量的纳洛酮。

(三)复苏后护理

1.加强监护

复苏后的新生儿不应将其视同正常新生儿对待,而必须给予密切观察监护,监护内容有以下几种。

(1)生命体征:包括呼吸、心率、血压、氧饱和度,呼吸是监护的重点,应密切观察呼吸的频率、节律的变化,注意有无呼吸困难。若复苏后患儿呼吸已正常2天后又加快者,常是继发肺炎的征兆。

(2)重要脏器受损的表现:观察患儿反应是否灵敏,有无两眼凝视、四肢抖动、肌张力改变、颅内压增高等神经系统表现;记录液体出入量尤其注意小便的次数、量及颜色,了解肾功能情况;注意观察有无腹胀、呕吐咖啡色物等应激性溃疡表现及腹胀、胃潴留、便血等坏死性小肠结肠炎表现等。

(3)皮肤颜色:如有发绀应仔细查找原因,及时处理。

(4)监测各种实验室检查结果:血气分析、血钾、血氯、血钠值;血糖、血胆红素、心肌酶谱、肌酐、尿素氮值等。

2.保证营养

维持血糖正常,严防低血糖造成神经系统损伤。如无并发症出生后半小时可吸吮母亲乳头;重度窒息儿复苏恢复欠佳者,适当延迟开奶时间,并防止呕吐物吸入再次引起窒息,如果喂养不能保证营养者予静脉补液。

3.预防感染

曾气管插管,疑有感染者用抗生素预防感染,加强新生儿口腔、皮肤、脐部护理,工作人员应严格执行无菌操作技术,接触患儿前洗手。

(四)维持合适体温

有缺氧缺血损伤的婴儿应避免体温过高。必要时应用人工低温疗法如适度的全身低温(34～34.5 ℃)或选择性脑部低温(34～35 ℃),但目前尚无足够的证据常规推荐使用。

(五)安慰家长

耐心细致地解答病情,取得家长的理解,减轻家长的恐惧心理,得到家长最佳的配合。

第四节　新生儿肺出血

新生儿肺出血是指两叶以上融合出血,不包括散在、局灶性出血者。这是新生儿死亡最重要原因之一,其发病机制尚未明了。

一、护理关键

(1)协助患儿侧卧位。

(2)注意保暖,合理喂养,做好口腔、皮肤护理。

(3)保持呼吸道通畅,间断或持续给氧,必要时使用呼吸机。

(4)快速建立静脉通道,注意滴速及用药反应。

二、一般护理

(1)有条件的患儿应置于单人抢救室或心血管监护室,给予床边心电、呼吸、血压的监测,室内应配备必要的抢救设备和用物,如氧气装置、吸引装置、人工呼吸机、急救车,各种抢救机械包及药品等。

(2)卧床休息。协助患儿侧卧位,有利于呼吸。

(3)给予吸氧,根据血氧采取不同方式和流量。准确测量体温、呼吸。认真填写抢救过程中的治疗和用药及护理、交接班记录等。

(4)建立好静脉通道,严格掌握好输液速度及输液量,了解药物药理作用及可能出现的不良反应。

(5)急性期做好生活护理,保持皮肤和口腔的清洁。

三、症状护理

(1)加强心电监护,密切观察24小时心电图、血压、呼吸,必要时进行血流动力学监测,注意尿量、意识等情况。

(2)气体交换受损,使用呼吸机的护理要点:①保持气管的通畅,要及时吸痰,注意无菌操作,床头铺一无菌治疗盘(内放已消毒的弯盘、钳子2把,治疗碗1个内装呋喃西林溶液、无菌手套1盒)待吸痰时使用,每次吸完痰后用呋喃西林溶液冲洗吸痰管,用完后并把吸痰管弃掉,关闭吸痰装置后把吸痰管接头端放到无菌盘内的治疗碗中。从而减少感染的发生。②注意气道的湿化,一般24小时内气管滴入 50 mL 左右生理盐水,痰液黏稠时用 α-糜蛋白酶稀释,为预防和治疗呼吸道炎症可在雾化液内加入抗生素,如庆大霉素等。③注意呼吸频率、节律及血氧饱和度的观察,发现问题通知医师处理;并做好各项抢救措施。④患者出现高热,体温为 38~39 ℃,考虑为肺部感染,应给予物理降温、头部冰敷及药物降温,并每天 4 次测体温,按医嘱应用抗生素;密切注意体温的变化,注意保暖。

（3）合并心力衰竭的护理,按心力衰竭护理常规执行。

（4）密切观察生命体征变化,预防并发症。

四、并发症护理

（一）感染

遵医嘱给予抗感染治疗,严格执行无菌操作及保护性措施。

（二）酸碱平衡失调

做好病情观察及给药护理。

五、心理护理

由让家属了解治疗过程,取得最佳配合,排除思想顾虑,安慰患儿家长,使其配合治疗,增强治疗信心,保持乐观的情绪。

六、健康指导

（1）积极治疗原发疾病。

（2）合理调整饮食,适当控制进食量,少食多餐。

（3）避免各种诱发因素,如上呼吸道感染。

（4）指导家属当病情突然变化时应采取简易应急措施。

第五节　新生儿坏死性小肠结肠炎

一、疾病概述

新生儿坏死性小肠结肠炎（necrotizing enterocolitis of newborn,NEC）是一种严重威胁新生儿的胃肠道急症,发病率为 1‰~5‰,多发于早产儿,且病死率高。NEC 临床以腹胀、呕吐、腹泻、便血为主要临床表现;起病急,可危及生命。

(一)病情进展分期

贝尔分期修正标准:包括临床表现、实验室检查及治疗。详见表 2-2。

表 2-2　NEC 的贝尔分期修正标准

分期	全身症状	肠道症状	X线表现	治疗
ⅠA:疑似 NEC	体温不稳定,呼吸暂停、心动过缓、倦怠	鼻饲残留增加、轻度腹胀、呕吐、便血阳性	正常或肠管扩张、轻度梗阻	禁食、抗生素 3 天
ⅠB:疑似 NEC	同上	直肠出鲜红血	同上	同上
ⅡA:确诊 NEC 轻度病变	同上	上述＋肠鸣音减弱或消失、有或无腹肌紧张	肠管扩张、梗阻、积气	禁食,如检查在 24～48 小时内正常,抗生素 9～10 天
ⅡB:确诊 NEC 中度病变	上述＋轻度代酸和轻度血小板减少症	上述＋明确的腹肌紧张、有或无蜂窝织炎或右下腹包块,肠鸣音消失;同ⅡA 有或无门静脉积气、有或无腹水	同上	禁食、抗生素 14 天、碳酸氢钠纠正酸中毒
ⅢA:进展 NEC 严重病变 肠壁未穿孔	同ⅡB,＋低血压、心动过缓、严重呼吸暂停、混合型呼吸和代谢性酸中毒、播散性血管内凝血、中性粒细胞减少症、无尿症	上述＋弥漫性腹膜炎、明显的腹肌紧张、腹胀、腹壁红斑	同ⅡB、明显腹水	同上＋补液 200 mL/(kg·d)、新鲜冰冻血浆、正性肌力药、气管插管通气治疗、穿刺术、如患者药物治疗 24～48 小时无改善则外科干预
ⅢB:进展 NEC 严重病变 肠壁穿孔	同Ⅲ期	同Ⅲ期	同上述ⅡB＋气腹	同上＋外科干预

(二)症状和体征

详见图 2-1。

(三)相关检查指标

1.X 线腹部平片

示肠壁积气、肠管扩张、肠腔多个液平面特征性表现时可确诊是否为 NEC。详见图 2-2。

2.血常规、CRP

须结合临床症状考虑有无细菌感染。

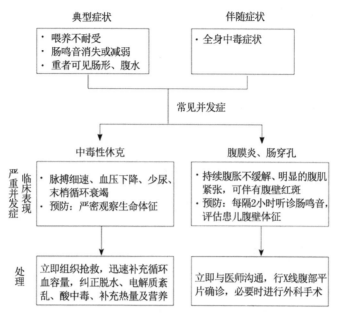

图 2-1　NEC 临床症状及处理

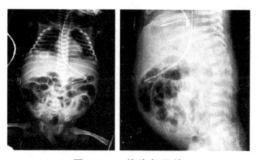

图 2-2　X 线腹部平片

3.血培养

确诊感染细菌的种类。

4.粪隐血试验(＋)、动态血红蛋白

提示有无消化道潜在或大量出血情况。

5.血气分析、电解质、肝肾功能

对于长期禁食患儿且全身感染,了解内环境是否稳定。

二、治疗概述

病情进展可根据贝尔分期修正标准分为 3 期。Ⅰ期、Ⅱ期时以内科保守治疗为主;须密切观察腹胀情况,定时量腹围;及时纠正酸中毒。对于确诊患儿应禁食、胃肠减压并同时予以营养支持;积极预防休克、肠穿孔等并发症的发生,Ⅲ期必要时须采取手术干预。

三、护理评估、诊断和措施

(一)NEC 常见护理问题

1.症状相关

(1)舒适度的改变:腹胀、腹痛。与肠壁组织坏死、炎症有关。

(2)体液不足的危险:与腹水致体液丢失过多、补充不足有关。

(3)体温过低:体温≤36 ℃,与患儿保暖不当、体温中枢发育不完善有关。

2.治疗相关

(1)有感染的危险:与造瘘袋维护不当有关。

(2)有受伤的危险:与胃肠减压负压吸引力过大、清洁灌肠有关。

3.并发症相关

(1)潜在并发症:中毒性休克,与肠壁组织坏死、毒素吸收有关。

(2)潜在并发症:腹膜炎,与肠壁组织坏死有关。

(二)家庭基本资料

个人病史:患儿有无窒息史、高渗乳汁喂养史、感染、早产等引起 NEC 的危险因素。

1.早产儿

胃肠道功能不完善,细菌易在胃肠道繁殖并产生炎症反应。

2.感染

致肠道缺乏分泌型 IgA、细菌分泌内毒素,入侵肠黏膜。

3.缺血后再灌注损伤

血液重新分布,肠系膜血管强烈收缩,致缺血,甚至坏死。

4.高渗乳汁喂养不当

可损伤肠黏膜,高渗乳汁中营养物质利于细菌生长。

(三)健康管理

1.体液不足的风险

患儿腹泻、呕吐为 NEC 患儿的术前的典型症状,此阶段的患儿不能耐受经肠道喂养,若未给予足够的肠外营养支持,可发生休克、低血糖。

(1)相关因素:腹泻、呕吐、静脉补液不足。

（2）护理诊断：体液不足的危险、有血糖不稳定的危险。

（3）护理措施：①严密观察患儿生命体征变化；每班评估患儿的神志、皮肤弹性、口唇黏膜、囟门及眼眶凹陷。②开放静脉，遵医嘱给予扩容、肠外营养支持。③观察呕吐色、性质、量；观察腹泻色、性质、量；每天测体重、记录 24 小时尿量。④暖床可在床表面覆盖保鲜膜，减少隐性失水；暖床/暖箱每班加水，保持相对湿度 50％～60％。

2.有受伤的危险

腹胀为 NEC 患儿的首发临床症状。保守治疗或术前的患儿须行胃肠减压或清洁灌肠。在治疗过程中，可能存在肠黏膜受损的风险，当胃肠减压压力过大时可致胃肠黏膜出血；清洁灌肠操作不当严重时可致肠穿孔。

（1）相关因素：胃肠减压、清洁灌肠压力过大。

（2）护理诊断：有受伤的危险。

（3）护理措施：新生儿胃肠减压压力为 8.0～13.3 kPa（60～100 mmHg）；清洁灌肠须量出为入。严格遵循新生儿护理常规。

胃肠减压护理：①确认患儿信息，并协助患儿摆舒适体位。②插胃管，调节吸引装置负压，用固定装置将引流管固定于床单。③胃肠减压开始后 30 分钟检查整个系统，确定在有效吸引中，再每 2 小时巡视一次。④告知患儿家长留置胃管减压期间的注意事项：禁止饮水和进食，保持口腔清洁，使患儿舒适，用清水清洁鼻腔每天两次或需要时口腔护理。⑤协助患儿取舒适体位，整理床单位。清理用物。

新生儿清洁灌肠。①确认患儿身份，协助患儿摆正确体位，取左侧卧位，膝屈曲，臀部移至床沿，垫一次性中单于臀下，盖被保暖；如患儿肛门外括约肌失去控制能力，可取仰卧位，臀下垫便盆。②暴露肛门，灌肠筒挂于输液架上，液面距肛门 40～60 cm，弯盘置臀边，润滑肛管前端，排出肛管内空气和冷溶液，夹紧橡胶管，暴露肛门，嘱患儿张口呼吸，放松腹部。③插入肛管：将肛管轻轻插入直肠，固定肛管，松开夹子，使溶液缓缓注入。④拔出肛管：待溶液将完时，夹住橡胶管，卫生纸包住肛管，拔出放于弯盘内，擦净肛门，嘱患儿平卧，尽可能保留 5～10 分钟，以便粪便软化。⑤排便。

3.有感染的风险

NEC 患儿术后手术伤口尚未闭合、造瘘袋维护不当，排便污染手术切口可致术后感染。

（1）相关因素：手术伤口感染、造瘘口污染、抵抗力弱。

（2）护理诊断：有感染的危险。

（3）护理措施：患儿体温≤38 ℃；未发生手术伤口感染、造瘘口渗液等感染征象。①手术后，护理人员应保持手术伤口、造瘘口清洁；及时更换伤口敷料；避免造瘘口粪便污染手术伤口。②重点监测：每隔4小时监测体温，观察有无手术伤口感染、造瘘口渗液等。③洗手：接触患者前后、操作前后、戴脱手套前后均需洗手，使用六步法。④操作时严格遵守无菌消毒技术。

（四）营养与代谢

营养不良（风险）NEC患儿以肠道功能紊乱为主要临床症状，临床上常以腹胀为首发症状，重者可见肠型，并伴有肠鸣音减弱或消失。早期NEC肠道症状表现为呕吐胆汁样胃液，后转为咖啡渣样，且量逐渐增加；故患儿在场功能恢复前需要长期禁食，从而加大营养不良的风险，而营养不良又可增加感染危险。

1.相关因素

呕吐、腹泻、肠道功能紊乱。

2.护理诊断

（1）营养失调的危险：低于机体需要量。

（2）营养失调：低于机体需要量。

3.护理措施

早产儿体重增长≥15 g/d，足月儿体重增长18～20 g/d。

（1）持续营养状况评估：入院、每周或有营养失调可能时使用STAMP量表进行营养风险评估；每天测量患儿的体重，每周测头围；血清蛋白、转铁蛋白等生化试验对一些患儿也是有帮助的；每天监测患儿的24小时液体出入量。此外，应评估患儿喂养史。

（2）支持性营养治疗：对NEC术前、术后患儿应较早安排PICC置管，早日建立长效静脉通路以保证肠道外营养（TPN）的使用；必要时遵医嘱予以丙球、输血质品。

（3）当患儿可进行肠内营养时，应耐心喂养，保证每顿奶量完成；每次喂养前须评估患儿腹部体征，有无喂养不耐受；经鼻饲管喂养，每次喂养前须评估有无潴留。

（4）定时训练吸吮吞咽功能，鼓励经口喂养。

（五）排泄

NEC可致腹泻，临床表现为排血便；腹泻可导致脱水，电解质紊乱或肛周黏膜破损，严重时可导致中毒性休克。

1.相关因素

肠道炎症、坏死。

2.护理诊断

腹泻。

3.护理措施

排便≤3次/天,肛周黏膜完整。

(1)观察大便次数、颜色、性状、量;测血压,密切观察生命体征的变化及有无脱水现象;当有休克的早期表现时应及时与医师沟通,配合扩容等急救处理。

(2)每天记录液体出入量,每天称体重;评估液体及饮食摄入量,评估肛周皮肤的完整性,保持肛周皮肤的清洁,预防红臀。

(3)评估腹泻的原因:如术前肠道感染造成的腹泻护理人员应立即禁食,防止奶液加重肠道感染、加重腹泻;如术后喂养不耐受导致的腹泻,应与医师沟通,遵医嘱给予治敏奶喂养等。

第六节　新生儿溶血病

新生儿溶血病是因母婴血型不合引起的同种免疫性溶血,治疗不及时将导致严重的贫血、心力衰竭,或留有神经系统后遗症,甚至危及患儿生命。新生儿溶血病以 ABO 溶血病和 Rh 溶血病最为常见。

一、护理关键

(1)观察患儿皮肤黄染的部位和范围,估计血清胆红素,判断其发展速度。

(2)协助患儿绝对卧床休息。

(3)做好家属心理护理,避免精神紧张,积极配合治疗。

(4)预防并发症。

二、一般护理

(1)频繁哺乳促进患儿康复:对溶血病患儿,应当坚持早期、足量母乳喂养,每天可哺乳 8～12 次。频繁有效的哺乳可减少患儿体内胆红素的肠肝循环。特别在患儿出生后的最初 3～4 天,做到频繁有效的吸吮,可有效干预高胆红素血症的发生。

（2）为患儿营造温暖、清洁的环境:患儿体温过低不利于血清胆红素的降低，因此,室温以22～24℃为宜,相对湿度以50%～60%为宜。为患儿换衣服、换尿布、洗澡等操作应尽量集中进行,动作快速、轻柔,避免患儿受凉。要保持居室清洁,应用湿布擦灰,以防灰尘扬起。室内每天可用紫外线灯消毒1次,用消毒液拖地1次。室内严禁吸烟,尽量减少亲友探视,不要让宠物入内,以免患儿发生感染。此外,患儿的各类用品可用水煮、日晒、消毒液浸泡等方法消毒。

（3）患儿基础护理。①脐部护理:观察脐部有无渗血渗液、红肿、脓性分泌物等现象,如感染可用络合碘不定时涂抹,并把尿裤敞开,避免摩擦。②眼睛护理:观察双眼是否有分泌物增多、发炎等现象,如有感染,可涂红霉素眼膏。③皮肤护理:做到四勤,勤翻身、勤换尿布、勤沐浴、勤换衣,保证患儿的皮肤清洁舒适。

（4）还应密切观察是否有潜在的并发症,有无惊厥及抽搐,如双眼凝视、上翻、四肢抽动等现象。

三、症状护理

（一）监测体温和箱温变化

光疗时应每2～4小时测体温1次或根据病情、体温情况随时测量,使体温保持在36～37℃为宜,根据体温调节箱温。光疗最好在空调病室中进行。冬天要特别注意保暖,夏天则要防止过热,若光疗时体温上升超过38.5℃时,要暂停光疗,经处理体温恢复正常后再继续治疗。

（二）保证水分及营养供给

光疗过程中,应按医嘱静脉输液,按需喂奶,因光疗时患儿不显性失水比正常小儿高2～3倍,故应在奶间喂水,观察出入量。

（三）严密观察病情

光疗前后及期间要监测血清胆红素变化,以判断疗效。光疗过程要观察患儿精神反应及生命体征;注意黄疸的部位、程度及其变化;大小便颜色与性状;皮肤有无发红、干燥、皮疹;有无呼吸暂停、烦躁、嗜睡、发热、腹胀、呕吐、惊厥等;注意吸吮能力、哭声变化。若有异常须及时与医师联系,以便检查原因,及时进行处理。

一般采用光照12～24小时才能使血清胆红素下降,光疗总时间按医嘱执行,一般情况下,血清胆红素<171 μmol/L时可停止光疗。出箱时给患儿穿好衣服,除去眼罩,抱回病床,并做好各项记录。

四、并发症护理

(一)黄疸

做好病情观察、实施光照和换血疗法,并做好相应护理。

(二)胆红素脑病

做好病情观察及给药护理。

(三)溶血性贫血

做好病情观察及给药护理,加强营养。

五、心理护理

患儿患溶血病时,父母常表现出忧虑和恐慌,这种情绪会感染患儿,不利于患儿的康复。父母应消除紧张、焦虑的心理,用笑脸来面对患儿,和患儿一起积极地战胜疾病。

六、健康指导

(1)使家长了解病情,取得家长的配合。

(2)对于新生儿溶血症,做好产前咨询及孕妇预防性服药。

(3)发生胆红素脑病者,注意后遗症的出现,给予康复治疗和护理。

(4)若为母乳性黄疸,可继续母乳喂养,如吃母乳后仍出现黄疸,可改为隔次母乳喂养逐步过渡到正常母乳喂养。若黄疸严重,患儿一般情况差,可考虑暂停母乳喂养,黄疸消退后再恢复母乳喂养。

(5)若为红细胞葡萄糖-6-磷酸脱氢酶缺陷者,需忌食蚕豆及其制品,患儿衣物保管时勿放樟脑丸,并注意药物的选用,以免诱发溶血。

第三章

小儿呼吸系统常见病护理

第一节 急性上呼吸道感染

一、概述

急性上呼吸道感染简称上感,俗称"感冒",包括流行性上呼吸道感染和一般类型上呼吸道感染,是小儿最常见的疾病。鼻咽感染常可出现并发症,涉及邻近器官如喉、气管、肺、口腔、鼻窦、中耳、眼及颈淋巴结等。而其并发症可迁延或加重,故应早期诊断,早期治疗(图 3-1)。

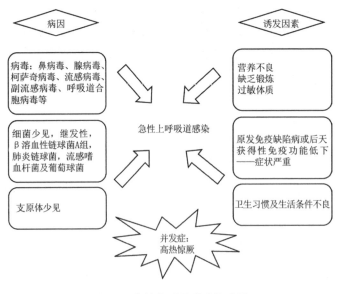

图 3-1 急性上呼吸道感染病因

(一)流行病学

在症状出现前数小时到症状出现后 1～2 天左右才有传染力,其传播途径为飞沫传染,潜伏期为12～72 小时(平均 24 小时),易发生在 6 个月大以后的小孩,婴幼儿对上呼吸道感染较敏感,可视年龄、营养状况、疲倦、身体受凉程度,而有轻重之别。

(二)临床表现

根据病因不同,临床表现可有不同的类型:

1.普通感冒

俗称"伤风",又称急性鼻炎,以鼻咽部卡他症状为主要表现(卡他症状,上呼吸道卡他症状包括咳嗽、流涕、打喷嚏、鼻塞等上呼吸道症状,这是临床上常见的症状)。成人多数为鼻病毒引起,次为副流感病毒、呼吸道合胞病毒、埃可病毒、柯萨奇病毒等。起病较急,初期有咽干、咽痒或烧灼感,发病同时或数小时后,可有喷嚏、鼻塞、流清水样鼻涕,2～3 天后变稠。可伴咽痛,有时由于耳咽管炎使听力减退,也可出现流泪、味觉迟钝、呼吸不畅、声嘶、少量咳嗽等。一般无发热及全身症状,或仅有低热、不适、轻度畏寒和头痛。检查可见鼻腔黏膜充血、水肿、有分泌物,咽部轻度充血。如无并发症,一般经 5～7 天痊愈(表 3-1)。

表 3-1　几种特殊类型上感

类型	致病病菌	流行病学特点	症状特点
疱疹性咽峡炎	柯萨奇病毒 A	多于夏季发作	咽痛、发热、咽充血、软腭、腭垂、咽及扁桃体表面有灰白色疱疹,有浅表溃疡
咽结膜热	腺病毒、柯萨奇病毒	常发生于夏季,游泳中传播	发热、咽痛、畏光、流泪、咽及结合膜明显充血
细菌性咽-扁桃体炎	溶血性链球菌,其次为流感嗜血杆菌、肺炎链球菌、葡萄球菌等	多见于年长儿	咽痛、畏寒、咽部明显充血,扁桃体肿大、充血,表面有黄色点状渗出物,颌下淋巴结肿大、压痛

2.病毒性咽炎、喉炎和支气管炎

根据病毒对上、下呼吸道感染的解剖部位不同引起的炎症反应,临床可表现为咽炎、喉炎和支气管炎。

急性病毒性咽炎多由鼻病毒、腺病毒、流感病毒、副流感病毒及肠病毒、呼吸道合胞病毒等引起。临床特征为咽部发痒和灼热感,疼痛不持久,也不突出。当有咽下疼痛时,常提示有链球菌感染。咳嗽少见。流感病毒和腺病毒感染时可有发热和乏力。体检咽部明显充血和水肿。颌下淋巴结肿大且触痛。腺病毒咽炎可伴有眼结膜炎。

急性病毒性喉炎多由鼻病毒、流感病毒甲型、副流感病毒及腺病毒等引起。临床特征为声嘶、讲话困难、咳嗽时疼痛,常有发热、咽炎或咳嗽,体检可见喉部水肿、充血,局部淋巴结轻度肿大和触痛,可闻及喘息声(图 3-2)。

急性病毒性支气管炎多由呼吸道合胞病毒、流感病毒、冠状病毒、副流感病毒、鼻病毒、腺病毒等引起。临床表现为咳嗽、无痰或痰呈黏液性,伴有发热和乏力。其他症状常有声嘶、非胸膜性胸骨下疼痛。可闻及干性或湿性音。X 线胸片显示血管阴影增多、增强,但无肺浸润阴影。流感病毒或冠状病毒急性支气管炎常发生于慢性支气管炎的急性发作。

急性上呼吸道感染有典型症状如发热、鼻塞、咽痛、流涕、扁桃体肿大等,结合发病季节、流行病学特点,临床诊断并不困难。

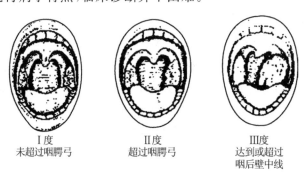

Ⅰ度　　　　　　　　Ⅱ度　　　　　　　　Ⅲ度
未超过咽腭弓　　　　超过咽腭弓　　　　达到或超过
　　　　　　　　　　　　　　　　　　咽后壁中线

图 3-2　扁桃体肿大的分度

病毒感染一般白细胞偏低或在正常范围内,早期白细胞总数和中性粒细胞百分数较高。细菌感染则白细胞总数大多增高。对病因的确定诊断需依靠病毒学与细菌学检查,咽拭子培养可有病原菌生长。

二、治疗原则

以支持疗法及对症治疗为主,注意预防并发症。

(一)药物疗法

分为去因疗法和对症处理。去因疗法对病毒感染多采用中药和抗病毒药物治疗。细菌感染则用青霉素或其他抗生素。高热时除用物理降温外可用药物如适量阿司匹林或用对乙酰氨基酚,根据病情可 4~6 小时重复 1 次,忌用量过大以免体温骤降、多汗发生虚脱。

(二)局部治疗

如有鼻炎,为保持呼吸道通畅可用滴鼻药4～6次/天,年长儿可用复方硼酸溶液和淡盐水漱口。

(三)中医治疗

常用解表法,以辛温解表治风寒型,以辛凉解表治风热型。

三、护理评估、诊断和措施

(一)家庭基本资料

导致小儿急性上呼吸道感染的病因和诱发有多种,通过询问患儿家庭和健康管理资料,有助于病因分析。

1.居住环境

气候季节变化、气温骤降、常住家庭环境卫生情况,通风是否良好。

2.个人病史

有无病毒感染史,如鼻病毒、腺病毒等,有无自身免疫系统疾病,有无早产史。

3.用药史

有无使用免疫抑制药物,长期抗生素使用史。

(二)营养代谢

1.发热

发热为急性上呼吸道感染的常见症状。

(1)相关因素和临床表现:发热主要与上呼吸道德感染有关。轻度急性上感的发热热度往往不高,呼吸系统症状较为明显。重症患儿体温39～40 ℃或更高,伴有寒战、头痛、全身无力、食欲下降、睡眠不安等。

(2)护理诊断:体温过高

(3)护理措施。①物理降温:通常发热可用温水浴、局部冷敷等物理降温;T≥38.5 ℃,可遵医嘱使用对乙酰氨基酚、布洛芬等退热药,如果是肿瘤热,可遵医嘱使用吲哚美辛;多饮水;指导家长帮助患儿散热,以及时更换衣服,防止着凉。②活动和饮食:指导患儿减少活动,适当休息;进食清淡、易消化饮食,少量多餐。③保证患儿水分及营养的摄入:给予易消化、高维生素的清淡饮食,必要时可给予静脉补充水分及营养,以及时更换汗湿的衣服,保持皮肤干燥、清洁。

(4)护理目标:①患儿体温维持在正常范围,缓解躯体不适;②补充体液,维持机体代谢需要。

2.咳嗽、咳痰、咽痛

上呼吸道卡他症状为急性上感的典型症状,并可根据临床表现将其进一步分类。

(1)相关因素和临床表现:轻度急性上感常见临床表现以鼻部症状为主,如流涕、鼻塞、打喷嚏等,也有流泪、微咳或咽部不适,在3~4天内自然痊愈。如感染涉及咽部及鼻咽部时可伴有发热、咽痛、扁桃体炎及咽后壁淋巴组织充血和增生,有时淋巴结可稍肿大。重症患儿可因鼻咽分泌物引起频繁咳嗽。有时咽部微红,发生疱疹和溃疡,称疱疹性咽炎。有时红肿明显,波及扁桃体出现滤泡性脓性渗出物,咽痛和全身症状加重,如颌下淋巴结肿大,压痛明显。

(2)护理诊断:舒适度的改变。

(3)护理措施:①保持口腔清洁,以及时清除鼻腔及咽喉分泌物,保证呼吸道通畅;②婴儿及年幼儿无法自主排痰者,可遵医嘱予以化痰药物或滴鼻液,同时进行拍背等物理治疗,痰液多且黏稠者予侧卧位或头偏向一侧防止窒息。

(4)护理目标:①患儿痰液等分泌物明显减少,能自主排出;②患儿家属掌握正确物理治疗的手法;③患儿自述舒适度增加。

(三)排泄

婴幼儿容易引起呕吐及腹泻。

(1)相关因素:与病毒或细菌感染有关,与抗生素药物的使用有关。

(2)护理诊断:腹泻。

(3)护理措施:进食煮熟的干净、新鲜、易消化的高热量、高营养但低脂饮食,避免腌制、生冷、辛辣、粗纤维等饮食;多饮水;少量多餐,减轻胃肠道负担,严重腹泻时禁食;遵医嘱给予抗生素或止泻药,必要时遵医嘱补充水和电解质;便后及时清洗肛周,保持肛周黏膜清洁和完整;每班监测大便的次数、色、质、量,肠鸣音,出入量,脱水症状,腹痛、呕吐等消化道症状,肛周黏膜完整性;指导患儿和家长有关进食和营养知识,培养患儿和家长正确的洗手习惯。

(4)护理目标:①患儿未发生腹泻,或腹泻次数明显减少,每天<3次;②患儿发生红臀或肛周皮肤破损;③患儿家属掌握其饮食原则。

第二节　肺　炎

一、疾病概述

肺炎指不同病原体或其他因素所致的肺部炎症。以发热、咳嗽、气促、呼吸困难和肺部固定湿音为共同临床表现。该病是儿科常见疾病中能威胁生命的疾病之一。

(一)病因

详见图 3-3。

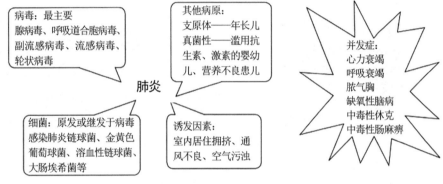

图 3-3　小儿肺炎的病因

(二)分类

目前,小儿肺炎的分类尚未统一,常用方法有 4 种,各肺炎可单独存在,也可两种同时存在(表 3-2)。

表 3-2　小儿肺炎的分类

病理分类	病因分类	病程分类	病情分类
支气管肺炎、大叶性肺炎、间质性肺炎等(图 3-4~7)	感染性肺炎:病毒性、细菌性、支原体、衣原体、真菌性、原虫性	非感染性肺炎如吸入性肺炎、坠积性肺炎　急性迁延性、慢性	轻症、重症(其他器官系统受累)

注:临床上若病因明确,则按病因分类,否则按病理分类。

(三)疾病特点

几种不同病原体所致肺炎的特点如下。

1.呼吸道合胞病毒肺炎

由呼吸道合胞病毒感染引起,多见于婴幼儿,以 2~6 个月婴儿多见。常于上呼吸道感染后 2~3 天出现,干咳、低中度发热、喘憋为突出表现。以后病情逐渐加重,出现呼吸困难和缺氧症状。体温与病情无平行关系,喘憋严重时可合并心力衰竭、呼吸衰竭。

2.腺病毒肺炎

由腺病毒感染所致,主要病理改变为支气管和肺泡间质炎。临床特点:多见于 6 个月至 2 岁小儿。起病急骤,呈稽留热,全身中毒症状明显,咳嗽较剧,可出现喘憋、呼吸困难、发绀等。肺部体征出现较晚,常在发热 4~5 天后出现湿音,以后病变融合而呈现肺实变体征。胸部 X 线改变的出现较肺部体征早,可见大小不等的片状阴影或融合成大病灶;肺气肿多见。

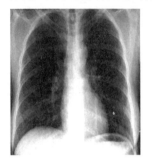

图 3-4　正常胸片

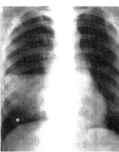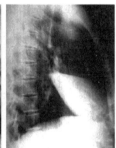

图 3-5　大叶性肺炎

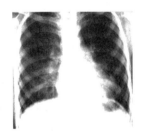

图 3-6　支气管肺炎

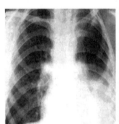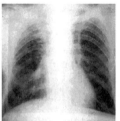

图 3-7　间质性肺炎

3.葡萄球菌肺炎

包括金黄色葡萄球菌及白色葡萄球菌所致的肺炎。在冬春季发病较多,多见于新生儿及婴幼儿。临床上起病急、病情重、发展快;多呈弛张热,中毒症状明显、面色苍白、咳嗽、呻吟、呼吸困难;皮肤可见一过性猩红热样或荨麻疹样皮疹,有时可找到化脓灶,如疖肿等。肺部体征出现早,双肺可闻及中、细湿音,易并发脓胸、脓气胸。

4.流感嗜血杆菌肺炎

由流感嗜血杆菌引起。近年来,由于广泛使用广谱抗生素、免疫抑制剂及院内感染等因素,流感嗜血杆菌感染有上升趋势。本病多见于4岁以下小儿,常并发于流感病毒或葡萄球菌感染的患儿。临床起病较缓,病情较重,全身中毒症状明显,有发热、痉挛性咳嗽、呼吸困难、鼻翼翕动、三凹征、发绀等,体检肺部有湿音或肺实变体征。本病易并发脓胸、脑膜炎、败血症、心包炎、中耳炎等。

5.肺炎支原体肺炎

由肺炎支原体引起,起病较缓慢,学龄期儿童多见,婴幼儿发病率也较高。以刺激性咳嗽为突出表现,有的酷似百日咳样咳嗽,咯出黏稠痰,甚至带血丝;常有发热,热程1～3周。年长儿可伴有咽痛、胸闷、胸痛等症状,肺部体征不明显,常有呼吸音粗糙,少数闻及干、湿音或实变体征。中毒症状一般不重,部分患儿出现全身多系统的临床表现,如心肌炎、心包炎、溶血性贫血、胸膜炎肝炎等。

6.衣原体肺炎

衣原体是一种介于病毒与细菌之间的微生物,寄生于细胞内。沙眼衣原体肺炎多见于6个月以下的婴儿,可于产时或产后感染,起病缓,先有鼻塞、流涕,后出现气促、频繁咳嗽,有的酷似百日咳样阵咳,但无回声,偶有呼吸暂停或呼气喘鸣,一般无发热。同时可患有结核膜炎或结核膜炎病史。

二、治疗

应采取综合措施,积极控制炎症,改善肺的通气功能,防止并发症。保持室内空气流通,室温以18～20 ℃为宜,相对湿度60%。保持呼吸道通畅,以及时清除上呼吸道分泌物,变换体位,以利痰液排出。加强营养,饮食应富含蛋白质和维生素,少量多餐,重症不能进食者,可给予静脉营养。不同病原体肺炎患儿宜分室居住,以免交叉感染。

(一)一般治疗

按不同病原体选择药物。经肺穿刺研究资料证明,绝大多数重症肺炎是由细菌感染引起,或在病毒感染的基础上合并细菌感染,故需采用抗生素治疗。

抗生素使用的原则:①根据病原菌选用敏感药物;②早期治疗;③联合用药;④选用渗入下呼吸道浓度高的药物;⑤足量、足疗程,重症宜经静脉途径给药。

抗生素一般用至体温正常后5～7天,临床症状基本消失后3天。葡萄球菌性肺炎在体温正常后继续用药2周,总疗程6周。支原体肺炎用药2～3周。

（二）病原治疗

1.肺部革兰阳性球菌感染

肺炎链球菌肺炎，青霉素仍为首选。一般用大剂量青霉素静脉滴注，对青霉素过敏者改滴红霉素。葡萄球菌肺炎，首选耐酶（β-内酰胺酶）药物，如新的青霉素Ⅱ、头孢菌素Ⅰ或第三代头孢菌素静脉滴注。厌氧菌肺炎用氟哌嗪、青霉素及甲硝唑有效。

2.肺部革兰阴性杆菌感染

一般可用氨苄西林或氨基糖苷类抗生素。铜绿假单胞菌肺炎可用头孢他啶、头孢曲松等。

3.支原体肺炎

多采用红霉素，疗程2周为宜。

4.病毒感染者

可选用抗病毒药物如利巴韦林、干扰素等。

（三）对症治疗

止咳、止喘、保持呼吸道通畅；纠正低氧血症、水、电解质与酸碱平衡紊乱；对于中毒性肠麻痹者，应禁食、胃肠减压，皮下注射新斯的明。对有心力衰竭、感染性休克、脑水肿、呼吸衰竭者，采取相应的治疗措施。

（四）肾上腺皮质激素的应用

若中毒症状明显，或严重喘憋，或伴有脑水肿、中毒性脑病、感染性休克、呼吸衰竭等，可应用肾上腺皮质激素，常用地塞米松，每天2～3次，每次2 mg，疗程3～5天。

（五）防止并发症

对并发脓胸、脓气胸者应及时抽脓、抽气。遇到下述情况宜考虑胸腔闭式引流。

（1）年龄小，中毒症状重。

（2）黏液黏稠，经反复穿刺抽脓不畅者。

（3）张力性气胸。肺大疱一般可随炎症的控制而消失。

（六）氧疗

凡具有低氧血症者，有呼吸困难、喘憋、口唇发绀、面色苍灰等时应立即给氧。一般采取鼻导管给氧，氧流量为0.5～1.0 L/min；氧浓度不超过40%；氧气应湿化，以免损伤气道纤毛上皮细胞和痰液变黏稠。若出现呼吸衰竭，则应使用人工呼吸器。

（七）其他

（1）肺部理疗有促进炎症消散的作用。

（2）胸腺肽为细胞免疫调节剂，并能增强抗生素的作用。

（3）维生素 C、维生素 E 等氧自由基清除剂能清除氧自由基，有利于疾病康复。

三、护理评估、诊断和措施

（一）家庭基本资料

1.居住环境

不良的居住环境，如通风不良、吸入刺激性尘埃、潮湿等，家庭卫生习惯较差等。

2.个人病史

患儿有无过敏史，免疫系统疾病或抵抗力下降，原发性细菌或真菌感染者有无抗生素滥用史。

（二）营养与代谢

1.发热

（1）相关因素和临床表现：起病急骤或迟缓。在发病前可先有轻度上呼吸道感染数天，骤发者常有发热，早期体温在 38～39 ℃，亦可高达 40 ℃，多为弛张热或不规则热。体弱婴儿大都起病迟缓，发热不明显或体温低于正常。

（2）护理诊断：体温过高。

（3）护理措施：患儿体温逐渐恢复正常，未发生高热惊厥；患儿家属掌握小儿高热物理降温的方法。

物理降温方法需注意以下几点。①维持正常体温，促进舒适：呼吸系统疾病患儿常有发热，发热时帮患儿松解衣被，以及时更换汗湿衣服，并用热毛巾把汗液擦干，以免散热困难而出现高热惊厥；同时也避免汗液吸收、皮肤热量蒸发会引起受凉加重病情。②密切观察患儿的体温变化，体温超过38.5 ℃时给予物理降温，如酒精擦浴、冷水袋敷前额等，对营养不良、体弱的病儿，不宜服退热药或酒精擦浴，可用温水擦浴降温。必要时按医嘱给予退热药物，退热处置后30～60 分钟复测体温，高热时须1～2 小时测量体温 1 次，以及时做好记录。并随时注意有无新的症状或体征出现，以防高热惊厥或体温骤降。③保证充足的水分及营养供给，保持口腔清洁，婴幼儿可在进食后喂适量开水，以清洁口腔；年长儿应在晨起、餐后、睡前漱口刷牙。

2.营养失调:低于机体需要量

(1)相关因素和临床表现:多见于新生儿或长期慢性肺炎或反复发作患儿。

(2)护理诊断:不均衡的营养,即低于机体需要量。

(3)护理措施:患儿维持适当的水分与营养。患儿营养失调得到改善,生长发育接近正常儿童;父母掌握肺炎患儿饮食护理的原则。①休息:保持并使环境清洁、舒适、宁静,空气新鲜,室温 18～22 ℃,湿度 55%～60% 为宜,使患儿能安静卧床休息,以减少能量消耗。②营养和水分的补充:供给患儿高热量、高蛋白、高维生素而又较清淡、易消化的半流食、流食,防止蛋白质和热量不足而影响疾病的恢复,要多饮水,摄入足够的水分可防止发热导致的脱水并保证呼吸道黏膜的湿润和黏膜病变的修复,增加纤毛运动的能力,避免分泌物干结影响痰液排出。另一方面,静脉输液时应严格控制液体滴注速度,保持匀速滴入,防止加重心脏负担,诱发心力衰竭,对重症患儿应记录出入水量。

(三)排泄:腹泻

1.相关因素与临床表现

可出现食欲下降、呕吐、腹泻、腹胀等。重症肺炎常发生中毒性肠麻痹,出现明显腹胀,以致膈肌升高进一步加重呼吸困难。胃肠道出血可吐出咖啡样物、便血或柏油样便。中毒性肠麻痹:表现为高度腹胀、呕吐、便秘和肛管不排气。腹胀压迫心脏和肺脏,使呼吸困难更严重。此时,面色苍白发灰,腹部叩诊呈鼓音,肠鸣音消失,呕吐物可呈咖啡色或粪便样物,X 线检查发现肠管扩张,壁变薄膈肌上升,肠腔内出现气液平面。

2.护理诊断

腹泻;潜在并发症:中毒性肠麻痹。

3.护理措施

患儿未发生腹泻,或腹泻次数明显减少,每天<3 次,患儿未发生中毒性肠麻痹。

进食煮熟的干净、新鲜、易消化的高热量、高营养但低脂饮食,避免腌制、生冷、辛辣、粗纤维等饮食;多饮水;少量多餐,减轻胃肠道负担,严重腹泻时禁食;遵医嘱给予抗生素或止泻药,必要时遵医嘱补充水和电解质;便后及时清洗肛周,保持肛周黏膜清洁和完整;每班监测大便的次数、色、质、量,肠鸣音,出入量,脱水症状,腹痛、呕吐等消化道症状,肛周黏膜完整性;指导患儿和家长有关进食和营养知识,培养患儿和家长正确的洗手习惯。

观察腹胀、肠鸣音是否减弱或消失,是否有便血,以便及时发现中毒性肠麻痹,必要时给予禁食、胃肠减压,或使用新斯的明皮下注射。

(四)活动和运动

1.活动无耐力

轻者心率稍增快,重症者可出现不同程度的心功能不全或心肌炎。

(1)相关因素和临床表现:合并心力衰竭者可参考以下诊断标准:①心率突然超过 180 次/分;②呼吸突然加快,超过 60 次/分;③突然极度烦躁不安,明显发绀,面色苍灰,指(趾)甲微循环再充盈时间延长;④肝脏迅速增大;⑤心音低钝,或有奔马律,颈静脉怒张;⑥尿少或无尿,颜面、眼睑或下肢水肿。具有前 5 项即可诊断心力衰竭。

若并发心肌炎者,则表现为面色苍白,心动过速、心音低钝、心律不齐,心电图表现为 ST 段下移和 T 波低平、双向和倒置。重症患儿可发生播散性血管内凝血,表现为血压下降,四肢凉,皮肤、黏膜出血等。

(2)护理诊断:活动无耐力;潜在并发症为心力衰竭。

(3)护理措施:住院期间未发生急性心力衰竭;患儿活动耐力逐渐恢复,醒觉和游戏时间增加,能维持正常的睡眠形态和休息。

具体护理措施有以下几点。①饮食护理:给予营养丰富、易消化的流质、半流质饮食,宜少量多餐以减轻饱餐后由于膈肌上抬对心肺功能的影响,严重心衰者予以低盐饮食,每天钠盐摄入不超过 0.5～1.0 g,水肿明显的患儿可给予无盐饮食。②减轻心脏负荷:保持病室环境整洁、清洁、安静,光线柔和,重症患者宜单人病室,有利于患儿休息,治疗护理相对集中进行,尽量使用静脉留置针,避免反复穿刺,保证因治疗的需要随时用药。患儿可置头高脚低头侧位或抱卧位,年长儿可予以半坐卧位,必要时两腿下垂减少回心血量。保持大便通畅,避免用力排便引起的腹压增大而影响心功能。③氧疗:面罩吸氧,氧流量2～3 L/min,有急性肺水肿时,将氧气湿化瓶加入30%～50%酒精间歇吸入,病情严重者予以持续气道正压通气。④病情观察:出现心衰的患儿应予以心电监护,密切观察其各项生命体征。

2.气体交换障碍

(1)相关因素与临床表现:咳嗽较频,早期呈刺激性干咳,极期咳嗽反略减轻,恢复期转为湿咳。剧烈咳嗽常引起呕吐。呼吸急促,呼吸频率每分钟可达40～80 次。重症患儿可出现口周、鼻唇沟、指趾端发绀、鼻翼翕动及三凹征。肺部体征早期不明显,可有呼吸音粗糙或减弱,以后可听到中细湿音,以两肺底及脊柱旁较多,于深吸气末更明显。由于多为散在性小病灶,叩诊一般正常,当病灶融合扩大,累及部分或整个肺叶时,可出现相应的实变体征。如发现一侧肺有叩诊浊音及(或)呼吸音减弱,应考虑胸腔积液或脓胸。重症肺炎患儿可出现呼吸衰竭。

(2)护理诊断:①气体交换障碍;②清理呼吸道无效;③自主呼吸受损。潜在并发症:呼吸衰竭;脓胸,脓气胸。

(3)护理措施:患儿住院期间未发生呼吸衰竭、脓胸、脓气胸等并发症;患儿咳嗽咳痰症状得到缓解,肺部音逐渐减少;显示呼吸困难程度减低,生命体征正常,皮肤颜色正常。

具体措施有以下几点。①保持改善呼吸功能:保持病室环境舒适,空气流通,温湿度适宜,尽量使患儿安静,以减少氧的消耗。不同病原体感染患儿应分室居住,以防交叉感染。置患儿于有利于肺扩张的体位并经常更换,或抱起患儿,以减少肺部瘀血和防止肺不张。正确留取标本,以指导临床用药;遵医嘱使用抗生素治疗,以消除呼吸道炎症,促进气体交换,注意观察治疗效果。②保持呼吸道通畅:及时清除患儿口鼻分泌物,经常协助患儿转换体位,同时轻拍背部,边拍边鼓励患儿咳嗽,以促进肺泡及呼吸道的分泌物借助重力和震动易于排出;病情许可的情况下可进行体位引流。给予超声雾化吸入,以稀释痰液,利于咳出;必要时予以吸痰。给予易消化、营养丰富的流质、半流质饮食,少食多餐,避免过饱影响呼吸。哺喂时应耐心,防止呛咳引起窒息,重症不能进食者,给予静脉营养。保证液体的摄入量,以湿润呼吸道黏膜,防止分泌物干结,利于痰液排出;同时可以防止发热导致的脱水。③密切观察病情:小儿在病程中热度逐渐下降,精神好转、呼吸平稳、食欲增加、咳嗽减轻、面色好转都提示疾病在好转中。若在治疗中突然出现剧烈的咳嗽、气急、口周发紫、神情萎靡、高热、烦躁不安,提示病情恶化,需及时向医师反映。由于新生儿病情变化很快,症状不典型,应格外注意。如患肺炎的新生儿吸吮不好、哭声低微、呼吸加快时注意脉搏及心率的变化,如有心率增快,每分钟140～160次以上,同时伴有呼吸困难加重、烦躁不安、肝脏肿大提示有心衰的可能,应积极配合。如患儿病情突然加重,出现剧烈咳嗽、烦躁不安、呼吸困难、胸痛、面色青紫、患侧呼吸运动受阻等,提示并发了脓胸或脓气胸,应及时配合进行胸穿或胸腔闭式引流。

第三节　支气管哮喘

一、概述

支气管哮喘简称哮喘,是由多种细胞(如嗜酸性粒细胞、肥大细胞、T淋巴细胞、中性粒细胞及气道细胞等)和细胞组分共同参与的气道慢性炎症性疾病。这种慢性炎症导致气道高反应性,当接触多种刺激因素时,气道发生阻塞和气流受限,出现反复发作的喘息、气促、胸闷、咳嗽等症状,常在夜间和/或清晨发作或加剧,多数患儿可经治疗缓解或自行缓解(图3-8、图3-9、表3-3、表3-4)。

二、治疗

治疗应越早越好,要坚持长期、持续、规范、个体化治疗原则,治疗包括发作期快速缓解症状,抗炎,平喘;缓解期防止症状加重或反复,抗炎,降低气道高反应性、防止气道重塑、避免触发因素、做好自我管理。

(一)祛除病因

避免接触变应原,祛除各种诱发因素,积极治疗和清除感染病灶。

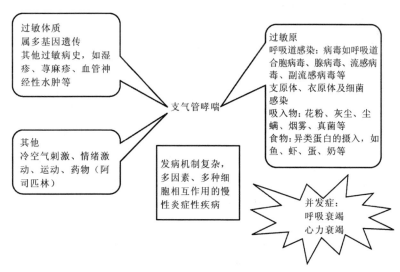

图3-8　支气管哮喘的病因

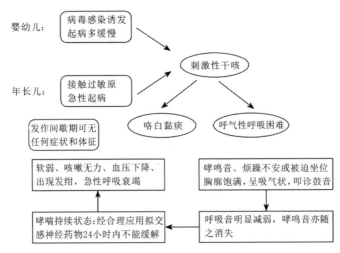

图 3-9　支气管哮喘的常见表现

表 3-3　支气管哮喘的诊断标准

分型	诊断标准	
婴幼儿哮喘:年龄<3岁,喘息反复发作者;总分≥5分者为婴幼儿哮喘;哮喘发作只有2次或总分≤4分者初步诊断婴幼儿哮喘	喘息发作≥3次	3分
	肺部出现哮鸣音	2分
	喘息症状突然发作	1分
	有其他特异性病史	1分
	一二级亲属中有哮喘病史	1分
	1‰肾上腺素每次 0.01 mL/kg 皮下注射,15～20分钟后喘息缓解或哮鸣音明显减少	2分
	沙丁胺醇气雾剂或其水溶液雾化吸入,喘息或哮鸣音减少明显	2分
3岁以上儿童哮喘	喘息呈反复发作	
	发作时肺部出现哮鸣音	
	平喘治疗有显著疗效	
	咳嗽持续或反复发作>1个月,常伴夜间或清晨发作性咳嗽,痰少,运动后加重	
咳嗽变异性哮喘(过敏性咳嗽)	临床无感染症状,或经较长期抗生素治疗无效	
	用支气管扩张剂可使咳嗽发作缓解,是诊断本症的基本条件	
	有个人或家族过敏史,气道反应性测定,变应原检测可作辅助诊断	

表 3-4　急性发作期分度的诊断标准

临床特点	轻度	中度	重度	急性呼吸暂停
呼吸急促	走路时	稍事活动时	休息时	
体位	可平卧	喜坐位	前弓位	
谈话	能成句	成短语	单字	不能讲话
激惹状态	可能出现激惹	经常出现激惹	经常出现激惹	嗜睡，意识模糊
出汗	无	有	大汗淋漓	
呼吸频率	轻度增加	增加	明显增加	呼吸可暂停
辅助呼吸肌活动及三凹征	一般没有	通常有	通常有	胸腹矛盾运动
哮鸣音	散在呼吸末期	响亮、弥漫	响亮、弥漫	减弱乃至无
使用 β_2 激动剂后，PEF 占正常预计值或本人最佳值百分比	>80%	60%～80%	<60% 或 β_2 激动剂作用持续时间<2 小时	
PaO_2（非吸氧状态）（kPa）	正常通常不需要检查	8～10.5	<8 可能有发绀	
$PaCO_2$（kPa）	<6	≤6	>6 可能出现呼吸衰竭	
SaO_2（非吸氧状态）（%）	>95	91～95	≤90	
pH		降低		

(二)控制发作

解痉和抗感染治疗,用药物缓解支气管痉挛,减轻气道黏膜水肿和炎症,减少黏痰分泌。

1.支气管扩张剂

(1)β肾上腺素能受体兴奋剂:可刺激 β 肾上腺素能受体,诱发 cAMP 的产生,使支气管平滑肌松弛和肥大细胞膜稳定。常用药物有沙丁胺醇、特布他林、克仑特罗。可采用吸入、口服等方法给药,其中吸入治疗具有用量少、起效快、不良反应少等优点,则首选的药物治疗方法。

(2)茶碱类药物:具有解除支气管痉挛、抗炎、抑制肥大细胞和嗜碱性粒细胞脱颗粒及刺激儿茶酚胺释放等作用,常用氨茶碱、缓释茶碱等。

(3)抗胆碱药物:抑制迷走神经释入乙酰胆碱,使呼吸道平滑肌松弛。常用异丙托溴铵。

2.肾上腺皮激素

能增 cAMP 的合成,阻止白三烯等介质的释放,预防和抑制气道炎症反应,降低气道反应性,是目前治疗哮喘最有效的药物。因长期使用可产生众多不良反应,故应尽可能用吸入疗法,对重症,或持续发作,或其他平喘药物难以控制的反复发作的患儿,可给予泼尼松口服,症状缓解后即停药。

3.抗生素

疑伴呼吸道细菌感染时,同时选用抗生素。

(三)处理哮喘持续状态

1.吸氧、补液、纠正酸中毒

可用 1/5 张含钠液纠正失水,防止痰液过黏成栓;用碳酸氢钠纠正酸中毒。

2.静脉滴注糖皮质激素

早期、较大剂量应用氢化可的松或地塞米松等静脉滴注。

3.应用支气管扩张剂

可通知沙丁胺雾化吸入,氨茶碱静脉滴注,无效时给予沙丁胺静脉注射。

4.静脉滴注异丙肾上腺素

经上述治疗无效时,试用异丙肾上腺素静脉滴注,直至 PaO_2 及通气功能改善,或心率达 180~200 次/分时停用。

5.机械呼吸

指征:①严重的持续呼吸困难;②呼吸音减弱,随之呼吸音消失;③呼吸肌过度疲劳而使胸部活动受限;④意识障碍,甚至昏迷;⑤吸入 40% 氧气而发绀仍无改善,$PaCO_2 \geqslant 8.6$ kPa($\geqslant 65$ mmHg)。

三、护理评估、诊断和措施

(一)家庭基本资料

1.健康史

询问患儿发病情况,既往有无反复呼吸道感染史、过敏史、遗传史等。

2.身体状况

观察患儿有无刺激性干咳、气促、哮鸣音、吸气困难等症状和体征。观察有无循环、神经、系统受累的临床表现。了解 X 线、病原学及外周血检结果和肺功能检测报告,PEF 值。

3.社会状况

了解患儿及家长的心理状况、对本病病因、性质、护理、预后知识的了解程度。

(二)活动和运动

1.低效性呼吸形态

与气道梗阻、支气管痉挛有关。一般在哮喘发作前 1～2 天由呼吸道感染,年长儿起病急,常在夜间发作。发作时烦躁不安,出现呼吸困难,以呼气时困难为主,不能平卧,坐起耸肩喘息,面色苍白,鼻翼翕动,口唇指甲发绀,出冷汗,面容非常惶恐。咳嗽剧烈,干咳后排出黏痰液。听诊有干、湿音。白细胞总数增多等。发作初期无呼吸困难,自觉胸部不适,不易深呼吸、哮鸣音有或无。慢性病症状为身材矮小而瘦弱,显示肺气肿的病态。

(1)相关因素:在哮喘发作时,黏液性分泌物增多,并形成黏液栓子加上呼吸道黏膜苍白、水肿;小支气管和毛细支气管的平滑肌发生痉挛,使管腔变小,气道阻力增加出现哮喘。近年来观察到在哮喘发作时,肺动脉压力增高,伴有血管狭窄,可能与肺内微循环障碍有关。

(2)护理诊断:①清理呼吸道无效;②气体交换受损。

(3)护理措施:①消除呼吸困难和维持气道通畅。患儿多有氧气吸入,发作时应给予吸氧,以减少无氧代谢,预防酸中毒。因给氧时间较长,氧气浓度以不超过 40% 为宜,用面罩雾化吸入氧气更为合适。有条件时应监测动脉血气分析,作为治疗效果的评价依据。可采取半卧位或坐位,使肺部扩张。还可采取体位引流以协助患儿排痰。②药物治疗的护理。药物治疗对缓解呼吸困难和缺氧有重要意义,常使用支气管扩张剂,如拟肾上腺素类、茶碱类和抗胆碱类药物。可采用吸入疗法,吸入治疗用量少、起效快、不良反应小,应是首选的治疗方法。吸入治疗时可嘱患儿在按压喷药于咽喉部的同时深吸气,然后闭口屏气 10 秒可获较好效果。也可采用口服、皮下注射和静脉滴注等方式给药。使用肾上腺素能 β_2 受体激动剂时注意有无恶心、呕吐、心率加快等不良反应。使用氨茶碱应注意有无心悸、惊厥、血压剧降等严重反应。③哮喘持续状态的护理。哮喘持续状态危险性极大,应积极配合医师做好治疗工作。及时给予吸氧,保证液体入量,纠正酸碱平衡,还应迅速解除支气管平滑肌痉挛,可静脉给予肾上腺皮质激素、氨茶碱、β_2 受体激动剂吸入困难者静脉给药,如沙丁胺醇。若无药可给予异丙肾上腺素,稀释后以初速每分 0.1 $\mu g/kg$ 滴入,每15~20 分钟加倍,直到每分 6 $\mu g/kg$,症状仍不缓解时,则可考虑气管切开机械通气。

2.活动无耐力

活动后出现呼吸加快或呼吸困难;心率增加,节律改变或在活动停止 3 分钟后仍未恢复;血压有异常改变。自诉疲乏或软弱无力。

(1)相关因素:与缺氧有关。

(2)护理诊断:活动无耐力。

(3)护理措施:①保证休息。过度的呼吸运动和低氧血症使患儿感到极度的疲乏,应保证病室安静、舒适清洁,尽可能集中进行护理以利于休息。哮喘发作时患儿会出现焦虑不安,护士应关心、安慰患儿,给予心理支持,尽量避免情绪激动。及时执行治疗措施,以缓解症状,解除恐惧心理,确保患儿安全、放松。护士应协助患儿的日常生活,患儿活动时如有气促、心率加快应让其卧床休息并给予持续吸氧。根据患儿逐渐增加活动量。②密切观察病情。观察患儿的哮喘情况,如呼气性呼吸困难程度、呼吸加快和哮鸣音的情况,有无大量出汗、疲倦、发绀,患儿是否有烦躁不安、气喘加剧、心率加快,肝脏在短时间内急剧增大等情况,警惕心力衰竭和呼吸骤停等并发症的发生,还应警惕发生哮喘持续状态,若发生应立即吸氧并给予半卧位,协助医师共同抢救。③哮喘间歇期的护理。协助医师制定和实施个体化治疗方案,通过各种方式宣教哮喘的基本知识,提高患儿经常就诊的自觉性及坚持长期治疗的依从性,从而减少严重哮喘的发生。

第四章

小儿循环系统常见病护理

第一节　房间隔缺损

房间隔缺损是最常见的成人先天性心脏病,女性多于男性,且有家族遗传倾向。房间隔缺损一般分为原发孔缺损和继发孔缺损,前者实际上属于部分心内膜垫缺损,常同时合并二尖瓣和三尖瓣发育不良。后者为单纯房间隔缺损。

一、临床表现

(一)症状

取决于缺损的大小、部位、年龄、分流量及是否合并其他畸形等。分流量小,极少患儿有不适表现,学龄前儿童体检时可闻及一柔和杂音。分流量大者,由于左向右分流使肺循环血流增加出现活动后心慌气短,并表现乏力、气急,反复发作严重的肺部感染、心律失常及心力衰竭。随年龄增长肺循环阻力增加,右心负荷过重,出现右向左分流,临床上出现发绀,应禁忌手术。

(二)体征

主要体征为胸骨左缘第 2、3 肋间可闻及 Ⅱ～Ⅲ 级柔和的收缩期杂音,肺动脉瓣第二音亢进及固定性分裂。

二、辅助检查

(一)胸部 X 线检查

可显示肺充血、肺动脉段突出、右心房、右心室增大等表现。透视下可见肺动脉段及肺门动脉搏动增强,称为肺门舞蹈症。

(二)心电图检查

多见电轴右偏,右心室肥大和不完全右束支传导阻滞。

(三)超声心动图

检查右心房内径增大,主肺动脉增宽,房间隔部分回声脱失,并能直接测量缺损直径大小,彩色多普勒成像提示心房水平左向右分流信号。多普勒超声心动图、超声心动声学造影二者相结合几乎能检测出所有缺损的分流并对肺动脉压力有较高的测量价值。

(四)心导管检查

对疑难病例或出现肺高压,行右心导管或左心房造影检查,可明确诊断及合并畸形,又可测量肺动脉压力,估计病程和预后。

三、治疗原则

(一)介入治疗

可以对大部分患者,结合超声心动图检查结果,在超声心动图和 X 线血管造影机器的引导下进行封堵治疗。

(二)外科治疗

在开展非手术介入治疗以前,对所有单纯房间隔缺损已引起血流动力学改变,即已有肺血增多征象、房室增大及心电图相应表现者均应手术治疗。患者年龄太大已有严重肺动脉高压者手术治疗应慎重。

四、护理诊断

(1)活动无耐力与心脏畸形导致的心排血量下降有关。

(2)营养失调(低于机体需要量)与疾病导致的生长发育迟缓有关。

(3)潜在并发症:心力衰竭、肺部感染、感染性心内膜炎。

(4)焦虑与自幼患病,症状长期反复存在有关。

(5)知识缺乏:缺乏疾病相关知识。

五、护理目标

(1)患者活动耐力有所增加。

(2)患者营养状况得到改善或维持。

(3)未发生相关并发症,或并发症发生后能得到及时治疗与处理。

(4)患者焦虑减轻或消除,情绪良好。

(5)患者或家属能说出有关疾病的自我保健方面的知识。

六、护理措施

(一)术前护理

1.心理护理

患者及家属均对心脏手术有恐惧感,担心预后,针对患者的心态,护士应详细了解疾病治疗的有关知识,说明治疗目的、方法及其效果,对封堵患者讲解微创手术创伤小,成功率高,消除其恐惧焦虑心理,增强信心,使其能配合治疗。

2.术前准备

入院后及时完成心外科各项常规检查,并在超声心动图下测量房间隔缺损的横径和长径、上残边、下残边等数值,以确定手术方式。

(二)术后护理

1.观察术后是否有空气栓塞的并发症存在

因修补房间隔缺损时,左心房排气不好,术中易出现空气栓塞,多见于冠状动脉和脑动脉空气栓塞。因而应保持患者术后平卧4小时,严密观察患者的反应,并记录血压、脉搏、呼吸、瞳孔及意识状态等。当冠状血管栓塞则出现心室纤颤,脑动脉栓塞则出现瞳孔不等大、头痛、烦躁等症状,此时应立即对症处理。

2.严密观察心率、心律的变化

少数上腔型房间隔缺损右房切口太靠近窦房结或上腔静脉阻断带太靠近根部而损伤窦房结,都将产生窦性或交界性心动过缓,这种心律失常需要安置心脏起搏器治疗。密切观察心律变化,维护好起搏器的功能。术后如出现心房颤动、房性或室性期前收缩,注意观察并保护好输入抗心律失常药物的静脉通路。

3.观察有无残余漏

常有闭合不严密或组织缝线撕脱而引起。听诊有无残余分流的心脏杂音,一经确诊房缺再通,如无手术禁忌证,应尽早再次手术。

4.预防并发症

对封堵患者术后早期在不限制正常肢体功能锻炼的前提下指导患者掌握正确有效的咳嗽方法,咳嗽频繁者适当应用镇咳药物,避免患者剧烈咳嗽,打喷嚏及用力过猛等危险动作,防止闭合伞脱落和移位,同时监测体温变化,应用抗生素,预防感染。

5.抗凝指导

房间隔缺损封堵术后为防止血栓形成,均予以抗凝治疗,术后24小时内静脉注射肝素0.2 mg/(kg·d)或皮下注射低分子肝素0.2 mg/(kg·d),24小时后改口服阿司匹林 5 mg/(kg·d)，连服3个月。

(三)出院指导

(1)术后 3～4 天复查超声心动图，无残余分流，血常规、凝血机制正常即可出院。

(2)出院后患者避免劳累，防止受凉，预防感染，注意自我保健。

(3)必要时服用吲哚美辛 3～5 天，术后 1、3、6 个月复查超声心动图，以确保长期疗效。

(4)封堵患者术后口服阿司匹林 5 mg/(kg·d)，连服 3 个月。

第二节　室间隔缺损

室间隔缺损是胚胎间隔发育不全而形成的单个或多个缺损，由此产生左右两心室的异常交通，在心室水平产生异常血流分流的先天性心脏病。室间隔缺损可以单独存在或是构成多种复杂心脏畸形，如法洛四联症、矫正性大动脉转位、主动脉弓离断，完全性心内膜垫缺损、三尖瓣闭锁等畸形中的一个组成部分。室间隔缺损可以称得上是临床最常见的先天性心脏病之一。

一、临床表现

(一)症状

缺损小，一般并无症状。大室间隔缺损及大量分流者，婴儿期易反复发生呼吸道感染，喂养困难，发育不良，甚至左心衰竭。较大分流量的儿童或青少年患者，劳累后常有气促和心悸，发育不良。随着肺动脉高压的发展，左向右分流量逐渐减少，造成双向分流或右向左分流，患者将出现明显的发绀、杵状指、活动耐力下降、咯血等症状及腹胀、下肢水肿等右心衰竭表现。

(二)体征

心前区常有轻度隆起，胸骨左缘第三、四肋间能扪及收缩期震颤，并听到3～4 级全收缩期杂音，高位漏斗部缺损杂音则位于第 2 肋间。肺动脉瓣区第二音亢进。分流量大者，心尖部尚可听到柔和的功能性舒张中期杂音。肺动脉高压导致分流量减少的病例，收缩期杂音逐步减轻，甚至消失，而肺动脉瓣区第二音则明显亢进、分裂，并可伴有肺动脉瓣关闭不全的舒张期杂音。

二、辅助检查

(一)心电图检查

缺损小,心电图正常或电轴左偏。缺损较大,随分流量和肺动脉压力增大而示左心室高电压、肥大或左、右心室肥大。严重肺动脉高压者,则提示右心大或伴劳损。

(二)X 线检查

中度以上缺损心影轻度到中度扩大,左心缘向左向下延长,肺动脉圆锥隆出,主动脉结变小,肺门充血。重度阻塞性肺动脉高压心影扩大反而不显著,右肺动脉粗大,远端突变小,分支呈鼠尾状,肺野外周纹理稀疏。

(三)超声心动图

检查左心房、左心室内径增大。二维切面可示缺损的部位和大小。彩色多普勒可显示左心室向右心室分流。

三、治疗原则

(一)介入治疗

部分肌部室间隔缺损和膜周部室间隔缺损可以行介入封堵治疗。

(二)外科手术治疗

在开展非手术介入治疗以前,成人小室间隔缺损 Qp/Qs<1.3 者一般不考虑手术,但应随访观察;中度室间隔缺损者应考虑手术,此类患者在成人中少见;Qp/Qs 为 1.3~1.5 者可根据患者总体情况决定是否手术,除非年龄过大有其他疾病不能耐受手术者仍应考虑手术治疗;大室间隔缺损伴重度肺动脉压增高,肺血管阻力>7 Wood 单位者不宜手术治疗。

四、护理诊断

(1)活动无耐力与心脏畸形导致的心排血量下降有关。

(2)营养失调(低于机体需要量)与疾病导致的生长发育迟缓有关。

(3)潜在并发症:心力衰竭、肺部感染、感染性心内膜炎。

(4)焦虑与自幼患病,症状长期反复存在有关。

(5)知识缺乏:缺乏疾病相关知识。

五、护理目标

(1)患者活动耐力有所增加。

(2)患者营养状况得到改善或维持。

（3）未发生相关并发症,或并发症发生后能得到及时治疗与处理。

（4）患者焦虑减轻或消除,情绪良好。

（5）患者或家属能说出有关疾病的自我保健方面的知识。

六、护理措施

(一)术前护理

（1）婴幼儿有大室间隔缺损,大量分流及肺动脉高压发展迅速者,按医嘱积极纠正心力衰竭、缺氧、积极补充营养,增强体质,尽早实施手术治疗。

（2）术前患儿多汗,常感冒及患肺炎,故予以多饮水、勤换洗衣服,减少人员流动。预防感冒,有心力衰竭者应定期服用地高辛,并注意观察不良反应。

(二)术后护理

1.保持呼吸道通畅,预防发生肺高压危象

中小型室间隔缺损手术后一般恢复较顺利。对大型缺损伴有肺动脉高压患者,由于术前大量血液涌向肺部,患儿有反复发作肺炎史,并且由于肺毛细血管床的病理性改变,使气体交换发生困难,在此基础上又加上体外循环对肺部的损害,使手术后呼吸道分泌物多,不易咳出,影响气体交换,重者可造成术后严重呼吸衰竭,慢性缺氧加重心功能损害。尤其是婴幼儿,术后多出现呼吸系统并发症,往往手术尚满意,却常因呼吸道并发症而死亡,因此术后呼吸道的管理更为重要。

（1）术后常规使用呼吸机辅助呼吸,对于肺动脉高压患者,术后必须较长时间辅助通气及充分供氧。

（2）肺动脉高压者,在辅助通气期间,提供适当的过度通气,使 pH 为 7.50～7.55、$PaCO_2$ 为 0.7～4.7 kPa(5～35 mmHg)、$PaO_2>13.3$ kPa(100 mmHg),有利于降低肺动脉压。辅助通气要设置 PEEP,小儿常规应用 0.4 kPa(4 cmH_2O),增加功能残气量,防止肺泡萎陷。

（3）随时注意呼吸机同步情况、潮气量、呼吸频率等是否适宜,定期做血气分析,根据结果及时调整呼吸机参数。

（4）肺动脉高压患者吸痰的时间间隔应相对延长,尽可能减少刺激,以防躁动加重缺氧,使肺动脉压力进一步升高,加重心脏负担及引起肺高压危象。

（5）气管插管拔除后应加强体疗,协助排痰,保证充分给氧。密切观察患者呼吸情况并连续监测血氧饱和度。

2.维持良好的循环功能

及时补充血容量密切观察血压、脉搏、静脉充盈度、末梢温度及尿量。心源

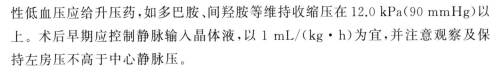

性低血压应给升压药,如多巴胺、间羟胺等维持收缩压在 12.0 kPa(90 mmHg)以上。术后早期应控制静脉输入晶体液,以 1 mL/(kg·h)为宜,并注意观察及保持左房压不高于中心静脉压。

3.保持引流通畅

保持胸腔引流管通畅,观察有无术后大出血密切观察引流量,若每小时每千克体重超过 4 mL 表示有活动性出血的征象,连续观察 3～4 小时,用止血药无效,应立即开胸止血。

(三)出院指导

(1)逐步增加活动量,在术后 3 个月内不可过度劳累,以免发生心力衰竭。

(2)儿童术后应加强营养供给,多进高蛋白、高热量、高维生素饮食,以利生长发育。

(3)注意气候变化,尽量避免到公共场所,避免呼吸道感染。

(4)定期门诊随访。

第三节　肺动脉狭窄

肺动脉狭窄是指由于右心室先天发育不良而与肺动脉之间的血流通道产生狭窄。狭窄发生于从三尖瓣至肺动脉的任何水平,其可各自独立存在,也可合并存在。该病占先天性心脏病的25％～30％。

一、临床表现

(一)症状

肺动脉狭窄严重的新生儿,出生后即有发绀。重症病儿表现气急、躁动及进行性低氧血症。轻症或无症状的患儿可随着年龄的增长出现劳累后心悸、气促、胸痛或晕厥,严重者可有发绀和右心衰竭。

(二)体征

胸骨左缘第 2 肋间闻及粗糙收缩期喷射样杂音,向左颈根部传导,可触及震颤,肺动脉瓣第二心音减弱或消失。严重或病程长的患儿有发绀及杵状指(趾)及面颊潮红等缺氧表现。

二、辅助检查

(一)心电图

电轴右偏,P 波高尖,右心室肥厚。

(二)X 线检查

右心室扩大,肺动脉圆锥隆出,肺门血管阴影减少及纤细。

(三)彩色多普勒超声心动图检查

右心室增大,确定狭窄的解剖学位置及程度。

(四)心导管检查

可测定右心室压力是否显著高于肺动脉压力,并连续描记肺动脉至右心室压力曲线;鉴别狭窄的类型(瓣膜型或漏斗型);测定心腔和大血管血氧含量;注意有无其他先天性异常。疑为漏斗部狭窄或法洛三联症者,可行右心导管造影。

(五)选择性右心室造影

可确定病变的类型及范围,瓣膜型狭窄,可显示瓣膜交界融合的圆顶状征象。若为肺动脉瓣发育不良,在心动周期中可显示瓣膜活动度不良,瓣环窄小及瓣窦发育不良,则无瓣膜交界融合的圆顶状征象。

三、治疗原则

(一)介入治疗

绝大多数这类患者可以进行介入治疗,包括肺动脉瓣球囊扩张、经皮肺动脉瓣置入及肺动脉分支狭窄的支架置入。

(二)外科手术治疗

球囊扩张不成功或不宜行球囊扩张者,如狭窄上下压力阶差>5.3 kPa(40 mmHg)应采取手术治疗。

四、护理诊断

(1)活动无耐力与心脏畸形导致的心排血量下降有关。

(2)营养失调(低于机体需要量)与疾病导致的生长发育迟缓有关。

(3)潜在并发症:心力衰竭、肺部感染、感染性心内膜炎。

(4)焦虑与自幼患病,症状长期反复存在有关。

(5)知识缺乏:缺乏疾病相关知识。

五、护理目标

(1)患者活动耐力有所增加。

（2）患者营养状况得到改善或维持。

（3）未发生相关并发症，或并发症发生后能得到及时治疗与处理。

（4）患者焦虑减轻或消除，情绪良好。

（5）患者或家属能说出有关疾病的自我保健方面的知识。

六、护理措施

（一）手术前护理

（1）重症肺动脉瓣狭窄伴有重度发绀的新生儿，术前应静脉给予前列腺素 E，以延缓动脉导管闭合。

（2）休息：由于肺动脉瓣狭窄，右心室排血受阻，致右心室压力增高，负荷加重，患者可出现发绀和右心衰竭情况，故应卧床休息，减轻心脏负担。

（3）氧气吸入：发绀明显者或有心力衰竭的患者，术前均应给予氧气吸入，每天 2 次，每次半小时，改善心脏功能，必要时给予强心、利尿药物。

（二）手术后护理

1.循环系统

（1）建立有创血压监测，持续观察血压变化。对于较重患者，用微量泵泵入升压药物，并根据血压的变化随时进行调整，使血压保持稳定，切勿忽高忽低。

（2）注意中心静脉压的变化，以便了解右心有无衰竭和调节补液速度，必要时应用强心药物。此类患者由于狭窄解除后，短时间内心排血量增多，如心脏不能代偿容易造成心力衰竭。

（3）注意外周循环的变化，如全身皮肤、口唇、指甲颜色、温度及表浅动脉搏动情况。

（4）维持成人尿量＞0.5 mL/(kg·h)，儿童尿量＞1 mL/(kg·h)以上。

2.呼吸系统

（1）术后使用呼吸机辅助呼吸，保持呼吸道通畅，以及时吸痰。用脉搏血氧监测仪观察氧饱和度的变化并监测 PaO_2，如稳定在 10.7 kPa(80 mmHg)，可在术后早期停用呼吸机。如发生低氧血症[PaO_2＜10.7 kPa(80 mmHg)]应及时向医师报告，如明确存在残余狭窄，以及时做好再次手术的准备。

（2）协助患者排痰和翻身，听诊双肺呼吸音，必要时雾化吸入。

3.婴幼儿及较大的肺动脉狭窄患儿术后

婴幼儿及较大的肺动脉狭窄患儿，术后早期右心室压力及肺血管阻力可能仍较高，术后注意观察高压是否继续下降，如有异常表现，以及时报告医师，必要时作进一步检查及处理。

（三）出院指导

（1）患儿出院后需要较长期的随诊，如发现残余狭窄导致右室压力逐渐增加，或肺动脉瓣环更加变窄，均应再入院检查，可能需要再次手术，进一步切开狭窄或用补片加宽。

（2）逐步增加活动量，在术后 3 个月内不可过度劳累，以免发生心力衰竭。

（3）儿童术后应加强营养供给，多进高蛋白、高热量、高维生素饮食，以利生长发育。

（4）注意气候变化，尽量避免到公共场所，避免呼吸道感染。

第四节　法洛四联症

法洛四联症是一种最为常见的发绀型复杂先天性心脏病，占整个先天性心脏病的 12%～14%。法洛四联症包括室间隔缺损、肺动脉狭窄、主动脉骑跨、右心室肥厚四种畸形或病变。

一、临床表现

主要是自幼出现的进行性发绀和呼吸困难，易疲乏，劳累后常取蹲踞位休息。严重缺氧时可引起晕厥，常伴有杵状指（趾），心脏听诊肺动脉瓣第二心音减弱以致消失，胸骨左缘常可闻及收缩期喷射性杂音。脑血管意外（如脑梗死）、感染性心内膜炎、肺部感染为本病常见并发症。

二、辅助检查

（一）血常规检查

可显示红细胞、血红蛋白及红细胞比容均显著增高。

（二）心电图检查

可见电轴右偏、右心室肥厚。

（三）X 线检查

主要为右心室肥厚表现，肺动脉段凹陷，形成木靴状外形，肺血管纹理减少。

（四）超声心动图

可显示右心室肥厚、室间隔缺损及主动脉骑跨。右室流出道狭窄及肺动脉

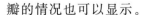

瓣的情况也可以显示。

(五)磁共振检查

对于各种解剖结构异常可进一步清晰显示。

(六)心导管检查

对拟行手术治疗的患者应行心导管和心血管造影检查,根据血流动力学改变,血氧饱和度变化及分流情况进一步确定畸形的性质和程度,以及有无其他合并畸形,为制定手术方案提供依据。

三、治疗原则

未经姑息手术而存活至成年的本症患者,唯一可选择的治疗方法为手术纠正畸形,手术危险性较儿童期手术为大,但仍应争取手术治疗。

四、护理诊断

(1)活动无耐力与心脏畸形导致的心排血量下降有关。

(2)营养失调(低于机体需要量)与疾病导致的生长发育迟缓有关。

(3)潜在并发症:心力衰竭、肺部感染、感染性心内膜炎。

(4)焦虑与自幼患病,症状长期反复存在有关。

(5)知识缺乏:缺乏疾病相关知识。

五、护理目标

(1)患者活动耐力有所增加。

(2)患者营养状况得到改善或维持。

(3)未发生相关并发症,或并发症发生后能得到及时治疗与处理。

(4)患者焦虑减轻或消除,情绪良好。

(5)患者或家属能说出有关疾病的自我保健方面的知识。

六、护理措施

(一)术前护理

(1)贫血的处理:大多数法洛四联症患者的血红蛋白、红细胞计数和红细胞比积都升高,升高程度与发绀程度成正比。发绀明显的患儿,如血红蛋白、红细胞计数和红细胞比积都正常,应视为贫血,术前应给予铁剂治疗。

(2)进一步明确诊断:术前对患者做全面复查,确认诊断无误,且对疾病的特点搞清楚如肺动脉、肺动脉瓣、右室流出道狭窄的部位及程度;主动脉右移骑跨的程度;左室发育情况,是否合并动脉导管未闭、左上腔静脉、房间隔缺损等。

（3）入院后每天吸氧两次，每次 30 分钟；发绀严重者鼓励患者多饮水，预防缺氧发作；缺氧性昏厥发作时，给予充分供氧的同时，屈膝屈胸，可增加外周阻力，减少左向右的分流，增加回心血量，增加氧合；肌肉或皮下注射吗啡（0.2 mg/kg）；幼儿静脉注射 β 受体阻滞剂有缓解效应；静脉滴注碳酸氢钠或输液扩容；使用增加体循环阻力的药物如去氧肾上腺素等。

（4）预防感染性心内膜炎：术前应注意扁桃体炎、牙龈炎、气管炎等感染病灶的治疗。

（5）完成术前一般准备。

（二）术后护理

（1）术后应输血或血浆使胶体渗透压达正常值 2.3～2.7 kPa（17～20 mmHg），血红蛋白达120 g/L以上。一般四联症术后中心静脉压仍偏高，稍高的静脉压有利于右心排血到肺动脉。

（2）术后当天应用洋地黄类药物，力争达到洋地黄化，儿童心率维持在100 次/分，成人80 次/分左右。

（3）术后当天开始加强利尿，呋塞米效果较好，尿量维持＞1 mL/（kg·h），利尿不充分时肝脏肿大，每天触诊肝脏两次，记录出入水量，出量应略多于入量。

（4）术后收缩压维持 12.0 kPa（90 mmHg）左右，舒张压维持 8.0～9.3 kPa（60～70 mmHg），必要时用微泵输入多巴胺或多巴酚丁胺，以增强心肌收缩力，增加心脏的兴奋性。

（5）术后左心房压与右心房压大致相等，维持在 1.2～1.5 kPa（12～15 cmH$_2$O）。若左房压比右房高0.5～1.0 kPa（5～10 cmH$_2$O），左心室发育不良、左室收缩及舒张功能的严重损害，或有由左向右残余分流，预后不良；若右心房压比左心房压高0.5～1.0 kPa（5～10 cmH$_2$O），表明血容量过多或右心室流出道或肺动脉仍有狭窄，负荷过重，远端肺血管发育不良，或右心室功能严重受损。

（6）呼吸机辅助通气，当患者出现灌注肺时，延长机械通气时间，采用小潮气量通气，避免肺损伤。用呼气末正压促进肺间质及肺泡水肿的消退，从而改善肺的顺应性和肺泡通气，提高血氧分压。

（7）术后加强呼吸功能监测，检查有无气胸，肺不张。肺不张左侧较易出现，往往因气管插管过深至右支气管所致，摄胸片可协助诊断。如不能及时摄片，必要时可根据气管插管的深度拔出 1～2 cm。再听呼吸音以判断效果。术中损伤肺组织或放锁骨下静脉穿刺管时刺破肺组织，可致术后张力性气胸。

（8）拔出气管插管后雾化吸氧，注意呼吸道护理，以防肺不张及肺炎的发生。

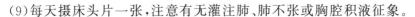

(9)每天摄床头片一张,注意有无灌注肺、肺不张或胸腔积液征象。

(三)出院指导

(1)遵医嘱服用强心利尿剂,并注意观察尿量。

(2)逐步增加活动量,在术后 3 个月内不可过度劳累,以免发生心力衰竭。

(3)儿童术后应加强营养供给,多进高蛋白、高热量、高维生素饮食,以利生长发育。

(4)注意气候变化,尽量避免到公共场所,避免呼吸道感染。

(5)3 个月门诊复查。

第五节 动脉导管未闭

动脉导管是胎儿时期连接肺动脉与主动脉的生理性血流通道。多于生后 24 小时内导管功能丧失,出生后 4 周内形成组织学闭塞,成为动脉韧带。各种原因造成婴儿时期的动脉导管未能正常闭塞,称为动脉导管未闭(PDA)。未闭的动脉导管位于左锁骨下动脉远侧的降主动脉与左肺动脉根部之间。动脉导管未闭是最常见的先天心脏病之一,占先天性心脏病的 12%～15%,女性多见,男女之比为 1.0：(1.4～3.0)。

一、临床表现

(一)症状

导管细、分流量少者,平时可无症状或仅有轻微症状。导管粗、分流量大者,临床常见反复上呼吸道感染,剧烈活动后心悸、气急、乏力。小儿则有发育不良、消瘦,活动受限等。重症患者,有肺动脉高压和逆向分流者,可以出现发绀和心力衰竭的表现。

(二)体征

胸骨左缘第 2 肋间有连续性机械样杂音,收缩期增强,舒张期减弱,并向左锁骨下传导,局部可触及震颤,肺动脉第二音增强。分流量大的患者,因二尖瓣相对狭窄,常在心尖部听到柔和的舒张期杂音。分流量大者,收缩压往往升高,舒张压下降,因而出现周围血管征象,主要表现为脉压增大、颈动脉搏动增强、脉搏宏大、水冲脉,指甲床或皮肤内有毛细血管搏动现象,并可听到枪击音。

二、辅助检查

(一)心电图检查

一般心电图正常或电轴左偏。分流量较大者。肺动脉压明显增高者,则显示左右心室肥大或右心室肥大。

(二)X 线检查

导管较细,血液分流量小者,可无明显表现。典型的为肺充血,心脏中度扩大。左心缘向下向外延长,主动脉突出,呈漏斗征,肺动脉圆锥隆出。

(三)超声心动图检查

二维超声心动图可在主、肺动脉之间探及异常通道,彩色多普勒血流成像显示血流通过导管的方向,并可测出流速与压差。

(四)心导管检查

绝大多数患者根据超声心动图即可确诊,合并重度肺动脉高压者,右心导管可评估肺血管病变程度,作为选择手术适应证的重要参考。

三、治疗原则

因本病易并发感染性心内膜炎,故即使分流量不大亦应及早争取介入或手术治疗。手术安全成功率高,任何年龄均可进行手术治疗,但对已有明显重度肺动脉高压,出现右向左分流者则禁忌手术。

四、护理诊断

(1)活动无耐力与心脏畸形导致的心排血量下降有关。

(2)营养失调(低于机体需要量)与疾病导致的生长发育迟缓有关。

(3)潜在并发症:心力衰竭、肺部感染、感染性心内膜炎。

(4)焦虑与自幼患病、症状长期反复存在有关。

(5)知识缺乏:缺乏疾病相关知识。

五、护理目标

(1)患者活动耐力有所增加。

(2)患者营养状况得到改善或维持。

(3)未发生相关并发症,或并发症发生后能得到及时治疗与处理。

(4)患者焦虑减轻或消除,情绪良好。

(5)患者或家属能说出有关疾病的自我保健方面的知识。

六、护理措施

(一)术前护理

(1)主动和患者交谈,尽快消除陌生感,生活上给予关怀和帮助,介绍恢复期的病例,增强患者战胜疾病的信心。

(2)做好生活护理,避免受凉,患感冒、发热要及时用药或用抗生素,控制感染。

(3)术前准确测量心率,血压,以供术后对比。

(4)测量患者体重,为术中、术后确定用药剂量提供依据。

(5)观察心脏杂音的性质。

(二)术后护理

(1)注意血压和出血情况:因导管结扎后阻断了分流到肺循环的血液,使体循环血容量较术前增加,导致术后患者血压较术前增高。术后严密监测血压变化,维持成人收缩压在 18.7 kPa(140 mmHg)以下,儿童收缩压维持在 16.0 kPa (120 mmHg)以下。若血压持续增高不降者,应用降压药物如硝普钠、硝酸甘油等,防止因血压过高引起导管缝合处渗血或导管再通,故术后要观察血压及有无出血征象。

(2)保持呼吸道通畅:有的患者术前肺动脉内压力增高,肺内血流量过多,肺脏长期处于充血状态,肺小血管纤维化使患者的呼吸功能受限,虽手术后能减轻一些肺血管的负担,但在短时间内,肺功能仍不健全;其次是由于麻醉的影响,气管内分泌物较多且不易咳出,易并发肺炎、肺不张。因此术后必须保持呼吸道通畅,轻症患者机械辅助通气 1~2 小时,但合并肺动脉高压者要适当延长辅助通气,协助咳嗽、排痰、雾化吸入,使痰排出。

(3)观察有无喉返神经损伤:因术中喉返神经牵拉,水肿或手术损伤,可出现声音嘶哑,以及进流质时引起呛咳。全麻清醒后同患者对话,观察有无声音嘶哑、进水呛咳现象。如发现声音嘶哑、进水呛咳应根据医嘱给予营养神经的药物,并防止患者饮水时误吸,诱发肺内感染。若出现上述症状,应给予普食或半流质。

(4)观察有无导管再通:注意心脏听诊,如再次闻及杂音,应考虑为导管再通,确诊后应尽快再次手术。

(5)观察有无假性动脉瘤形成:按医嘱合理应用抗生素,注意体温变化。如术后发热持续不退,伴咳嗽、声音嘶哑、咯血,有收缩期杂音出现,胸片示上纵隔增宽,肺动脉端突出呈现块状影,应考虑是否为假性动脉瘤,嘱患者卧床休息,避免活动,并给予祛痰药、缓泻药,以免因剧烈咳嗽或排便用力而使胸膜腔内压剧烈升高,导致假性动脉瘤的破裂。一旦确诊,尽早行手术治疗。

(6)胸腔引流液的观察:留置胸腔引流管的患者,注意观察胸腔引流液的性质和量,若引流速度过快,管壁发热,持续两小时引流量都超过 4 mL/(kg·h),应考虑胸腔内有活动性出血,积极准备二次开胸止血。

(7)术前有细菌性心内膜炎的患者,术后应观察体温和脉搏的变化,注意皮肤有无出血点,有无腹痛等,必要时做血培养。

(8)避免废用综合征:积极进行左上肢功能锻炼。

(三)出院指导

(1)进行左上肢的功能锻炼,避免废用综合征。

(2)逐步增加活动量,在术后 3 个月内不可过度劳累,以免发生心力衰竭。

(3)儿童术后应加强营养供给,多进高蛋白、高热量、高维生素饮食,以利生长发育。

(4)注意气候变化,尽量避免到公共场所,避免呼吸道感染。

第六节　完全性大动脉错位

完全性大动脉错位(D-transposition of great arteries,D-TGA)是常见的发绀型先天性心脏病,其发病率占先天性心脏病的 7%～9%,本病是指主动脉与肺动脉干位置互换,主动脉接受体循环的静脉血,而肺动脉干接受肺静脉的动脉血即氧合血,大多伴室间隔缺损、房间膈缺损、动脉导管未闭或其他复杂畸形,使体循环血液在心脏内相互混合,否则患儿难以存活。如不接受手术治疗 80%～90% 的患儿将于 1 岁内死亡。

一、临床特点

(一)缺氧及酸中毒

多属单纯性 D-TGA,两个循环系统之间缺乏足够的交通。无室间隔缺损或仅有小的室间隔缺损存在,两个循环间血液混合不充分,出生后不久即出现发绀和呼吸困难,吸氧后并无改善。

(二)充血性心力衰竭

多为 D-TGA 伴有较大的室间隔缺损。由于循环间有较大的交通,血液混合较充分,发绀及酸中毒不明显,症状出现较晚,出生后数周或数月内可有心力衰竭表现,易发生肺部感染。

(三)肺血减少

多为 D-TGA 伴有室间隔缺损及肺动脉瓣狭窄或解剖左心室(功能右心室)流出道狭窄的病例,症状出现迟,发绀较轻,出现心力衰竭及肺充血的症状较少,自然生存时间最长。

(四)辅助检查

1.超声心动图检查

大动脉短轴可见主动脉瓣口移至右前方与右心室相连,肺动脉瓣口在左后方与左心室相连。四腔切面可显示房间隔或室间隔连续性中断,胸骨上主动脉长轴和胸骨旁主动脉长轴可发现未闭动脉导管。

2.右心导管及造影

右心导管检查显示右心室压力增高,收缩压与主动脉收缩压相似,右心室血氧含量增高,心导管可自右心室进入主动脉,导管也可从右心室经室间隔缺损进入左心室而进入肺动脉,肺动脉压力和血氧含量显著增高。心室造影可显示主动脉起源于右心室,肺动脉起源于左心室。主动脉瓣位置高于肺动脉,与正常相反,主动脉位于正常时的肺动脉处,而肺动脉位于右后侧接近脊柱。

二、护理评估

(一)健康史

了解母亲妊娠史,询问患儿发绀出现的时间及进展情况,有无气促及气促程度,询问家族中有无类似疾病发生。

(二)症状、体征

评估发绀、呼吸困难的程度,有无心力衰竭。

(三)心理-社会评估

了解家长对疾病知识的认识程度和经济支持能力,了解家长对患儿的关爱程度和对手术效果的认知水平。评估较大患儿是否有自卑心理,有无因住院和手术而感到恐惧。

(四)辅助检查

了解 X 线检查及心电图、超声心动图、心导管及造影结果,了解血气分析及电解质测定结果。

三、常见护理问题

(一)气体交换功能受损

与大血管起源的异常,使肺循环的氧合血不能有效地进入体循环有关。

(二)有发生心力衰竭的危险

与心脏长期负荷过重有关。

(三)有低心排血量的危险

与手术致心肌损害使心肌收缩力减弱、术后严重心律失常有关。

(四)有出血的危险

与大血管吻合口渗血、术中止血不彻底、肝素中和不良有关。

(五)有感染的危险

与手术切口、各种引流管及深静脉置管、机体抵抗力下降有关。

(六)合作性问题

切口感染。

四、护理措施

(一)术前

(1)密切观察生命体征、面色、口唇的发绀情况及 SpO_2。

(2)对伴有动脉导管未闭的患儿,为了防止导管关闭,遵医嘱微泵内泵入前列腺素 E,以保持动脉导管的通畅。

(3)吸氧的观察:对伴有动脉导管未闭的患儿,术前仅靠动脉导管未闭分流含氧量高的血到体循环以维持生命,因此应予低流量吸氧,流速为 $0.5\sim1.0$ L/min,用呼吸机辅助呼吸时选择 21% 氧浓度,使 SpO_2 维持在 60%～70% 即可。

(4)根据血气分析的结果,遵医嘱及时纠正酸中毒。

(5)做好术前禁食、备皮、皮试等各项术前准备。

(二)术后

(1)患儿回监护室后,取平卧位,接人工呼吸机辅助呼吸,按呼吸机护理常规进行。

(2)持续心肺监护:密切监测心率、心律、血压、各种心内压。收缩压和左心房压应维持在正常低限水平,并观察是否有良好的末梢循环。术后常规做床边全导联心电图,注意 ST 段、T 波、Q 波的改变,并与术前心电图比较。

(3)严格控制出入液量:手术当天,严格控制输液速度,以 5 mL/(kg·h)泵

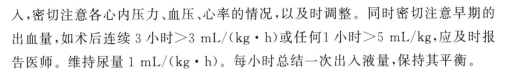

入,密切注意各心内压力、血压、心率的情况,以及时调整。同时密切注意早期的出血量,如术后连续 3 小时>3 mL/(kg·h)或任何1小时>5 mL/kg,应及时报告医师。维持尿量 1 mL/(kg·h)。每小时总结一次出入液量,保持其平衡。

(4)正确应用血管活性药物:术后常规静脉泵入血管活性药物,根据心率、血压和心内压调节输入量。在更换药物时动作要快,同时具备两条升压药物静脉通路,并密切观察血压、心率的变化。药物必须从中心静脉内输入,以防外渗。

(5)加强呼吸道管理:每 2 小时翻身、拍背(未关胸者除外)及气管内吸痰,动作轻,保持无菌,加强对通气回路的消毒,每 48 小时更换呼吸机管道。

(6)观察切口有无渗血、渗液和红肿,保持切口敷料清洁、干燥,以防切口感染。

(7)饮食:呼吸机使用期间,禁食 24～48 小时,待肠蠕动恢复、无腹胀情况时予鼻饲牛奶。呼吸机撤离后 12～24 小时无腹胀者予鼻饲牛奶,从少到多,从稀到浓,并密切观察有无腹胀、呕吐及大便的性状。指导家长合理喂养,喂奶时注意患儿体位以防窒息。

(三)健康教育

(1)护理人员应热情、耐心介绍疾病的发生、发展过程及主要的治疗方法、手术目的及必要性,排除家长顾虑,给予心理支持,使其积极配合治疗。

(2)认真做好各项术前准备,向患儿及其家长讲解备皮、禁食、皮试、术前用药的目的及注意事项,取得家长的理解和配合。

(3)在术后康复过程中,指导家长加强饮食管理,掌握正确的喂养方法。

五、出院指导

(1)合理喂养:少量多餐,不宜过饱。多吃含蛋白质和维生素丰富的食物。

(2)适当活动:避免上下举逗孩子,术后 3 个月内要限制剧烈活动,小学生 6 个月内不宜参加剧烈的体育活动。

(3)切口护理:保持切口清洁,1 周内保持干燥,2 周后方可淋浴,避免用力摩擦。

(4)防止交叉感染:因手术后体质较弱,抵抗力差,故不宜去公共场所。

(5)出院时如有药物带回,应按医嘱定时服用,不得擅自停服或加服。

(6)按医嘱定期复查。

第七节　病毒性心肌炎

一、概述

病毒性心肌炎是由病毒感染引起的心肌间质炎症细胞浸润和邻近的心肌细胞坏死、变形,有时病变也可累及心包或心内膜。该病可导致心肌损伤、心功能障碍、心律失常和周身症状。该病可发生于任何年龄,是儿科常见的心脏疾病之一,近年来发生率有增大的趋势。

(一)病因

近年来病毒学及免疫病理学迅速发展,通过大量动物实验及临床观察,证明多种病毒可引起心肌炎。其中柯萨奇病毒 B6(1～6 型)常见,其他病毒(如柯萨奇病毒 A、埃可病毒、脊髓灰质炎病毒、流感病毒、副流感病毒、腮腺炎病毒、水痘-带状疱疹病毒、单纯疱疹病毒及肝炎病毒)也可能致病。柯萨奇病毒具有高度亲心肌性和流行性,据报道很多原因不明的心肌炎和心包炎由柯萨奇病毒 B 所致。

病毒性心肌炎在一定条件下才发病。例如,当机体继发细菌感染(特别是链球菌感染)、发热、缺氧、营养不良、接受类固醇激素或放射治疗而抵抗力低下时,可发病。

对病毒性心肌炎的发病原理至今未完全了解,目前有病毒学说、免疫学说等几种学说。

(二)病理

病毒性心肌炎病理改变轻重不等。轻者常以局灶性病变为主,而重者则多呈弥漫性病变。局灶性病变者的心肌外观正常,而弥漫性病变者的心肌苍白、松软,心脏呈不同程度的扩大、增重。镜检可见病变部位的心肌纤维变性或断裂、心肌细胞溶解、水肿、坏死。心肌间质有不同程度的水肿,淋巴细胞、单核细胞和少数多核细胞浸润。左心室及室间隔的病变显著。病变可波及心包、心内膜及心脏传导系统。

慢性病例的心脏扩大,心肌间质炎症浸润,心肌纤维化,有瘢痕组织形成,心内膜呈弥漫性或局限性增厚,血管内皮肿胀。

二、临床表现

病情轻重悬殊。轻者可无明显自觉症状,仅有心电图改变。重者可出现严重的心律失常、充血性心力衰竭、心源性休克,甚至死亡。大约 1/3 以上的病例在发病前 1～3 周或发病的同时有呼吸道或消化道病毒感染,伴有发热、咳嗽、咽痛、周身不适、腹泻、皮疹等症状,继而出现心脏症状,如年长儿常诉心悸、气短、胸部及心前区不适或疼痛、有疲乏感。发病初期患儿常有腹痛、食欲缺乏、恶心、呕吐、头晕、头痛等表现。3 个月以内婴儿有拒乳、苍白、发绀、四肢凉、两眼凝视等症状。心力衰竭者呼吸急促,突然腹痛,发绀,水肿。心源性休克者烦躁不安,面色苍白、皮肤发花、四肢厥冷或末梢发绀。发生窦性停搏或心室纤颤时患儿可突然死亡。如病情拖延至慢性期,常表现为进行性充血心力衰竭、全心扩大,可伴有各种心律失常。

体格检查:多数心尖区第一音低钝。一般无器质性杂音,仅在胸前或心尖区闻及Ⅰ～Ⅱ级吹风样收缩期杂音。有时可闻及奔马律或心包摩擦音。该病严重者心脏扩大,脉细数,颈静脉怒张,肝大并有压痛,有肺部啰音,面色苍白,四肢厥冷,皮肤发花,指(趾)发绀,血压下降。

三、辅助检查

(一)实验室检查

(1)白细胞总数为$(10.0～20.0)×10^9/L$,中性粒细胞数偏高。血沉、抗链球菌"O"大多正常。

(2)血清肌酸磷酸激酶、乳酸脱氢酶及其同工酶、谷草转氨酶的含量在病程早期可升高。超氧化歧化酶在急性期降低。

(3)若从心包、心肌或心内膜中分离到病毒,或用免疫荧光抗体检查找到心肌中特异的病毒抗原,电镜检查心肌发现有病毒颗粒,可以确定诊断。

(4)测定补体结合抗体及用分子杂交法或聚合酶链反应检测心肌细胞内的病毒核酸也有助于病原诊断。部分病毒性心肌炎患儿有抗心肌抗体,一般于短期内恢复,如抗体量持续提高,表示心肌炎病变处于活动期。

(二)心电图检查

心电图在急性期有多变与易变的特点,对可疑病例应反复检查,以助于诊断。其主要变化为 ST-T 改变,有各种心律失常和传导阻滞。恢复期多见各种类型的期前收缩。少数慢性期患儿可有房室肥厚的改变。

(三)X 线检查

心影正常或不同程度地增大,多数为轻度增大。若该病迁延不愈或合并心力衰竭,则心脏扩大明显。该病合并心力衰竭可见心搏动减弱,伴肺淤血、肺水肿或胸腔少量积液。有心包炎时,有积液征。

(四)心内膜心肌活检

心内膜心肌活检在成人患者中早已开展,该检查用于小儿患者是近年才有报道的,这为心肌炎的诊断提供了病理学依据。据报道,心内膜心肌活检证明约40%原因不明的心律失常、充血性心力衰竭患者患有心肌炎。该检查的临床表现和组织学相关性较差,原因是取材很小且局限,取材时不一定是最佳机会;心内膜心肌活检本身可导致心肌细胞收缩,而出现一些病理性伪迹。因此,心内膜心肌活检无心肌炎表现者不一定无心肌炎,临床医师不能忽视临床诊断。此项检查在一般医院尚难开展,不作为常规检查项目。

四、诊断与鉴别诊断

(一)诊断要点

1.病原学诊断依据

(1)确诊指标:检查患儿的心内膜、心肌、心包或心包穿刺液,发现以下之一者可确诊心肌炎由病毒引起。①分离到病毒。②用病毒核酸探针查到病毒核酸。③特异性病毒抗体呈阳性。

(2)参考依据:有以下之一者结合临床表现可考虑心肌炎由病毒引起。①从患儿的粪便、咽拭子或血液中分离到病毒,并且恢复期血清同型抗体滴度是患儿入院检测的第一份血清的5倍或比患儿入院检测的第一份血清同型抗体滴度降低25%以上。②病程早期患儿血中特异性IgM抗体呈阳性。③用病毒核酸探针从患儿的血中查到病毒核酸。

2.临床诊断依据

(1)患儿有心功能不全、心源性休克或心脑综合征。

(2)心脏扩大。

(3)心电图改变,以R波为主的2个或2个以上主要导联(Ⅰ、Ⅱ、aVF、V_5)的ST-T改变持续4天以上伴动态变化,窦房传导阻滞,房室传导阻滞,完全性右束支或左束支阻滞,成联律、多型、多源、成对或并行性期前收缩,非房室结及房室折返引起异位性心动过速,有低电压(新生儿除外)及异常Q波。

(4)CK-MB(肌酸肌酶同工酶)含量升高或心肌肌钙蛋白(cTnI或cTnT)呈阳性。

3.确诊依据

(1)具备2项临床诊断依据,可临床诊断为心肌炎。发病的同时或发病前

1～3周有病毒感染的证据支持诊断。

（2）同时具备病原学诊断依据之一，可确诊为病毒性心肌炎，具备病原学参考依据之一，可临床诊断为病毒性心肌炎。

（3）不具备确诊依据，应给予必要的治疗或随诊，根据病情变化，确诊或排除心肌炎。

（4）应排除风湿性心肌炎、中毒性心肌炎、先天性心脏病、结缔组织病、代谢性疾病的心肌损害、甲状腺功能亢进症、原发性心肌病、原发性心内膜弹力纤维增生症、先天性房室传导阻滞、心脏自主神经功能异常、β受体功能亢进及药物引起的心电图改变。

4.临床分期

（1）急性期：新发病，症状及检查的阳性发现明显且多变，一般病程为半年以内。

（2）迁延期：临床症状反复出现，客观检查指标迁延不愈，病程多为半年以上。

（3）慢性期：进行性心脏增大，反复心力衰竭或心律失常，病情时轻时重，病程为1年以上。

（二）鉴别诊断

在考虑9省、市心肌炎协作组制定的心肌炎诊断标准时，应首先排除其他疾病，包括风湿性心肌炎、中毒性心肌炎、结核性心包炎、先天性心脏病、结缔组织病、代谢性疾病、代谢性疾病的心肌损害、原发性心肌病、先天性房室传导阻滞、高原性心脏病、克山病、川崎病、良性期前收缩、神经功能紊乱、电解质紊乱及药物等引起的心电图改变。

五、治疗、预防、预后

该病尚无特殊治疗方法。应结合患儿的病情采取有效的综合措施。

（一）一般治疗

1.休息

急性期患儿应至少卧床休息至热退3～4周；心功能不全或心脏扩大的患儿，更应绝对卧床休息，以减轻心脏负荷及减少心肌耗氧量。

2.抗生素

抗生素虽对引起心肌炎的病毒无直接作用，但因细菌感染是病毒性心肌炎的重要条件，故在开始治疗时，应适当使用抗生素。一般肌内注射青霉素1～

2周,以清除链球菌和其他敏感细菌。

3.保护心肌

大剂量维生素C具有增加冠状血管血流量、心肌糖原、心肌收缩力,改善心功能,清除自由基,修复心肌损伤的作用。剂量为 $100\sim200$ mg/(kg·d),溶于 $10\sim30$ mL $10\%\sim25\%$ 的葡萄糖注射液,静脉注射,每天 1 次,$15\sim30$ 天为 1 个疗程;抢救心源性休克患儿时,第 1 天可用 $3\sim4$ 次。

极化液、能量合剂及 ATP 因难进入心肌细胞内,故疗效差。近年来多推荐以下几种药物:①辅酶 Q_{10},1 mg/(kg·d),口服,可连用 $1\sim3$ 个月。②1,6-二磷酸果糖,$0.7\sim1.6$ mL/kg,静脉注射,最大量不超过 2.5 mL/kg,静脉注射速度为 10 mL/min,每天 1 次,$10\sim15$ 天为 1 个疗程。

(二)糖皮质激素治疗

糖皮质皮质激素可用于抢救危重病例及其他治疗无效的病例。口服泼尼松 $1\sim1.5$ mg/(kg·d),用 $3\sim4$ 周,症状缓解后逐渐减量停药。对反复发作或病情迁延者,可考虑较长期的糖皮质激素治疗,疗程不少于半年。对于急重抢救病例可采用大剂量,如地塞米松 $0.3\sim0.6$ mg/(kg·d),或氢化可的松 $15\sim20$ mg/(kg·d),静脉滴注。

(三)免疫治疗

动物实验及临床研究均发现丙种球蛋白对心肌有保护作用。从 1990 年开始,在美国波士顿及洛杉矶的儿童医院已将丙种球蛋白作为病毒性心肌炎治疗的常规用药。

(四)抗病毒治疗

动物实验中联合应用利巴韦林和干扰素可提高生存率,目前欧洲正在进行干扰素治疗心肌炎的临床试验,其疗效尚待确定。环孢素 A、环磷酰胺目前尚无肯定疗效。

(五)控制心力衰竭

心肌炎患儿对洋地黄类药物耐受性差,易出现中毒而发生心律失常,故应选用快速作用的洋地黄类药物,如毛花苷 C 或地高辛。病重者静脉滴注地高辛,一般病例口服地高辛,饱和量为常规量的 $1/2\sim2/3$,心力衰竭不重、发展不快者可每天口服维持量。应早用和少用利尿剂,同时注意补钾,否则易导致心律失常。注意供氧,保持安静。若患儿烦躁不安,可给镇静剂。患儿发生急性左心功能不全时,除短期内并用毛花苷 C、利尿剂、镇静剂、吸入氧气外,应给予血管扩张剂(如酚妥拉明 $0.5\sim1.0$ mg/kg 加入 $50\sim100$ mL 10% 的葡萄糖注射液内),快速静

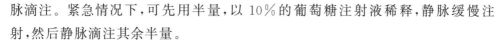

脉滴注。紧急情况下,可先用半量,以 10%的葡萄糖注射液稀释,静脉缓慢注射,然后静脉滴注其余半量。

(六)抢救心源性休克

抢救心源性休克需要吸氧、扩容,使用大剂量维生素 C、糖皮质激素、升压药,改善心功能及心肌代谢等。

近年来,应用血管扩张剂——硝普钠取得良好疗效,常用剂量为 5～10 mg,溶于 100 mL 5%的葡萄糖注射液中,开始时以 0.2 μg/(kg·min)滴注,以后每隔 5 分钟增加 0.1 μg/kg,直到获得疗效或血压降低,最大剂量不超过 4～5 μg/(kg·min)。

(七)纠正严重心律失常

对轻度心律失常(如期前收缩、一度房室传导阻滞),多不用药物纠正,而主要是针对心肌炎本身进行综合治疗。若发生严重心律失常(如快速心律失常、严重传导阻滞),应迅速、及时地纠正,否则威胁生命。

六、护理

(一)护理诊断

(1)活动无耐力与心肌功能受损、组织器官供血不足有关。

(2)胸闷与心肌炎症有关。

(3)潜在并发症包括心力衰竭、心律失常、心源性休克。

(二)护理目标

(1)患儿的活动量得到适当控制,休息得到保证。

(2)患儿的胸闷缓解或消失。

(3)患儿无并发症或有并发症,但能被及时发现和适当处理。

(三)护理措施

1.休息

(1)急性期患儿要卧床休息至热退后 3～4 周,以后根据心功能恢复情况逐渐增加活动量。

(2)心功能不全的患儿或心脏扩大的患儿应绝对卧床休息。

(3)总的休息时间为 3～6 个月。

(4)护理人员应创造良好的休息环境,合理安排患儿的休息时间,保证患儿的睡眠时间。

(5)护理人员应主动提供服务,满足患儿的生活需要。

2.胸闷的观察与护理

(1)护理人员应观察患儿的胸闷情况,注意诱发和缓解因素,必要时给予吸氧。

(2)护理人员应遵医嘱给予心肌营养药,促进患儿的心肌恢复正常。

(3)患儿要保证休息,减少活动。

(4)护理人员应控制输液的速度和输液总量,减轻患儿的心肌负担。

3.并发症的观察与护理

(1)护理人员应密切注意患儿的心率、心律、呼吸、血压和面色改变,有心力衰竭时给予吸氧、镇静、强心等处理,应用洋地黄类药物时要密切观察患儿有无洋地黄中毒表现,如出现新的心律失常、心动过缓。

(2)护理人员应注意有无心律失常,一旦心律失常发生,需及时通知医师并给予相应处理。例如,对高度房室传导阻滞者给异丙肾上腺素和阿托品来提升心率。

(3)护理人员应警惕心源性休克,注意血压、脉搏、尿量、面色等的变化,一旦出现心源性休克,立即给患儿取平卧位,配合医师给予大剂量维生素C或肾上腺皮质激素来治疗。

(四)康复与健康指导

(1)护理人员应给患儿家长讲解病毒性心肌炎的病因、病理、发病机制、临床特点及诊断、治疗措施。

(2)护理人员应强调休息的重要性,指导患儿控制活动量,建立合理的休息制度。

(3)护理人员应讲解该病的预防知识,如预防上呼吸道感染和肠道感染。

(4)护理人员应对有高度房室传导阻滞者讲解安装心脏起搏器的必要性。

七、展望

近年来,心肌炎已成为常见心脏病之一,对人类健康构成了威胁,因而对该病的诊治研究也日益受到重视。心脏扩大、心律失常或心力衰竭为心脏明显受损的表现,心电图ST-T改变与异位心律或传导阻滞反映心肌病变的存在。但对于怀疑为病毒性心肌炎的患者,提倡进行心脏活检,行病理学检查。

但分离病毒检查或特异性荧光抗体检查存在以下几个问题。

(1)患儿不易接受。

(2)炎性组织在心肌中呈灶状分布,活检标本小而致病灶标本不一定取得到。

（3）提取 RNA 的质量和检测方法的敏感性不同。

（4）心脏中有病毒，而从血液中不一定检出抗原或抗体；心脏中无病毒，而从心脏中检出抗原或抗体；即使抗原或抗体呈阳性反应，也不足以证实有病毒性心肌炎；只有当感染某种病毒并引起相应的心脏损害时，心脏和血液检查呈阳性反应才有意义。在检查血液中抗原或抗体时，因检测试剂、检查方法、操作技术不同而结果迥异。

因此，病毒性心肌炎的确诊相当困难。由于抗病毒药物的疗效不显著，目前建议采用中西医结合疗法。有人用以黄芪、牛磺酸及一般抗心律失常药物为主的中西医结合方法治疗病毒性心肌炎，取得了比较满意的效果。中药黄芪除具有抗病毒、免疫调节、保护心肌的作用，还可以抑制内向钠-钙交换电流，改善部分心电活动，清除氧自由基，而广泛应用于临床。牛磺酸是心肌游离氨基酸的重要成分，也可通过抑制病毒复制，抑制病毒感染心肌细胞引起的钙电流增大，使受感染而降低的最大钙电流膜电压及外向钾电流趋于正常，使心肌细胞钙内流减少，在病毒性心肌炎动物模型及临床病毒性心肌炎患者中，具有保护心肌、改善临床症状等作用。

第八节　心　律　失　常

正常心律起源于窦房结，心激动按一定的频率、速度及顺序传导到结间束、房室束、左右束支及浦肯野纤维网而达心室肌。心激动的频率、起搏点或传导不正常都可造成心律失常。

一、期前收缩

期前收缩是由心脏异位兴奋灶发放的冲动所引起的，为小儿时期最常见的心律失常。异位起搏点可位于心房、房室交界或心室组织，分别引起房性、交界性及室性期前收缩，其中室性期前收缩多见。

（一）病因

期前收缩常见于无器质性心脏病的小儿，可由疲劳、精神紧张、自主神经功能不稳定引起，但也可发生于病毒性心肌炎、先天性心脏病或风湿性心脏病。另外,洋地黄、奎尼丁、锑剂中毒,缺氧,酸碱平衡失调,电解质紊乱,心导管检查,心脏手术等均可引起期前收缩。1％～2％的健康学龄儿童的有期前收缩。

(二)症状

年长儿可诉述心悸、胸闷、不适。听诊可发现心律不齐,心搏提前,其后常有一定时间的代偿间歇,心音强弱也不一致。期前收缩常使脉律不齐,若期前收缩发生得过早,可使脉搏短绌。期前收缩的次数因人而异,且同一患儿在不同时期亦可有较大出入。某些患儿于运动后心率加快时期前收缩减少,但也有些患儿运动后期前收缩反而增多,前者常提示无器质性心脏病,后者可能有器质性心脏病。为了明确诊断,了解期前收缩的性质,必须做心电图检查。根据心电图上有无 P 波、P 波形态、P-R 间期的长短及 QRS 波的形态,来判断期前收缩属于何种类型。

1.房性期前收缩的心电图特征

(1)P 波提前,可与前一心动周期的 T 波重叠,形态与窦性 P 波稍有差异,但方向一致。

(2)P-R 间期＞0.10 秒。

(3)期前收缩后的代偿间歇往往不完全。

(4)一般 P 波、QRS-T 波正常,若不继以 QRS-T 波,称为阻滞性期前收缩;若继以畸形的 QRS-T 波,此为心室差异传导所致。

2.交界性期前收缩的心电图特征

(1)QRS-T 波提前,形态、时限与正常窦性 QRS 波基本相同。

(2)期前收缩所产生的 QRS 波前或后有逆行 P 波,P-R 间期小于 0.10 秒,如果 P 波在QRS 波之后,则 R-P 间期＜0.20 秒,有时 P 波可与 QRS 波重叠,辨认不清。

(3)代偿间歇往往不完全。

3.室性期前收缩的心电图特征

(1)QRS 波提前,形态异常、宽大,QRS 波时间＞0.10 秒,T 波的方向与主波的方向相反。

(2)QRS 波前多无 P 波。

(3)代偿间歇完全。

(4)有时在同一导联上出现形态不一、配对时间不等的室性期前收缩,称为多源性期前收缩。

(三)治疗

必须针对基该病因治疗原发病。一般认为期前收缩次数不多、无自觉症状者可不必用药。若患儿期前收缩次数多于每分钟 10 次,有自觉症状,或在心电图上呈多源性,则应治疗。可选用普罗帕酮,口服,每次 5～7 mg/kg,每 6～8 小时 1 次。亦可服用 β 受体阻滞剂——普萘洛尔,每天 1 mg/kg,分 2～3 次服;房性期前收缩患儿若用之无效可改用洋地黄类药物。室性期前收缩患儿必要时可每天应用苯妥英钠 5～10 mg/kg,分 3 次口服;胺碘酮 5～10 mg/kg,分 3 次口服;普鲁卡因胺 50 mg/kg,分 4 次口服;奎尼丁 30 mg/kg,分 4～5 次口服。后者可引起心室内传导阻滞,需心电图随访,在住院观察下应用为妥。对洋地黄过量或引起低血钾者,除停用洋地黄外,应给予氯化钾,口服或静脉滴注。

(四)预后

其预后取决于原发病。有些无器质性心脏病的患儿期前收缩可持续多年,不少患儿的期前收缩最后终于消失;个别患儿可发展为更严重的心律失常,如室性心动过速。

二、阵发性心动过速

阵发性心动过速是异位心动过速的一种,按其发源部位分室上性(房性或房室结性)和室性两种,绝大多数病例属于室上性心动过速。

(一)室上性阵发性心动过速

室上性阵发性心动过速是由心房或房室交界处异位兴奋灶快速释放冲动所产生的一种心律失常。该病虽非常见,但属于对药物反应良好、可以完全治愈的儿科急症之一,若不及时治疗易致心力衰竭。该病可发生于任何年龄,容易反复发作,但初次发病多发生于婴儿时期,个别可发生于胎儿末期(由胎儿心电图证实)。

1.病因

其可在先天性心脏病、预激综合征、心肌炎、心内膜弹力纤维增生症等疾病基础上发生,但多数患儿无器质性心脏病。感染为常见的诱因。该病也可由疲劳、精神紧张、过度换气、心脏手术、心导管检查等诱发。

2.临床表现

小儿常突然烦躁不安,面色青灰或灰白,皮肤湿冷,呼吸加快,脉搏细弱,常伴有干咳,有时呕吐,年长儿还可自诉心悸、心前区不适、头晕等。发作时心率突然加快,为每分钟160～300 次,多数患儿的心率大于每分钟 200 次,一次发作可持续数秒钟至数天。发作停止时心率突然减慢,恢复正常。此外,听诊时第一心音强度完全一致,发作时心率较固定而规则等为该病的特征。发作持续超过24 小时者容易发生心力衰竭。若同时有感染,则可有发热、外周血白细胞数升高等表现。

3.X 线检查

取决于原来有无心脏器质性病变和心力衰竭,透视下见心脏搏动减弱。

4.心电图检查

P 波形态异常,往往较正常时小,常与前一心动周期的 T 波重叠,以致无法辨认。如能见到 P 波,则 P-R 间期常为 0.08~0.13 秒。虽然根据 P 波和 P-R 间期长短可以区分房性或交界性期前收缩,但临床上常有困难。QRS 波的形态与窦性 QRS 波的形态相同,发作时间持久者,可有暂时 ST 段及 T 波改变。部分患儿在发作间歇期可有预激综合征。

5.诊断

发作的突然起止提示这是心律失常,以往的发作史对诊断很有帮助。通过体格检查发现,心律绝对规律,心音强度一致,心率往往超出一般窦性心律范围,再结合上述心电图特征,诊断不太困难,但需与窦性心动过速及室性心动过速区别。

6.治疗

可先采用物理方法以提高迷走神经张力,如无效或当时有效但很快复发,需用药物治疗。

(1)物理方法:①用浸透冰水的毛巾敷面对新生儿和小婴儿效果较好。用毛巾在 4~5 ℃水中浸湿后,敷在患儿面部,可强烈兴奋迷走神经,每次 10~15 秒。如 1 次无效,可隔 3~5 分钟再用,一般不超过 3 次;②可使用压迫颈动脉窦法,在甲状软骨水平扪得右侧颈动脉搏动后,用大拇指向颈椎方向压迫,以按摩为主,每次时间不超过 5~10 秒,一旦转律,便停止压迫。如无效,可用同法再试压左侧,但禁止两侧同时压迫;③以压舌板或手指刺激患儿咽部使之产生恶心、呕吐。

(2)药物治疗:①对病情较重,发作持续 24 小时以上,有心力衰竭表现者,宜首选洋地黄类药物。此类药物能增强迷走神经张力,减慢房室交界处传导,使室上性阵发性心动过速转为窦性心律,并能增强心肌收缩力,控制心力衰竭。发生室性心动过速或洋地黄引起室上性心动过速,则禁用此药。低钾、有心肌炎、室上性阵发性心动过速伴房室传导阻滞或肾功能减退者慎用此类药物。常用制剂有地高辛(口服、静脉注射)或毛花苷 C(静脉注射),一般采用快速饱和法。

②β受体阻滞剂:可试用普萘洛尔,小儿静脉注射剂量为每次0.05~0.15 mg/kg,以5%的葡萄糖溶液稀释后缓慢推注,推注5~10分钟,必要时每6~8小时重复1次。重度房室传导阻滞,伴有哮喘症及心力衰竭者禁用此类药物。③维拉帕米:此药为选择性钙离子拮抗剂,抑制钙离子进入细胞内,疗效显著。不良反应为血压下降,并能加重房室传导阻滞。剂量:每次0.1 mg/kg,静脉滴注或缓注,每分钟不超过1 mg。④普罗帕酮:有明显延长传导作用,能抑制旁路传导。剂量为每次1~3 mg/kg,溶于10 mL葡萄糖注射液中,静脉缓注10~15分钟;无效者可于20分钟后重复1~2次;有效时可改为口服维持,剂量与治疗期前收缩的剂量相同。⑤奎尼丁或普鲁卡因胺:这两种药能延长心房肌的不应期和降低异位起搏点的自律性,恢复窦性节律。奎尼丁口服剂量开始为每天30 mg/kg,分4~5次服,每2~3小时口服1次,转律后改用维持量;普鲁卡因胺口服剂量为每天50 mg/kg,分4~6次服;肌内注射用量为每次6 mg/kg,每6小时1次,至心动过速为止或出现中毒反应为止。

(3)其他:对个别药物疗效不佳者可考虑用直流电同步电击转复心律,或经静脉将起搏导管插入右心房行超速抑制治疗。近年来对发作频繁、药物难以满意控制的室上性阵发性心动过速采用射频消融治疗取得成功。

7.预防

发作终止后可以维持量口服地高辛1个月,如有复发,则于发作控制后再服1个月。奎尼丁对预激综合征患儿预防复发的效果较好,可持续用半年至1年,也可口服普萘洛尔。

(二)室性心动过速

发生连续3次或3次以上的室性期前收缩,临床上称为室性心动过速。它在小儿时期较少见。

1.病因

室性心动过速可由心脏手术、心导管检查、严重心肌炎、先天性心脏病、感染、缺氧、电解质紊乱等原因引起,但不少病例的病因不易确定。

2.临床表现

临床表现与室上性阵发性心动过速相似,唯症状较严重。小儿烦躁不安、苍白、呼吸急促,年长儿可诉心悸、心前区痛,严重病例可有晕厥、休克、充血性心力衰竭等。发作短暂者血流动力学的改变较轻,发作持续24小时以上者则可发生显著的血流动力学改变,且很少有自动恢复的可能。体检发现心率加快,常高于每分钟150次,节律整齐,心音可有强弱不等现象。

3.心电图检查

心室率常为每分钟150～250次。R-R间期可略有变异,QRS波畸形,时限增宽(0.10秒),P波与QRS波之间无固定关系,心房率较心室率缓慢,有时可见到室性融合波或心室夺获现象。

4.诊断

心电图是诊断室性心动过速的重要手段。有时区别室性心动过速与室上性心动过速伴心室差异传导比较困难,必须结合病史、体检、心电图特点、对治疗的反应等仔细加以区别。

5.治疗

药物治疗可应用利多卡因0.5～1.0 mg/kg,静脉滴注或缓慢推注,必要时可每10～30分钟重复,总量不超过5 mg/kg。此药能控制心动过速,但作用时间很短,剂量过大能引起惊厥、传导阻滞等毒性反应,少数患儿对此药有过敏现象。静脉滴注普鲁卡因胺也有效,剂量为1.4 mg/kg,以5%的葡萄糖注射液将其稀释成1%的溶液,在心电图监测下以每分钟0.5～1.0 mg/kg的速度滴入,如出现心率明显改变或QRS波增宽,应停药。此药的不良反应较利多卡因大,可引起低血压,抑制心肌收缩力。口服美西律,每次100～150 mg,每8小时1次,对某些利多卡因无效者可能有效;若无心力衰竭,禁用洋地黄类药物。对病情危重、药物治疗无效者,可应用直流电同步电击转复心律。个别患儿采用射频消融治疗后痊愈。

6.预后

该病的预后比室上性阵发性心动过速严重。同时有心脏病存在者病死率可达50%以上,原无心脏病者也可发展为心室颤动,甚至死亡,所以必须及时诊断,适当处理。

三、房室传导阻滞

心脏的传导系统包括窦房结、结间束、房室结、房室束、左右束支及普肯耶纤维。心脏的传导阻滞可发生在传导系统的任何部位,当阻滞发生于窦房结与房室结之间,便称为房室传导阻滞。阻滞可以是部分性的(一度或二度),也可能为完全性的(三度)。

(一)一度房室传导阻滞

其在小儿中比较常见,大都由急性风湿性心肌炎引起,但也可发生于个别正常小儿。由希氏束心电图证实阻滞可发生于心房、房室交界或希氏束,房室交界阻滞最常见。一度房室传导阻滞本身对血流动力学并无不良影响。临床听诊除第一心音较低钝外,无其他特殊体征。诊断主要通过心电图检查,心电图表现为 P-R 间期延长,但小儿 P-R 间期的正常值随年龄、心率不同而不同。部分正常小儿静卧后,P-R 间期延长,直立或运动后,P-R 间期缩短至正常,此种情况说明 P-R 间期延长与迷走神经的张力过高有关。对一度房室传导阻滞应着重病因治疗。其本身无须治疗,预后较好。部分一度房室传导阻滞可发展为更严重的房室传导阻滞。

(二)二度房室传导阻滞

发生二度房室传导阻滞时窦房结的冲动不能全部传到心室,因而造成不同程度的漏搏。

1.病因

产生原因有风湿性心脏病,各种原因引起的心肌炎、严重缺氧、心脏手术及先天性心脏病(尤其是大动脉错位)等。

2.临床表现及分型

临床表现取决于基本心脏病变及由传导阻滞引起的血流动力学改变。心室率过缓可引起胸闷、心悸,甚至产生眩晕和昏厥。听诊时除原有心脏疾病所产生的改变外,尚可发现心律不齐、脱漏搏动。心电图改变可分为两种类型:①第Ⅰ型(文氏型),R-R 间期逐步延长,终于 P 波后不出现 QRS 波;在 P-R 间期延长的同时,R-R 间期往往逐步缩短,而且脱落的前、后两个 P 波的时间小于最短的 P-R 间期的两倍。②第Ⅱ型(莫氏Ⅱ型),此型 P-R 间期固定不变,但心室搏动呈规律地脱漏,而且常伴有 QRS 波增宽。近年来,对希氏束心电图的研究发现第Ⅰ型比第Ⅱ型常见,但第Ⅱ型的预后比较严重,容易发展为完全性房室传导阻滞,导致阿-斯综合征。

3.治疗

二度房室传导阻滞的治疗应针对原发病。当心室率过缓,心脏搏出量减少时可用阿托品、异丙肾上腺素治疗。病情轻者可以口服阿托品,舌下含用异丙肾上腺素,情况严重时则以静脉输药为宜,有时甚至需要安装起搏器。

4.预后

预后与心脏的基该病变有关。由心肌炎引起者最后多完全恢复;当阻滞位于房室束远端,有 QRS 波增宽者预后较严重,可能发展为完全性房室传导阻滞。

(三)三度房室传导阻滞

其又称完全性房室传导阻滞,在小儿中较少见。发生完全性房室传导阻滞时心房与心室各自独立活动,彼此无关,此时心室率比心房率慢。

1.病因

病因可分为获得性和先天性两种。心脏手术引起的获得性三度房室传导阻滞最为常见。心肌炎引起的获得性三度房室传导阻滞也常见。新生儿低血钙与酸中毒也可引起暂时性三度房室传导阻滞。约有 50% 的先天性房室传导阻滞患儿的心脏无形态学改变,部分患儿合并先天性心脏病或心内膜弹力纤维增生症等。

2.临床表现

临床表现不一,部分小儿并无主诉,获得性三度房室传导阻滞者和伴有先天性心脏病者病情较重。患儿因心搏出量减少而自觉乏力、眩晕、活动时气短。最严重的表现为阿-斯综合征。小儿检查时脉率缓慢而规则,婴儿脉率小于每分钟80 次,儿童脉率小于每分钟 60 次,运动后仅有轻度或中度增加;脉搏多有力,颈静脉可有显著搏动,此搏动与心室收缩无关;第一心音强弱不一,有时可闻及第三心音或第四心音;绝大多数患儿心底部可听到Ⅰ~Ⅱ级喷射性杂音,为心脏每次搏出量增加引起的半月瓣相对狭窄所致。因为经过房室瓣的血量也增加,所以可闻及舒张中期杂音。可有心力衰竭及其他先天性、获得性心脏病的体征。在不伴有其他心脏疾病的三度房室传导阻滞患儿中,X 线检查可发现 60% 的患儿有心脏增大。

3.诊断

心电图是重要的诊断方法。因为心房与心室都以其本身的节律活动,所以P 波与 QRS 波无关。心房率较心室率快,R-R 间期基本规则。心室波形有两种形式:①QRS 波的形态、时限正常,表示阻滞在房室束之上。②QRS 波有切迹,时限延长,说明起搏点在心室内或者伴有束支传导阻滞,常为外科手术所引起。

4.治疗

凡有低心排血量症状或阿-斯综合征表现者需进行治疗。少数患儿无症状,心室率又不太缓慢,可以不必治疗,但需随访观察。纠正缺氧与酸中毒可改善传导功能。由心肌炎或手术暂时性损伤引起者,肾上腺皮质激素可消除局部水肿,恢复传导功能。起搏点位于希氏束近端者,应用阿托品可使心率加快。人工心脏起搏器是一种有效的治疗方法,可分为临时性与永久性两种。对急性获得性三度房室传导阻滞者临时性起搏效果很好;对三度房室传导阻滞持续存在,并有阿-斯综合征者需应用埋藏式永久性心脏起搏器。有心力衰竭者,尤其是应用人工心脏起搏器后尚有心力衰竭者,需继续应用洋地黄制剂。

5.预后

非手术引起的获得性三度房室传导阻滞可能完全恢复,手术引起的获得性三度房室传导阻滞预后较差。先天性三度房室传导阻滞,尤其是不伴有其他先天性心脏病者,则预后较好。

四、心律失常的护理

(一)护理评估

1.健康史

(1)了解既往史,对患儿情绪、心慌、气急、头晕等表现进行评估。

(2)应注意评估可能存在的诱发心律失常的因素,如情绪激动、紧张、疲劳、消化不良、饱餐、用力过猛、普鲁卡因胺等的毒性作用、低血钾、心脏手术或心导管检查。

2.身体状况

(1)主要表现:①窦性心律失常。窦性心动过速患儿可无症状或有心悸感;窦性心动过缓,心率过慢可引起头晕、乏力、胸痛等。②期前收缩。患儿可无症状,亦可有心悸或心跳暂停感,频发室性期前收缩可致心悸、胸闷、乏力、头晕,甚至晕厥。室性期前收缩持续时间过长,可诱发或加重心绞痛、心力衰竭。③异位性心动过速。室上性阵发性心动过速发作时,患儿大多有心悸、胸闷、乏力。室性阵发性心动过速发作时,患儿多有晕厥、呼吸困难、低血压,甚至抽搐、心绞痛等。④心房颤动。患儿多有心悸、胸闷、乏力,严重者发生心力衰竭、休克、晕厥及心绞痛发作。⑤心室颤动。心室颤动一旦发生,患儿立即出现阿-斯综合征,表现为意识丧失、抽搐、心跳和呼吸停止。

(2)症状、体征。护理人员应重点检查脉搏频率及节律是否正常,结合心脏听诊可发现:①期前收缩时心律不规则,期前收缩后有较长的代偿间歇,第一心音增强,第二心音减弱,桡动脉触诊有脉搏缺如。②室上性阵发性心动过速心律规则,第一心音强度一致;室性阵发性心动过速心律略不规则,第一心音强度不一致。③心房颤动时心音强弱不等,心律绝对不规则,脉搏短绌,脉率小于心率。④心室颤动患儿神志丧失,摸不到大动脉搏动,继而呼吸停止、瞳孔散大、发绀。⑤一度房室传导阻滞,听诊时第一心音减弱;二度Ⅰ型者听诊有心搏脱漏,二度Ⅱ型者听诊时,心律可慢而整齐或不齐;三度房室传导阻滞,听诊心律慢而不规则,第一心音强弱不等,收缩压升高,脉压增大。

3.社会、心理评估

患儿可因心律失常引起的胸闷、乏力、心悸等而紧张、不安。期前收缩患儿易过于注意自己的脉搏,思虑过度。心房颤动患儿可能因栓塞致残而忧伤、焦虑。心动过速发作时病情重,患儿有恐惧感。严重房室传导阻滞患儿不能自理生活。需使用人工起搏器的患儿对手术及自我护理缺乏认识,因而情绪低落、信心不足。

(二)护理诊断

1.心排血量减少

患儿心排血量减少与严重心律失常有关。

2.焦虑

患儿因发生心绞痛、晕厥、抽搐而焦虑。

3.活动无耐力

活动无耐力与心律失常导致心排血量减少有关。

4.并发症

并发症有晕厥、心绞痛,与严重心律失常导致心排血量降低,脑和心肌血供减少有关。

5.潜在并发症

其包括心搏骤停,与心室颤动、缓慢心律失常、心室停搏、持续性室性心动过速使心脏射血功能突然中止有关。

(三)预期目标

(1)血压稳定,呼吸平稳,心慌、乏力减轻或消失。

(2)忧虑、恐惧情绪减轻或消除。

(3)保健意识增强,病情稳定。

(四)护理措施

1.减轻心脏负荷,缓解不适

(1)对功能性心律失常患儿,护理人员应鼓励其正常生活,注意劳逸结合。频发期前收缩、室性阵发性心动过速或二度Ⅱ型及三度房室传导阻滞患儿,应绝对卧床休息。护理人员应为患儿创造良好的安静休息环境,协助做好生活护理,关心患儿,减少和避免任何不良刺激。

(2)护理人员应遵医嘱给予患儿抗心律失常药物。

(3)患儿心悸、呼吸困难、血压下降、晕厥时,护理人员应及时做好对症护理。

(4)终止室上性阵发性心动过速发作,可试用兴奋迷走神经的方法:①护理人员用压舌板刺激患儿的腭垂,诱发恶心、呕吐。②患儿深吸气后屏气,再用力做呼气动作。③颈动脉窦按摩:患儿取仰卧位,护理人员先给患儿按摩右侧颈动脉窦5～10秒,如无效再按摩左侧颈动脉窦,不可同时按摩两侧。按摩的同时听诊心率,当心率减慢时,立即停止按摩。④患儿平卧,闭眼并使眼球向下,护理人员用拇指按摩在患儿一侧眼眶下压迫眼球,每次10秒。对有青光眼或高度近视者禁用此法。

(5)护理人员应嘱患儿当心律失常发作导致胸闷、心悸、头晕等不适时采取高枕卧位、半卧位或其他舒适体位,尽量避免左侧卧位,因左侧卧位时患儿常能感受到心脏的搏动而使不适感加重。

(6)患儿伴有气促、发绀等缺氧指征时,护理人员应给予氧气持续吸入。

(7)护理人员应评估患儿活动受限的原因和体力活动类型,与患儿及其家长共同制定活动计划,告诉他们限制最大活动量的指征。对无器质性心脏病的心律失常患儿,鼓励其正常学习和生活,建立健康的生活方式,避免过度劳累。

(8)保持环境安静,保证患儿充分的休息。患儿应进食高蛋白、高维生素、低钠的食物,多吃新鲜蔬菜和水果,少食多餐,避免刺激性食物。

(9)护理人员应监测生命体征、皮肤颜色及温度、尿量;监测心律、心率、心电图,判断心律失常的类型;评估患儿有无头晕、晕厥、气急、疲劳、胸痛、烦躁不安等表现;严密心电监护,发现频发、多源性、二度Ⅱ型房室传导阻滞,尤其是室性阵发性心动过速、三度房室传导阻滞等,应立即报告医师,协助采取积极的处理措施;监测血气分析结果、电解质及酸碱平衡情况;密切观察患儿的意识状态、脉率、心率、血压等。一旦患儿发生意识突然丧失、抽搐、大动脉搏动消失、呼吸停止等猝死表现,立即进行抢救,如心脏按压、人工呼吸、非同步直流电复律或配合临时起搏等。

2.调整情绪

患儿焦虑、烦躁和恐惧,不仅加重心脏负荷,还易诱发心律失常。护理人员应向患儿及其家长说明心律失常的可治性,稳定的情绪和平静的心态对心律失常的治疗是必不可少的,以消除患儿的思想顾虑和悲观情绪,使其乐于接受和配合各种治疗。

3.协助完成各项检查及治疗

(1)心电监护:对严重心律失常患儿必须进行心电监护。护理人员应熟悉监护仪的性能、使用方法,特别要密切注意有无引起猝死的危险征兆。

(2)特殊检查护理:心律失常的心脏电学检查除常规心电图、动态心电图记录外,还有经食管心脏调搏术等。护理人员应了解这些检查具有无创性、安全、可靠、易操作、有实用性。护理人员应向患儿解释其作用、目的和注意事项,鼓励患儿配合检查。

(3)特殊治疗的护理配合:电复律为利用适当强度的高压直流电刺激,使全部心肌纤维瞬间同时除极,消除异位心律,转变为窦性心律,与抗心律失常药物联合应用,效果更佳。人工心脏起搏器已广泛应用于临床,它能按一定的频率发放脉冲电流,引起心脏兴奋和收缩;安置起搏器后可能发生感染、出血、皮肤压迫坏死等不良反应,护理人员应熟悉起搏器的性能并做好相应护理。介入性导管消融术是使用高频电磁波的射频电流直接作用于病灶区,治疗快速心律失常,不需开胸及全身麻醉。护理人员可告知患儿及其家长大致过程、需要配合的事项及疗效。术前准备除一般基本要求外,需注意检查患儿足背动脉搏动情况,以便与术中、术后的搏动情况相对照;术中、术后加强心电监护,仔细观察患儿有无心慌、气急、恶心、胸痛等症状,以及时发现心脏穿孔和心包填塞等严重并发症的早期征象;术后注意预防股动脉穿刺处出血,局部压迫止血20分钟,再以压力绷带包扎,观察15分钟,然后用沙袋压迫12小时,将患儿术侧肢体伸直制动,并观察足背动脉和足温情况,利于早期发现栓塞症状并及时做溶栓处理,常规应用抗生素和清洁伤口,预防感染。患儿卧床24小时后如无并发症可下地活动。

五、健康教育

(1)患儿应积极防治原发病,避免各种诱发因素,如发热、疼痛、寒冷、饮食不当、睡眠不足。患儿应用某些药物后产生不良反应及时就医。

(2)患儿应适当休息与活动。无器质性心脏病患儿应积极参加体育锻炼,调整自主神经功能;器质性心脏病患儿可根据心功能情况适当活动,注意劳逸结合。

(3)护理人员应教会患儿或患儿家长检查脉搏和听心律的方法(每天至少检查1次);向患儿或患儿家长讲解心律失常的常见病因、诱因及防治知识。

(4)护理人员应指导患儿或患儿家长正确选择食谱。饱食、刺激性饮料均可诱发心律失常,应选择低脂、易消化、清淡、富含营养的饮食。合并心力衰竭及使用利尿剂时应限制钠盐摄入及多进含钾的食物。应多食纤维素丰富的食物,保持大便通畅,心动过缓患儿避免排便时屏气,以免兴奋迷走神经而加重心动过缓,以减轻心脏负荷和防止低钾血症诱发心律失常。

(5)护理人员应让患儿或患儿家长认识服药的重要性,患儿要按医嘱继续服用抗心律失常药物,不可自行减量或撤换药物,如有不良反应及时就医。

(6)护理人员应教给患儿或患儿家长自测脉搏的方法,以利于监测病情;教会家长心肺复苏术以备急用;定期随访,经常复查心电图,以及早发现病情变化。

第九节　心源性休克

心源性休克是心排血量减少所致的全身微循环障碍,是某些原因使心排血量过少、血压下降,导致各重要器官和外周组织灌注不足而产生的休克综合征。小儿心源性休克多见于急性重症病毒性心肌炎,严重的心律失常如室上性心动过速或室性心动过速和急性克山病。

一、临床特点

(一)原发病症状

症状因原发病不同而异。病毒性心肌炎往往在感染的急性期发病,重症者可突然发生心源性休克,表现为烦躁不安、面色灰白、四肢湿冷和末梢发绀。如该病因室上性阵发性心动过速而产生,可有阵发性发作病史并诉心前区不适,表现胸闷、心悸、头晕、乏力,听诊时心律绝对规则,心音低钝,有奔马律,并有典型的心电图改变。

(二)休克症状

症状因病期早晚而不同。

1.休克早期(代偿期)

患儿的血压及重要器官的血液灌注尚能维持,患儿的神志清楚,但烦躁不安,面色苍白,四肢湿冷,脉搏细弱,心动过速,血压正常或出现直立性低血压,脉压缩小,尿量正常或稍减少。

2.休克期(失代偿期)

出现间断平卧位低血压,收缩压降至 10.7 kPa(80 mmHg)以下,脉压在 2.7 kPa(20 mmHg)以下,患儿的神志尚清楚,但反应迟钝,意识模糊,皮肤湿冷,出现花纹,心率更快,脉搏细速,呼吸稍快,尿量减少或无尿,婴儿的尿量少于 2 mL/(kg·h),儿童的尿量少于 1 mL/(kg·h)。

3.休克晚期

重要器官严重受累,血液灌注不足,血压降低且固定不变或测不到。患儿昏迷,肢冷发绀,脉搏弱或触不到,呼吸急促或缓慢,尿量明显减少[<1 mL/(kg·h)],甚至无尿,出现弥散性血管内凝血和多脏器功能损伤。

二、护理评估

(一)健康史

了解患儿发病前有无病毒或细菌感染史,有无心律失常、先天性心脏病等基础疾病。

(二)症状、体征

测量心率、心律、呼吸、血压,评估患儿的神志、周围循环情况及尿量。评估疾病的严重程度。

(三)社会、心理状况

了解患儿及其家长对疾病的严重性、预后的认识程度和家庭、社会支持系统的状况。

(四)辅助检查

了解患儿的心功能、肺功能各参数的动态变化。

三、常见护理问题

(一)组织灌注改变

组织灌注改变与肾、脑、心肺、胃肠及外周血管灌注减少有关。

(二)恐惧

恐惧与休克所致的濒死感及对疾病预后的担心有关。

四、护理措施

(一)卧床休息

患儿采取平卧位或中凹位,头偏向一侧,保持安静,注意保暖,避免受凉而加重病情。一切治疗、护理集中进行,避免过多地搬动患儿。对烦躁不安的患儿,护理人员要遵医嘱给镇静剂。

(二)吸氧

护理人员应根据病情选择适当的吸氧方式,保持患儿的呼吸道通畅,使氧分压维持在9.3 kPa(70 mmHg)以上。

(三)建立静脉通路

护理人员应建立两条以上静脉通路,保证扩容有效地进行;遵医嘱补生理盐水、平衡盐溶液等晶体溶液和血浆、右旋糖酐等胶体溶液。

（四）详细记录出入液量

护理人员应注意保持患儿的出入量平衡，如果发现患儿少尿或无尿，应立即报告医师。

（五）皮肤护理

护理人员应根据病情适时为患儿翻身，对骨骼突出部位可采用气圈。患儿翻身活动后护理人员应观察患儿的血压、心率及中心静脉压的变化。

（六）病情观察

（1）护理人员应监测生命体征变化，注意患儿的神志状态、皮肤色泽及末梢循环状况。

（2）护理人员应观察输液反应，因输液过快、过量可加重心脏负担，一般输液速度要 <5 mL/（kg•h）。

（3）护理人员应观察药物的疗效及不良反应，应用血管活性药物时避免药液外渗，引起组织坏死。

（4）护理人员应观察周围血管灌注，由于血管收缩，首先表现在皮肤和皮下组织，良好的周围灌注表示周围血管阻力正常。皮肤红润且温暖表示小动脉阻力降低；皮肤湿冷、苍白表示血管收缩，小动脉阻力升高。

（七）维持正常的体温

护理人员应注意为患儿保暖，但不宜体外加温，因为加温可使末梢血管扩张而影响休克最初的代偿机制——外周血管收缩，影响重要器官的血流灌注，还会加速新陈代谢，增加氧耗，加重心脏负担。

（八）保护患儿的安全

休克时患儿往往烦躁不安、意识模糊，护理人员应给予适当的约束，以防患儿坠床或牵拉、拔脱仪器和各治疗管道。

（九）心理护理

（1）医务人员在抢救过程中做到有条不紊，让患儿信任，从而减少恐惧。

（2）护理人员应经常巡视病房，给予患儿关心、鼓励，让患儿最亲近的人陪伴患儿，增加患儿的安全感。

（3）护理人员应及时跟患儿及其家长进行沟通，使他们对疾病有正确的认识，增强患儿战胜疾病的信心。

（4）护理人员应适时给患儿听音乐、讲故事，以分散患儿的注意力。

(十)健康教育

(1)护理人员应向家长说明疾病的严重性,并要求配合抢救,不要在床旁大声哭泣和喧哗。

(2)护理人员应要求家长协助做好保暖和安全护理,在患儿神志模糊时适当做好肢体约束和各种管道的固定。

(3)护理人员应嘱家长不要随意给患儿喂水、喂食,以免窒息。

(4)护理人员应教会家长给患儿的肢体做些被动按摩,以保证肢体功能。

五、出院指导

(1)患儿应注意休息。例如,重症病毒性心肌炎患儿的总休息时间为3～6个月。

(2)护理人员应嘱家长为患儿加强营养,提高患儿的免疫力。

(3)护理人员应告知预防呼吸道疾病的方法,冬、春季节及时增、减衣服,少去人多的公共场所。

(4)对带药回家的患儿护理人员应让其家长了解药物的名称、剂量、用药方法和不良反应。

(5)定期门诊随访。

第十节 心 包 炎

心包炎可分感染性和非感染性两类,且多为其他疾病(婴儿常见于败血症、肺炎、脓胸,学龄儿童多见于结核病、风湿病)的一种表现。

一、临床特点

(一)症状

较大儿童常有心前区刺痛,平卧时加重,取坐位或前倾位时可减轻,疼痛可向肩背及腹部放射。婴儿表现为烦躁不安。患儿同时有原发病的症状表现,常有呼吸困难、咳嗽、发热等。

(二)体征

早期可听到心包摩擦音,多在胸骨左缘第3～4肋间最清晰,但多为一过性。有心包积液时心音遥远、低钝,出现奇脉。当心包积液达一定量时,心包舒张受限,出现颈静脉怒张、肝脏增大、肝颈反流征阳性、下肢水肿、心动过速、脉压变小。

(三)辅助检查

1.X 线检查

心影呈烧瓶样增大,肺血大多正常。

2.心电图

心电图显示窦性心动过速,低电压,广泛 ST 段、T 波改变。

3.超声心动图

超声心动图能提示心包积液的部位、量。

4.实验室检查

血沉加快。C 反应蛋白(CRP)含量升高。血常规结果显示白细胞、中性粒细胞升高。

二、护理评估

(一)病史

了解患儿近期有无感染性疾病及有无结核、风湿热病史。

(二)症状、体征

评估患儿有无发热、胸痛,胸痛与体位的关系。评估有无心包填塞症状,如呼吸困难、心率加快、颈静脉怒张、肝大、水肿、心音遥远及奇脉。听诊心脏,注意有无心包摩擦音。

(三)社会、心理状况

评估家长对疾病的了解程度和态度。

(四)辅助检查

了解并分析胸片、心电图、超声心动图等检查结果。

三、常见护理问题

(一)疼痛

疼痛与心包炎性渗出有关。

(二)体温异常

体温异常与炎症有关。

(三)气体交换受损

气体交换受损与心包积液、心脏受压有关。

(四)合作性问题

合作性问题是急性心脏压塞。

四、护理措施

(一)休息与卧位

患儿应卧床休息,宜取半卧位。

(二)饮食

护理人员应给予患儿高热量、高蛋白、高维生素、易消化的半流质或软食,限制患儿的钠盐摄入,嘱其少食易产气的食物(如薯类),多食芹菜、海带等富含纤维素的食物,以防止肠内产气过多而引起腹胀及便秘,导致膈肌上抬。

(三)高热护理

护理人员应及时做好降温处理,测定体温并及时记录体温。

(四)吸氧

护理人员应对胸闷、气急严重者给予氧气吸入。

(五)对症护理

对有心包积液的患儿,护理人员应做好解释工作,协助医师进行心包穿刺。在操作过程中护理人员应仔细观察生命体征的变化,记录抽出液体的性质和量,穿刺完毕,局部加压数分钟后无菌包扎。把患儿送回病床后,护理人员应继续观察有无渗液、渗血,必要时给局部用沙袋加压。

(六)病情观察

(1)呼吸困难为急性心包炎和慢性缩窄性心包炎主要的突出症状,护理人员应密切观察患儿的呼吸频率和节律。

(2)当患儿静脉压升高,面色苍白、发绀,烦躁不安,肝脏在短期内增大时,护理人员应及时报告医师并做好心包穿刺准备。

(七)心理护理

护理人员应肯定患儿对疼痛的描述,并设法分散其注意力,减轻其不适感觉。

(八)健康教育

(1)护理人员应向家长讲解舒适的体位、休息和充足的营养供给是治疗该病的良好措施。

(2)若需要进行心包穿刺时,护理人员应向家长说明必须配合和注意的事宜。

五、出院指导

(1)护理人员应遵医嘱及时、准确地使用药物并定期随访。

(2)由于心包炎患儿的抵抗力减弱,出院后患儿应坚持休息半年左右,并加强营养,以利于心功能的恢复。

第十一节　充血性心力衰竭

充血性心力衰竭(congestive heart failure,CHF)是指在回心血量充足的前提下,心搏出量不能满足周身循环和组织代谢的需要而出现的一种病理生理状态。小儿时期1岁内发病率最高,尤以先天性心脏病引起者最多见。病毒性或中毒性心肌炎、心内膜弹力纤维增生症、心肌糖原累积症为重要原因。只要能积极治疗病因,大部分该病患儿能得到根治,但如果多次发作,则预后极差。

一、临床特点

(一)症状和体征

(1)安静时心率加快,婴儿的心率大于每分钟180次,幼儿的心率大于每分钟160次,这不能用发热或缺氧来解释。

(2)患儿呼吸困难,面色青紫突然加重,安静时呼吸频率大于每分钟60次。

(3)肝脏肿大超过肋下2 cm以上,或在短时间内较之前增大1.5 cm以上,而不能以横膈下移等原因解释。

(4)心音明显低钝或出现奔马律。

(5)患儿突然烦躁不安、面色苍白或发灰,而不能用原有疾病解释。

(6)患儿尿少,下肢水肿,已排除营养不良、肾炎、B族维生素缺乏等病因。

(二)心功能分级与心力衰竭分度

Ⅰ级:患儿的体力活动不受限制。

Ⅱ级:进行较重劳动时患儿出现症状。

Ⅲ级:进行轻微劳动时患儿即有明显症状,活动明显受限。

Ⅳ级:在休息状态患儿往往呼吸困难或肝脏肿大,完全丧失活动能力。

Ⅰ级无心力衰竭,Ⅱ级、Ⅲ级、Ⅳ级分别有Ⅰ、Ⅱ、Ⅲ度心力衰竭。

(三)辅助检查

1.X 线检查

心影多呈普遍性扩大,搏动减弱,肺纹理增多,肺部淤血。

2.心电图

左心室和右心室肥厚、劳损。

3.超声心电图

可见心房和心室腔扩大,M 型超声显示心室收缩时间延长,射血分数降低。

二、护理评估

(一)健康史

询问患儿的基础疾病及发病的过程(诱因,症状出现的时间、程度等)。

(二)症状、体征

测量生命体征,观察患儿的面色,听诊心率、心律,评估患儿左心和右心衰竭的程度、心功能级别。

(三)社会、心理状况

评估家长及年长儿对疾病的了解程度及心理活动类型。

(四)辅助检查

了解 X 线、心电图、超声心动图、血气分析等检查的结果。

三、常见护理问题

(一)心排血量减少

心排血量减少与心肌收缩力降低有关。

(二)气体交换受损

气体交换受损与肺循环淤血有关。

(三)体液过多

体液过多与心功能降低、微循环淤血、肾灌注不足、排尿减少有关。

(四)恐惧

恐惧与疾病的危险程度及环境改变有关。

四、护理措施

(一)休息

护理人员应保持病房安静舒适;宜给患儿取半坐卧位或怀抱患儿,使横膈下降,有利于呼吸运动。休息以心力衰竭程度而定:Ⅰ度心力衰竭的患儿可起床活动,增加休息时间;Ⅱ度心力衰竭的患儿其应限制活动,延长卧床休息时间;Ⅲ度心力衰竭的患儿须绝对卧床休息。避免婴儿剧烈哭闹,以免加重其心脏负担。

(二)饮食

患儿应进食高维生素、高热量、少油、富含钾和镁、含有适量纤维素的食物,少食多餐,避免进食刺激性食物。轻者可进少盐饮食(指每天饮食中钠盐不超过0.5 g)。重者进无盐饮食(即在烹调食物时不加食盐或其他含盐食物)。保持大便通畅。

(三)吸氧

应给呼吸困难、发绀、有低氧血症者供氧;患儿有急性肺水肿时,可用20%～30%乙醇替代湿化瓶中的水,让患儿间歇吸入,每次 10～20 分钟,间隔 15～30 分钟,重复 1～2 次。

(四)病情观察

(1)护理人员应及时发现早期心力衰竭的临床表现,如发现患儿心率加快、乏力、尿量减少、心尖部闻及奔马律,应及时与医师联系;患儿一旦出现急性肺水肿征兆,应及时抢救。

(2)护理人员应监测患儿的心率、心律、呼吸、血压。

(3)护理人员应控制输液速度和浓度。静脉输液的速度以<5 mL/(kg・h)为宜。

(4)护理人员应记录患儿的 24 小时出入量,按时测量体重。

(五)合理用药,观察药物作用

(1)给患儿服用洋地黄类药物前两人核对姓名、药物、剂量、用法、时间,并测心率,如新生儿的心率小于每分钟 120 次,婴儿的心率小于每分钟 100 次,幼儿的心率小于每分钟 80 次,学龄儿童的心率小于每分钟 60 次,应停用该类药物并报告医师。

(2)护理人员应观察洋地黄类药物的毒性反应。患儿服药期间如果有恶心、呕吐、食欲减退、心率减慢、心律失常、嗜睡等,护理人员应报告医师,以及时停用洋地黄类药物。

(3)如果用洋地黄制剂的同时需要应用钙剂,二者的使用应间隔 4～6 小时。

(六)心理护理

护理人员应根据患儿的心理特点采用相应的对策,主动与患儿沟通,给予安慰、鼓励,取得合作,避免患儿抗拒哭闹,加重心脏负担。

(七)健康教育

(1)护理人员应宣传有关疾病的防治与急救知识。

(2)护理人员应鼓励患儿积极治疗原发病,避免诱因(如感染、劳累、情绪激动)。

(3)护理人员应教患儿家长使用洋地黄制剂期间不能用钙剂;若患儿出现胃肠道反应、头晕应立即告诉护理人员;应用利尿剂期间应给患儿补充含钾丰富的食物(如香蕉)。

五、出院指导

(1)给患儿适当安排休息,避免其情绪激动和过度活动。

(2)给患儿提供高维生素、高热量、低盐、易消化的食物。让患儿少食多餐。耐心喂养,给小婴儿选择大小适宜的奶嘴。

(3)根据气候变化及时给患儿增、减衣服,防止其受凉、感冒。

(4)如果患儿需使用洋地黄制剂、血管扩张剂、利尿剂,护理人员应向家长详细介绍所用药物的名称、剂量、给药时间和方法,并使其掌握疗效和不良反应。患儿出现不良反应时应及时就医。

(5)带患儿定期复查。

第五章

小儿消化系统常见病护理

第一节　胃食管反流

胃食管反流（gastroesophageal reflux，GER）是指胃内容物反流入食管。分生理性和病理性两种，后者主要是由于食管下端括约肌本身功能障碍和/或与其功能有关的组织结构异常而导致压力低下出现的反流。本病可引起一系列症状和严重并发症。

一、临床特点

（一）消化道症状

1.呕吐

呕吐是小婴儿 GER 的主要临床表现。可为溢乳或呈喷射状，多发生在进食后及夜间。并发食管炎时呕吐物可为血性或咖啡样物。

2.反胃

反胃是年长儿 GER 的主要症状。空腹时反胃为酸性胃液反流，称为"反酸"。发生在睡眠时反胃，常不被患儿察觉，醒来可见枕上遗有胃液或胆汁痕迹。

3.胃灼热

胃灼热是年长儿最常见的症状。多为上腹部或胸骨后的一种温热感或烧灼感，多出现于饭后 1～2 小时。

4.胸痛

见于年长儿。疼痛位于胸骨后、剑突下或上腹部。

5.吞咽困难

早期间歇性发作,情绪波动可致症状加重。婴儿可表现为烦躁、拒食。

(二)消化道外症状

1.呼吸系统的症状

GER 可引起反复呼吸道感染,慢性咳嗽,吸入性肺炎,哮喘,窒息,早产儿呼吸暂停,喉喘鸣等呼吸系统疾病。

2.咽喉部症状

反流物损伤咽喉部,产生咽部异物感、咽痛、咳嗽、发声困难、声音嘶哑等。

3.口腔症状

反复口腔溃疡、龋齿、多涎。

4.全身症状

多为贫血、营养不良。

(三)辅助检查

1.食管钡餐造影

能观察到钡剂自胃反流入食管。

2.食管动态 pH 监测

综合评分>11.99,定义为异常胃酸反流。

3.食管动力功能检查

食管下端括约肌压力低下,食管蠕动波压力过高。

4.食管内镜检查及黏膜活检

引起食管炎者可有相应的病理改变及其病变程度。

二、护理评估

(一)健康史

询问患儿的喂养史、饮食习惯及生长发育情况。发病以来呕吐的次数、量、呕吐物的性质及伴随症状。

(二)症状、体征

评估患儿有无消化道及消化道以外的症状,黏膜、皮肤弹性,精神状态,测量体重、身长及皮下脂肪的厚度。

(三)社会、心理状况

了解家长及较大患儿对疾病的认识和焦虑程度。

(四)辅助检查

了解血气分析结果,评估有无水、电解质、酸碱失衡情况。了解食管钡餐造影,食管动态 pH 监测等检查结果。

三、常见护理问题

(一)体液不足

与呕吐、摄入不足有关。

(二)营养失调:低于机体需要量

与呕吐、喂养困难有关。

(三)有窒息的危险

与呕吐物吸入有关。

(四)合作性问题

上消化道出血。

四、护理措施

(1)饮食管理:婴儿稠食喂养,儿童给予低脂、高碳水化合物饮食。少量多餐。小婴儿喂奶后予侧卧位或头偏向一侧,必要时给予半卧位以免反流物吸入。年长儿睡前 2 小时不宜进食。

(2)喂养困难或呕吐频繁者按医嘱正确给予静脉营养。

(3)注意观察呕吐的次数、性状、量、颜色并做记录,评估有无脱水症状。严密监测血压、心率、尿量、外周循环情况,以及时发现消化道出血。

(4)保持口腔清洁,呕吐后及时清洁口腔、更换衣物。

(5)24 小时食管 pH 检查时妥善固定导管,受检时照常进食,忌酸性食物和饮料。指导家长正确记录,多安抚患儿,分散其注意力,减少因插管引起的不适感。

(6)健康教育:①向家长介绍本病的基本知识,如疾病的病因、相关检查、一般护理知识等,减轻家长及年长儿的紧张情绪,增加对医护人员的信任,积极配合治疗;②各项辅助检查前,认真介绍检查前的准备以得到家长的配合;③解释各种用药的目的和注意事项;④对小婴儿家长要告知本病可能引起窒息、呼吸暂停,故喂奶后患儿应侧卧或头偏向一侧或半卧位,以免反流物吸入。

五、出院指导

(1)饮食指导:以稠厚饮食为主,少量多餐。婴儿可增加喂奶次数,缩短喂奶时间,人工喂养儿可在牛奶中加入米粉。避免食用增加胃酸分泌的食物如酸性饮料、咖啡、巧克力、辛辣食品和高脂饮食。睡前2小时不予进食,保持胃处于非充盈状态,以防反流。

(2)体位:小婴儿喂奶后排出胃内空气,给予前倾俯卧位即上身抬高30°。年长儿在清醒状态下可采取直立位或坐位,睡眠时可予右侧卧位,将床头抬高15°~20°,以促进胃排空,减少反流频率及反流物吸入。

(3)按时服用药物,注意药物服用方法,如奥美拉唑宜清晨空腹服用、雷尼替丁宜在餐后及睡前服用。

(4)鼓励患儿进行适当的户外活动,避免情绪过度紧张。

(5)如患儿呕吐物有血性或咖啡色样物及时就诊。

第二节　先天性肥厚性幽门狭窄

先天性肥厚性幽门狭窄是由于幽门环肌增生肥厚使幽门管腔狭窄引起的不全梗阻,一般生后2~4周发病。

一、临床特点

(一)呕吐

呕吐是该病早期的主要症状,每次喂奶后数分钟即有喷射性呕吐,呈进行性加重。呕吐物常有奶凝块,不含有胆汁,少数患儿因呕吐频繁致胃黏膜渗血而使呕吐物呈咖啡色。呕吐后即有饥饿感。

(二)进行性消瘦

因呕吐、摄入量少和脱水,患儿消瘦,出现老人貌、皮肤松弛、体重下降。

(三)上腹部膨隆

偶可见上腹部膨隆,有自左向右移动的胃蠕动波,右上腹可触及橄榄样肿块,是幽门狭窄的特有体征。

(四)辅助检查

1.X线钡餐检查

透视下可见胃扩张,胃蠕动波亢进,钡剂经过幽门排出时间延长,胃排空时间也延长,幽门前区呈鸟嘴状。

2.B超

其典型声源图改变为幽门环肌增厚,>4 mm。

3.血气分析及电解质测定

可表现为低氯、低钾性碱中毒。晚期脱水加重,可表现代谢性酸中毒。

二、护理评估

(一)健康史

了解患儿呕吐出现时间、呕吐的程度及进展情况。评估患儿的营养状况及生长发育情况,了解家族中有无类似疾病发生。

(二)症状、体征

了解呕吐的次数、性质、量,大小便次数、量。评估营养状况,有无脱水及其程度。

(三)社会、心理状况

了解家长对患儿手术的认识水平及对治疗护理的需求。

(四)辅助检查

了解 X 线钡餐检查及 B 超检查结果,了解血气分析及电解质测定结果。

三、常见的护理问题

(1)有窒息的危险:与呕吐有关。

(2)营养失调:低于机体需要量:与频繁呕吐,摄入量少有关。

(3)体液不足与呕吐、禁食、术中失血失液、胃肠减压有关。

(4)组织完整性受损与手术切口、营养状态差有关。

(5)合作性问题:切口感染、裂开或延期愈合。

四、护理措施

(一)术前

(1)监测生命体征变化,观察呕吐的情况,了解呕吐方式、呕吐物性质和量,并及时清除呕吐物。

(2)喂奶应少量多餐,喂奶后应竖抱并轻拍婴儿背部,促使胃内的空气排出,待打嗝后再平抱,以预防和减少呕吐的发生。睡眠时应尽量右侧卧,防止呕吐物误吸引起窒息。

(3)做好禁食、备皮、皮试等术前准备。

(二)术后

(1)术后应去枕平卧位,头偏向一侧,保持呼吸道通畅,监测血氧饱和度,清醒后可取侧卧位。

（2）监测体温变化，如体温不升，需采取保暖措施。

（3）监测血压、心率、尿量，评估黏膜和皮肤弹性。

（4）术后大多数患儿呕吐还可持续数天才能逐渐好转，评估呕吐的量、性质、颜色，以及时清除呕吐物，防止误吸。

（5）进腹的幽门环肌切开术一般需禁食 24～48 小时、胃肠减压、做好口腔护理，并保持胃管引流通畅，观察引流液的量、颜色及性质。腹腔镜下幽门环肌切开术 6 小时后即可进食。奶量应由少到多，耐心喂养。

（6）保持伤口敷料清洁干燥，观察伤口有无红肿、渗血、渗液，避免剧烈哭闹，防止切口裂开。

（三）健康教育

（1）应该热情接待，耐心向家长介绍疾病发生、发展过程和手术治疗的必要性等。讲解该疾病的近、远期治疗效果是良好的，不会影响孩子的生长发育。

（2）向患儿家长仔细讲解术前准备的主要内容、注意事项、用药目的，充分与其沟通，取得家长积极配合。

（3）对家长进行喂奶的技术指导，注意喂乳方法，预防和减少呕吐的发生，防止窒息。

五、出院指导

（1）饮食指导：少量多餐，合理喂养。介绍母乳喂养的优点，提倡母乳喂养。4 个月后可逐渐添加辅食。

（2）伤口护理：保持伤口敷料清洁，切口未愈合时禁止浸水沐浴，小婴儿的双手要套上干净的手套，避免用手抓伤口导致发炎。如发现伤口红肿及时去医院诊治。

（3）按医嘱定期复查。

第三节 急性胃炎

急性胃炎是由不同病因引起的胃黏膜急性炎症。常见病因有进食刺激性、粗糙食物，服用刺激性药物，误服腐蚀剂，细菌、病毒感染及蛋白质过敏等。

一、临床特点

(一)腹痛

大多为急性起病,腹痛突然发生,位于上腹部,疼痛明显。

(二)消化道不适症状

上腹饱胀、嗳气、恶心、呕吐。

(三)消化道出血

严重者可有消化道出血,呕吐物呈咖啡样,出血多时可呕血及黑便。有的首发表现就是呕血及黑便,如应激性胃炎、阿司匹林引起的胃炎。

(四)其他

有的患儿可伴发热等感染中毒症状。呕吐严重可引起脱水、酸中毒。

(五)胃镜检查

可见胃黏膜水肿、充血、糜烂。

二、护理评估

(一)健康史

了解消化道不适感开始的时间,与进食的关系。有无呕血、黑便。病前饮食、口服用药情况,有否进食刺激性食物、药物或其他可疑异物。

(二)症状、体征

评估腹痛部位、程度、性质,大便的颜色和性状等。

(三)社会、心理状况

评估家庭功能状态,患儿及父母对疾病的认识、态度及应对能力。

(四)辅助检查

了解胃镜检查情况。

三、常见护理问题

(1)舒适改变:与胃黏膜受损有关。

(2)焦虑与呕血有关。

(3)合作性问题:消化道出血、电解质紊乱。

四、护理措施

(1)保证患儿休息。

(2)饮食:暂停原饮食,给予清淡、易消化流质或半流质饮食,少量多餐,必要时可停食1～2餐。停服刺激性药物。

（3）对症护理：呕吐后做好口腔清洁护理。腹痛时给予心理支持，手握患儿，轻轻按摩腹部或听音乐，以分散注意力，减轻疼痛。有脱水者纠正水、电解质失衡。出血严重时按上消化道出血护理。

（4）根据不同病因给予相应的护理：如应激性胃炎所致的休克按休克护理。

（5）病情观察：注意观察腹痛程度、部位，有无呕血、便血，有消化道出血者应严密监测血压、脉搏、呼吸、外周循环，注意观察出血量，警惕失血性休克的发生。

（6）心理护理：剧烈腹痛和呕血都使患儿和家长紧张，耐心解释症状与疾病的关系，减轻患儿和家长的恐慌，同时给予心理支持。

（7）健康教育：①简要介绍本病发病原因和发病机制；②讲解疾病与饮食的关系，饮食治疗的意义；③饮食指导：介绍流质、半流质饮食的分辨和制作方法，告之保证饮食清洁卫生的意义。

五、出院指导

（一）饮食指导

出院初期给予清淡易消化半流质饮食、软食，少量多餐，逐渐过渡到正常饮食。避免食用浓茶、咖啡、过冷过热等刺激性食物。饮食的配置既要减少对胃黏膜的刺激，又要不失营养。牛奶是一种既有营养，又具有保护胃黏膜的流质，可以每天供给。同时由于孩子正处于生长发育阶段，食物种类要多元化。

（二）注意饮食卫生

保证食物新鲜，存留食物必须经过煮沸才能食用，凉拌食物要注意制作过程的卫生，饭前便后注意洗手。

（三）避免滥用口服药物

药物可刺激胃黏膜，破坏黏膜的保护屏障，不可滥用。某些药物还可引起胃黏膜充血、水肿、糜烂甚至出血，如阿司匹林、吲哚美辛、肾上腺皮质激素、氯化钾、铁剂、抗肿瘤药等。若疾病治疗需要则应饭后服，以减少对胃黏膜的损害。

（四）避免误服

强酸、强碱等腐蚀性物品应放置孩子取不到的地方。

第四节　慢性胃炎

慢性胃炎是由多种致病因素长期作用而引起的胃黏膜炎症性病变。主要与幽门螺杆菌(*Helicobacter pylori*,*Hp*)感染、十二指肠-胃反流、不良饮食习惯、某些药物应用等因素有关。小儿慢性胃炎比急性胃炎多见。

一、临床特点

(1)腹痛:上腹部或脐周反复疼痛,往往伴有恶心、呕吐、餐后饱胀、食欲缺乏,严重时影响活动及睡眠。

(2)胃不适:多在饭后感到不适,进食不多但觉过饱,常因进食冷、硬、辛辣或其他刺激性食物引起症状或使症状加重。

(3)合并胃黏膜糜烂者可反复少量出血,表现为呕血、黑便。

(4)小婴儿还可以表现为慢性腹泻和营养不良。

(5)给予抗酸剂及解痉剂症状不易缓解。

(6)辅助检查:胃镜检查可见炎性改变,以胃窦部炎症多见。病原学检查幽门螺杆菌阳性率高。胃黏膜糜烂者大便潜血阳性。

二、护理评估

(一)健康史

了解有无不良的饮食习惯,是否患过急性胃炎,有无胃痛史,有无鼻腔、口腔、咽部慢性炎症,近期胃纳有无改变,腹痛与饮食的关系,有无恶心、呕吐、腹泻等其他胃肠道不适表现。

(二)症状、体征

评估腹痛部位、程度,是否有恶心、呕吐、餐后饱胀等情况,大便颜色有否改变,有无营养不良、贫血貌。

(三)社会、心理状况

评估家庭饮食和生活习惯,父母及患儿对疾病的认识和态度、对患病和住院的应对能力。

(四)辅助检查

了解胃镜检查情况,实验室检查有无幽门螺杆菌感染。

三、常见护理问题

(1)舒适的改变与胃黏膜受损,腹痛有关。

(2)营养失调:低于机体需要量,与食欲缺乏、胃出血有关。

(3)知识缺乏:缺乏饮食健康知识。

四、护理措施

(一)饮食

给予易消化、富营养、温热软食,少量多餐,定时定量,避免过饥过饱,忌食生、冷和刺激性食物。

(二)腹痛的护理

通过音乐、游戏、讲故事等转移患儿的注意力,以减轻疼痛。腹痛明显者遵医嘱给予抗胆碱能药。

(三)注意观察

观察腹痛的部位、性质、程度,大便的颜色、性状。

(四)健康教育

(1)简要介绍该病的病因、发病机制、相关检查的意义,疾病对生长发育的影响。

(2)讲述疾病与饮食的关系:饮食没有规律,挑食,偏食,常食生冷、辛辣的食物对胃肠道黏膜是一种刺激。

(3)讲解饮食治疗的意义:温热柔软、少量多餐、定时定量的饮食可避免对胃黏膜的刺激,有利于胃黏膜的修复。而生冷、辛辣、油炸、粗糙的食物可使疾病反复。

五、出院指导

(一)食物的选择与配置

根据不同年龄给予不同的饮食指导,原则是食物温、软,营养丰富。

(二)培养良好的饮食习惯

进食要少量多餐,忌挑食、偏食、饱一顿饿一顿。忌食生冷、辛辣、油炸、粗糙等对胃黏膜有害的食物。不要喝浓茶、咖啡,少喝饮料,饮料中往往含有咖啡因,浓茶和咖啡对胃黏膜都具有刺激性。

(三)用药指导

(1)有幽门螺杆菌感染者,要遵医嘱联合用药,坚持完成疗程。

(2)慎用刺激性药物:阿司匹林、激素、红霉素、水杨酸类药物,对胃黏膜有一定的刺激作用,要慎用。

第五节　消化性溃疡

消化性溃疡主要指胃、十二指肠黏膜及其深层组织被胃消化液所消化（自身消化）而造成的局限性组织丧失。小儿各年龄组均可发病，以学龄儿童为主。根据病变部位可分为胃溃疡、十二指肠溃疡、复合性溃疡（胃和十二指肠溃疡并存）。因儿童时期黏膜再生能力强，故病变一般能较快痊愈。

一、临床特点

（一）症状

（1）腹痛：幼儿为反复脐周疼痛，时间不固定，不愿进食。年长儿疼痛局限于上腹部，有时达后背和肩胛部。胃溃疡大多在进食后疼痛，十二指肠溃疡大多在饭前和夜间疼痛，进食后常可缓解。

（2）腹胀不适或食欲缺乏，体重增加不理想。

（3）婴幼儿呈反复进食后呕吐。

（4）部分患儿可突然发生吐血、血便甚至昏厥、休克。也有表现为慢性贫血伴大便潜血阳性。

（二）体征

（1）腹部压痛，大多在上腹部。

（2）突然剧烈腹痛、腹胀、腹肌紧张、压痛及反跳痛，须考虑胃肠穿孔。

（三）辅助检查

（1）纤维胃镜检查：溃疡多呈圆形、椭圆形，少数呈线形，不规则形。十二指肠溃疡有时表现为一片充血黏膜上散在的小白苔，形如霜斑、称"霜斑样溃疡"。必要时行活检。

（2）X线钡餐检查：若有壁龛或龛影征象可确诊溃疡。

（3）幽门螺杆菌的检测：幽门螺杆菌是慢性胃炎的主要致病因子，与消化性溃疡密切相关。

（4）粪便潜血试验：胃及十二指肠溃疡常有少量渗血，使大便潜血试验呈阳性。

二、护理评估

（一）健康史

询问患儿的饮食习惯，既往史及其他家庭成员健康史，有无患同类疾病史，评估患儿的生长发育情况。

(二)症状、体征

评估腹部症状和体征,呕吐物及大便性质。了解腹痛的节律和特点。

(三)社会、心理状况

评估患儿及家长对本病的认知和焦虑程度。

(四)辅助检查

了解胃镜、钡餐检查、大便潜血试验、病理切片结果。

三、常见护理问题

(1)疼痛:与胃、十二指肠溃疡有关。

(2)营养失调:低于机体需要量,与胃十二指肠溃疡影响食物的消化吸收、胃肠道急慢性失血有关。

(3)合作性问题:消化道出血、穿孔、幽门梗阻。

四、护理措施

(1)观察腹痛出现的时间,疼痛的部位、范围、性质、程度。

(2)卧床休息,腹痛时予屈膝侧卧位或半卧位,多与患儿交谈、讲故事等,分散患儿注意力。

(3)饮食调整溃疡出血期间饮食以流质,易消化软食为主;恢复期在抗酸治疗同时不必过分限制饮食,以清淡为主,避免暴饮暴食。

(4)做好胃镜等检查的术前准备,告知术前术后禁食时间,检查中如何配合及注意事项。

(5)按医嘱正确使用制酸剂,解痉剂及胃黏膜保护剂。

(6)并发症护理。①消化道出血:是本病最常见的并发症。如为少量出血症状,一般不需禁食,以免引起饥饿及不安,胃肠蠕动增加而加重出血;对于大量出血要绝对安静、平卧、禁食,监测生命体征变化,观察呕吐物、大便的性质和颜色,呕血后应做好口腔护理,清除血迹,避免恶心诱发再出血,迅速开放静脉通道,尽快补充血容量,必要时输血。②穿孔:急性穿孔是消化性溃疡最严重的并发症,临床表现为突然发生上腹剧痛,继而出现腹膜炎的症状、体征,甚至出现休克状态。应立即禁食、胃肠减压、补液、备血、迅速做好急症术前准备。同时做好患儿的心理护理,消除患儿的紧张情绪。③幽门梗阻:是十二指肠球部溃疡常见的并发症,儿科比较少见。表现为上腹部疼痛于餐后加剧,呕吐大量宿食,呕吐后症状缓解。轻者可进流质食物,重者应禁食,补充液体,纠正水与电解质紊乱,维持酸碱平衡,保证输入足够的液体量。

(7)健康教育。①通俗易懂地介绍本病的基础知识,如疾病的病因,一般护理知识等。②向患儿讲解胃镜、钡餐、呼气试验等检查的基本过程及注意事项,取得患儿及家长配合,胃镜后暂禁食 2 小时,以免由于麻醉药影响导致误吸窒息。

五、出院指导

(一)饮食

养成定时进食的良好习惯,细嚼慢咽,避免急食;少量多餐,餐间不加零食,避免过饱过饥。禁食酸辣、生冷、油炸、浓茶、咖啡、酒、汽水等刺激性食物。

(二)休息

养成有规律的生活起居,鼓励适度活动。避免过分紧张,疲劳过度。合理安排学习。父母、老师不要轻易责骂孩子,减轻小儿心理压力,保证患儿充分的睡眠和休息。

(三)个人卫生

尤其是幽门螺杆菌阳性者,患儿大小便要解在固定容器内,饭前便后要洗手,用过的餐具,要定期消毒,家庭成员之间实行分餐制。家庭成员有幽门螺杆菌感染者应一起治疗,避免交叉感染。

(四)合理用药

让家长及患儿了解药物的用法、作用及不良反应,如奥美拉唑胶囊宜清晨顿服;制酸剂应在饭后1~2 小时服用;H$_2$受体拮抗剂每 12 小时一次或睡前服;谷氨酰胺呱仑酸钠颗粒宜饭前直接嚼服等。抗幽门螺杆菌治疗需用二联、三联疗法。

(五)定期复查

定期复查,以免复发。当出现黑便、头晕等不适时及时去医院就诊。

第六节　腹　泻　病

腹泻病是一种多病原多因素引起的消化道疾病,以大便次数增多,大便性状改变为特点,是小儿时期的常见病。腹泻病多见于<2 岁的婴幼儿。严重腹

泻者除有较重的胃肠道症状外,还伴有水、电解质、酸碱平衡紊乱和全身中毒症状。

一、临床特点

(一)一般症状

(1)轻型腹泻:大便次数 5～10 次/天,呈黄色或绿色稀水样,食欲减退,伴有轻度的恶心、呕吐、溢乳、腹痛等症状,临床上无明显脱水症状或仅有轻度脱水,体液丢失约<50 mL/kg。

(2)重型腹泻:大便次数>10 次/天,甚至达数十次。大便水样、量多、少量黏液、腥臭,伴有不规则的发热,并伴呕吐,严重的可吐咖啡样物,体液丢失>100～120 mL/kg,有明显的水和电解质紊乱症状。

(二)水和电解质紊乱症状

(1)脱水:根据腹泻的轻重,失水量多少可分为轻、中、重度脱水。由于腹泻时水和电解质两者丧失的比例不同,从而引起体液渗透压的变化,临床上以等渗性脱水最常见。

(2)代谢性酸中毒:中、重度脱水多有不同程度的酸中毒,主要表现精神萎靡、嗜睡、呼吸深快、口唇樱桃红色,严重者可意识不清,呼气有酮味。<6 月龄婴儿呼吸代偿功能差,呼吸节律改变不明显,应加以注意,尤其当 pH 下降<7.0 时,患儿往往有生命危险。

(3)低钾血症:当血钾<3.5 mmol/L 时,患儿表现为精神萎靡,四肢无力,腱反射减弱,腹胀,肠鸣音减弱,心音低钝,重者可出现肠麻痹、呼吸肌麻痹、腱反射消失、心脏扩大、心律不齐而危及生命。

(4)低钙、低镁血症:当脱水酸中毒被纠正时,原有佝偻病的患儿,大多有低钙血症,甚至出现手足搐搦等低钙症状。

(三)几种常见不同病原体所致腹泻的临床特点

(1)轮状病毒肠炎:又称秋季腹泻,多发生于 6～24 个月婴幼儿。起病急,常伴发热和上呼吸道感染症状;病初即有呕吐,常先于腹泻;大便次数多、量多、水分多,为黄色水样或蛋花汤样,无腥臭味;常并发脱水和酸中毒。本病为自限性疾病,病程约 3～8 天。

(2)致病性大肠埃希菌肠炎:大便每天 5～15 次,为稀水样带有黏液,无脓血,但有腥味。可伴发热、恶心、呕吐或腹痛。病程 1 周左右,体弱者病程迁延。

(3)鼠伤寒沙门菌肠炎:近年有上升趋势,可占沙门菌感染中的 40%～

80％。全年均有发生,夏季发病率高,绝大多数患儿为小于2岁的婴幼儿,新生儿和婴儿尤易感染。临床表现多种多样,轻重不一,胃肠型表现为:呕吐、腹泻、腹痛、腹胀、发热等,大便稀糊状,带有黏液甚至脓血,性状多变,有特殊臭味,易并发脱水、酸中毒。重症可呈菌血症或败血症,可出现局部感染灶,病程常迁延。

(4)空肠弯曲菌肠炎:全年均可发病,以7~9月份多见,可散发或暴发流行,常伴发热,继而腹泻、腹痛、呕吐,大便为水样、黏液或典型细菌性痢疾样脓血便。

(四)辅助检查

(1)大便常规:病毒、非侵袭性细菌性及非感染性腹泻大便无或偶见少量白细胞;侵袭性细菌感染性腹泻大便有较多白细胞或脓细胞、红细胞。

(2)大便pH和还原糖测定:乳糖酶缺乏大便pH<5.5,还原糖$>(++)$。

(3)血生化检查:可有电解质紊乱。

二、护理评估

(一)健康史

询问喂养史,有无饮食不当及肠道内、外感染表现,询问患儿腹泻开始时间、大便次数、颜色、性状、量,有无发热、呕吐、腹胀、腹痛、里急后重等不适。

(二)症状、体征

评估患儿生命体征、脱水程度,有无电解质紊乱,检查肛周皮肤有无发红、破损。

(三)社会、心理状况

评估家长对疾病的了解程度和紧张、恐惧心理。

(四)辅助检查

了解大便常规、大便致病菌培养、血气分析等化验结果。

三、护理问题

(一)体液量不足

与排泄过多及摄入减少有关。

(二)腹泻

与肠道内、外感染,饮食不当导致肠道功能紊乱有关。

(三)有皮肤完整性受损的危险

与大便次数增多刺激臀部皮肤有关。

(四)营养失调:低于机体需要量

与摄入减少及腹泻呕吐丢失营养物质过多有关。

(五)知识缺乏

家长缺乏饮食卫生及腹泻患儿护理知识。

四、护理措施

(一)补充体液,纠正脱水

1.口服补液

适用于轻度脱水及无呕吐、能口服的患儿。世界卫生组织推荐用口服补液盐溶液(oral rehydration salts,ORS)。①补液量:累积损失量 50 mL/kg(轻度脱水);继续损失量一般可按估计大便量的 1/2 补给。②补液方法:2 岁以下患儿每 1～2 分钟喂 5 mL,稍大患儿可用杯少量多次喂,也可随意口服,若出现呕吐,停 10 分钟后再喂,每 2～5 分钟喂 5 mL。累积损失量于 8～12 小时内补完。

2.静脉补液

适用于中度以上脱水和呕吐较重的患儿。迅速建立静脉通道,保证液体按计划输入,对重度脱水伴有周围循环衰竭的患儿必须尽快(30～60 分钟)补充血容量,补液时按先盐后糖、先浓后淡、先快后慢、见尿补钾的原则补液,严禁直接静脉推注含钾溶液。密切观察输液速度,准确记录输液量,根据病情调整输液速度,并了解补液后第一次排尿的时间。

(二)合理喂养,调整饮食

腹泻患儿存在消化功能紊乱,应根据病情合理安排饮食,以达到减轻消化道负担的目的。原则上腹泻患儿不主张禁食,母乳喂养者,可继续母乳喂养,暂停辅食;人工喂养者应将牛奶稀释或喂以豆制代乳品或发酵奶、去乳糖奶。已断奶者喂以稠粥、面条加一些熟植物油、蔬菜末、精肉末等,少量多餐。腹泻停止后,继续给予营养丰富的饮食,并每天加餐一次,共 2 周,以赶上其正常生长发育。

(三)严密观察病情

1.监测体温变化

体温过高者应采取适当的降温措施,做好口腔及皮肤护理。鼓励患儿增加口服液体的摄入,提供患儿喜爱的饮料,尤其是含钾、钠高的饮料。

2.判断脱水程度

通过观察患儿的神志、精神、皮肤弹性、前囟及眼眶有无凹陷、尿量等临床表现,估计患儿脱水程度。同时观察经过补液后脱水症状是否得到改善。

3.观察代谢性酸中毒

当患儿呼吸深快、精神萎靡、口唇樱红、血 pH 下降时积极准备碱性液体,配合医师抢救。

4.观察低钾血症表现

低血钾常发生在输液脱水纠正时,当患儿出现精神萎靡、吃奶乏力、腹胀、肌张力低、呼吸频率不规则等临床表现,以及时报告医师,做血生化测定及心电图检查。

5.注意大便的变化

观察记录大便的次数、颜色、性状,若出现脓血便,伴有里急后重的症状,考虑是否有细菌性痢疾的可能,立即送检大便化验,为输液和治疗方案提供可靠的依据。

(四)注意口腔清洁、加强皮肤护理

(1)口腔黏膜干燥的患儿,每天至少 2 次口腔护理,以保持口腔黏膜的湿润和清洁。如口腔黏膜有白色分泌物附着考虑为鹅口疮,可涂制霉菌素甘油。

(2)保持床单位清洁、干燥、平整,以及时更换衣裤。每次便后及时更换尿布,用温水冲洗臀部并擦干,保持肛周皮肤清洁、干燥,臀部涂呋锌油或宝婴药膏。

(3)严重的尿布疹给予红外线照射臀部,每天 2 次;或 1∶5 000 高锰酸钾溶液坐浴,每天2 次;也可用5%聚维酮碘(PVP-Ⅰ)溶液外涂,每天1~2 次。

(五)做好消毒隔离,防止交叉感染

做好床边隔离,护理患儿前后要彻底洗手,食具、衣物、尿布应专用。对传染性较强的感染患儿用后的尿布要焚烧。

(六)健康教育

(1)评估患儿家长文化程度,对知识的接受能力,选择适当的教育方案,告知家长腹泻的病因和预防方法,讲述调整饮食的目的、方法及步骤,示范配置和服用ORS 的方法,示范食具的清洁消毒方法,讲述观察及处理呕吐物和大便的方法。

(2)合理喂养,宣传母乳喂养的优点,如何合理调整饮食,双糖酶缺乏者不宜用蔗糖,并暂时停喂含双糖的乳类。

(3)急性腹泻患儿出院无需带药,迁延性或慢性腹泻患儿可遵医嘱继续服药,如微生态制剂、蒙脱石散、多种维生素、消化酶等,以改善消化功能。告知家长微生态制剂应温水冲服,水温小于37 ℃,以免杀伤有关的活菌。蒙脱石散最好在空腹时服用(尤其是小婴儿)以免服用该药呕吐误吸入气道,每次至少用30~50 mL温开水冲服有利于药物更好地覆盖肠黏膜。具体剂量:1岁以下,每天 1 袋;1~2 岁,每天1~2 袋;2 岁以上,每天 2~3 袋,每天 3 次口服。

五、出院指导

(一)指导合理喂养

宣传母乳喂养的优点,避免在夏季断奶,按时逐步添加辅食,切忌几种辅食同时添加,防止过食、偏食及饮食结构突然变动。

(二)注意饮食卫生

培养良好的卫生习惯。注意食物新鲜、清洁及食具消毒,避免肠道内感染,教育儿童饭前便后洗手,勤剪指甲。

(三)增强体质

适当户外运动,以及早治疗营养不良、佝偻病。

(四)注意气候变化

防止受凉或过热,冬天注意保暖,夏季多喂水。

(五)防止脱水

可选用以下效果较好的口服补液方法。

(1)米汤加盐溶液:米汤 500 mL＋细盐 1.75 g,或炒米粉 25 g＋细盐 1.75 g＋水 500 mL,煮 2～3 分钟。此液体为 1/3 张,且不含糖,口感好。

用法:20～40 mL/kg,4 小时内服完,以后随意口服。

(2)糖盐水:饮用水 500 mL＋白糖 10 g＋细盐 1.75 g,煮沸后备用,用法用量同上。

(3)口服补液盐(ORS):此液体为 2/3 张,用于预防脱水时张力过高,可用白开水稀释降低张力。

用法:每次腹泻后,2 岁以下服 50～100 mL;2～10 岁服 100～200 mL;大于 10 岁的能喂多少就给多少,也可按 40～60 mL/kg 预防脱水,腹泻开始即服用。

第七节　肠　套　叠

肠套叠是指肠管的一部分及其相邻的肠系膜套入邻近肠腔内的一种肠梗阻。以 4 月龄至 2 岁以内小儿多见,冬春季发病率较高。

一、临床特点

(1)腹痛:表现为阵发性哭闹,20~30分钟发作一次,发作时脸色发白、拒奶、手足乱动、呈异常痛苦的表情。

(2)呕吐:在阵发性哭闹开始不久,即出现呕吐,开始时呕吐物为奶汁或其他食物,呕吐次数增多后可含有胆汁。

(3)血便是肠套叠的重要症状,一般多在套叠后8~12小时排血便,多为果酱色黏液血便。

(4)腹部肿块:在右侧腹或右上腹季肋下可触及一腊肠样肿块,但腹胀明显时肿块不明显。

(5)右下腹空虚感:右下腹空虚感是因回盲部套叠使结肠上移,故右下腹较左侧空虚,不饱满。

(6)肛门指诊:指套上染有果酱样血便,若套叠在直肠,可触到子宫颈样套叠头部。

(7)其他:晚期患儿一般情况差,精神萎靡,反应迟钝,嗜睡甚至休克。若伴有肠穿孔则情况更差,腹胀明显,有压痛、肠鸣音减弱,腹壁水肿,发红。

(8)辅助检查。①空气灌肠:对高度怀疑肠套者,可选此检查,确诊后,可直接行空气灌肠整复。②腹部B超:套叠肠管肿块的横切面似靶心样同心圆。③腹部立位片:腹部见多个液平面的肠梗阻征象。

二、护理评估

(一)健康史

了解患儿发病前有无感冒、突然饮食改变及腹泻、高热等症状。询问以前有无肠套史。

(二)症状、体征

询问腹痛性质、程度、时间、发作规律和伴随症状及诱发因素,有无腹部肿块及血便。评估呕吐情况,有无发热及脱水症状。

(三)社会、心理状况

评估家长对小儿喂养的认知水平和对疾病的了解程度,以及对预后是否担心。

(四)辅助检查

分析辅助检查结果,了解腹部B超、腹部X线立位片等结果。

三、常见护理问题

（1）体温过高与肠道内毒素吸收有关。

（2）体液不足与呕吐、禁食、胃肠减压、高热、术中失血失液有关。

（3）舒适的改变：与腹痛、腹胀有关。

（4）合作性问题：肠坏死、切口感染、粘连性肠梗阻。

四、护理措施

（一）术前

（1）监测生命体征，严密观察患儿精神、意识状态、有无脱水症状及腹痛性质、部位、程度，观察呕吐次数、量及性质。呕吐时头侧向一边，防止窒息，以及时清除呕吐物。

（2）开放静脉通路，遵医嘱使用抗生素，纠正水、电解质紊乱。

（3）术前做好禁食、备皮、皮试等准备，禁用止痛剂，以免掩盖病情。

（二）术后

（1）术后患儿回病房，去枕平卧4～6小时，头侧向一边，保持呼吸道通畅，麻醉清醒后可取平卧位或半卧位。

（2）监测血压、心率、尿量，评估皮肤弹性和黏膜湿润情况。

（3）监测体温变化，由于肠套整复后毒素的吸收，应特别注意高热的发生，观察热型及伴随症状，以及早控制体温，防止高热惊厥。出汗过多时，以及时更换衣服，以免受凉。发热患儿每4小时一次监测体温，给予物理降温或药物降温，并观察降温效果，保持室内通风。

（4）观察肠套整复术后有无阵发性哭闹、呕吐、便血，以防再次肠套。

（5）禁食期间，做好口腔护理，根据医嘱补充水分和电解质溶液。

（6）密切观察腹部症状，有无呕吐、腹胀、肛门排气，观察排便情况并记录、保持胃肠减压引流通畅，观察引流液量、颜色、性质。

（7）肠蠕动恢复后，饮食以少量多餐为宜，逐步过渡，避免进食产气、胀气的食物，并观察进食后有无恶心、呕吐、腹胀情况。

（8）观察伤口有无渗血、渗液、红肿，保持伤口敷料清洁、干燥，防止大小便污染伤口。

（9）指导家长多安抚患儿、分散注意力，避免哭闹。

（三）健康教育

（1）陌生的环境，对疾病相关知识的缺乏及担心手术预后，患儿及家长易产生恐惧、焦虑,护理人员应热情、耐心介绍疾病的发生、发展过程及主要的治疗方法、手术目的及必要性,排除顾虑,给予心理支持,使其积极配合治疗。

(2)认真做好各项术前准备,向患儿及家长讲解备皮、禁食、皮试、术前用药的目的及注意事项,取得家长的理解和配合。

(3)术后康复过程中,指导家长加强饮食管理,防止再次发生肠套叠。

(四)出院指导

(1)饮食:合理喂养,添加辅食应由稀到稠,从少量到多量,从一种到多种,循序渐进。注意饮食卫生,预防腹泻,以免再次发生肠套叠。

(2)伤口护理:保持伤口清洁、干燥,勤换内衣,伤口未愈合前禁止沐浴,忌用手抓伤口。

(3)适当活动,避免上下举逗孩子。

(4)如患儿出现阵发性哭闹、呕吐、便血或腹痛、腹胀,伤口红肿等情况及时去医院就诊。

第六章

小儿泌尿系统常见病护理

第一节　急性肾小球肾炎

一、概述

急性肾小球肾炎(acute glomerulonephritis,AGN)简称急性肾炎,是一组不同病因所致的感染后免疫反应引起的急性弥漫性肾小球炎性病变。其特点为急性起病,患儿出现血尿、蛋白尿、水肿和高血压,并可伴有一过性氮质血症,多发生于5~10岁儿童,2岁以下者少见(原因是其免疫系统未发育完全)。男孩发病率是女孩的2倍。本病为自限性疾病,发病率为10%~12%。绝大多数为A组β溶血性链球菌感染后所致,称为急性链球菌感染后肾炎(APSGN);较少见的病原体有肺炎链球菌、支原体和腮腺炎病毒等,称为急性非链球菌感染后肾炎。

(一)病因

最常见的病因是A组β-溶血性链球菌感染后引起的,冬季常继发于呼吸道感染(尤其是咽扁桃体炎),夏季继发于皮肤感染。

(二)发病机制

发病机制详见图6-1。

(三)原发性肾小球肾炎的主要类型

(1)肾小球轻微病变。

(2)局灶性序段性肾小球硬化。

(3)局灶性序段性肾小球肾炎

(4)弥漫性肾小球肾炎:①膜性肾小球肾炎(膜性肾病);②系膜增生性肾小球肾炎;③毛细血管内增生性肾小球肾炎;④膜性增生性肾小球肾炎(系膜毛细血管性肾小球肾炎)Ⅰ型及Ⅲ型;⑤致密沉积物性肾小球肾炎(致密沉积物病;膜性增生性肾小球肾炎Ⅱ型);⑥新月体性(毛细血管外增生性)肾小球肾炎。

(5)未分类肾小球肾炎。

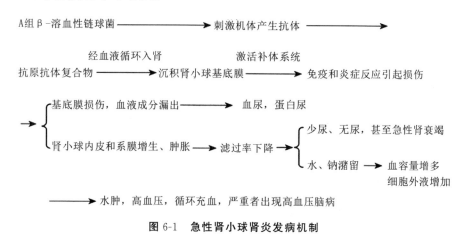

图 6-1 急性肾小球肾炎发病机制

二、治疗

本病治疗以休息及对症为主,少数急性肾衰竭病例应予透析,待其自然恢复。不宜用激素及细胞毒素药物。

(一)一般治疗

急性肾炎卧床休息十分重要。卧床能增加肾血流量,可改善尿异常改变。预防和减轻并发症,防止再感染。当肉眼血尿消失、水肿消退,血压下降可作适量散步,逐渐增加轻度活动,防止骤然增加活动量。予低盐(<3 g/d)饮食,尤其有水肿及高血压时。肾功能正常者蛋白质入量应保持正常(每天每公斤体重1 g),但氮质血症时应限制蛋白质摄入,并予高质量蛋白(富含必需氨基酸的动物蛋白)。仅明显少尿的急性肾衰竭病例才限制液体入量。

(二)感染灶治疗

肾炎急性期在有感染灶的情况下要给以足够抗感染治疗,无感染灶时,一般以不用为妥。使用抗生素来预防本病的再发往往无效。首选青霉素。

(三)对症治疗

利尿、消肿、降血压。

1.利尿

利尿是治疗本病的关键。经控制水盐入量后仍有水肿少尿或高血压者给予利尿剂,一般用氢氯噻嗪每天 1～2 mg/kg,口服;重症者用呋塞米每次1～2 mg/kg,每天 1～2 次,肌内注射或静脉注射。应用利尿剂前后注意观察体重、尿量、水肿变化并做好记录,氢氯噻嗪饭后服,减轻胃肠道反应,依他尼酸深部肌内注射或静脉滴注,尤其是静脉注射呋塞米后要注意有无大量利尿、脱水和电解质紊乱等现象,常见的有低血容量、低钾血症、低钠血症等。

2.降压

经上述处理血压仍持续升高,舒张压＞12.0 kPa(90 mmHg)时应给予降压药,首选硝苯地平每天 0.25～0.50 mg/kg,分 3 次口服;卡托普利,初始剂量每天0.3～0.5 mg/kg,最大剂量每天 5～6 mg/kg,分 3 次口服,与硝苯地平交替使用效果好。

3.高血压脑病

首选硝普钠,5～20 mg 加入 5％葡萄糖注射液 100 mL 中,以 1 μg/(kg·min)速度静脉滴注,最快不得超过 8 μg/(kg·min),同时,给予地西泮止痉及呋塞米利尿脱水等。应用硝普钠应新鲜配制,放置 4 小时后即不能再用,整个输液系统须用黑纸或铝箔包裹遮光。快速降压时必须严密监测血压、心率和药物不良反应(恶心、呕吐、情绪不安定、头痛和肌痉挛)。

4.严重循环充血

应严格限制水、钠入量和应用强利尿剂(如呋塞米)促进液体排出,表现有发生肺水肿者可用硝普钠扩张血管降压;对难治病例可采用腹膜透析或血液滤过治疗。

5.急性肾衰竭

维持水、电解质平衡,以及时观察和处理水过多、低钠血症、高钾血症(乏力、心率减慢、心律失常)、氮质血症(恶心、呕吐、疲乏、意识障碍)、酸中毒(呼吸深快、樱桃嘴)。

(四)中医治疗

本病多属实证。根据辨证可分为风寒、风热、湿热,分别予以宣肺利尿,凉血解毒等疗法。

(五)抗凝疗法

根据发病机制,肾小球内凝血是个重要病理改变,主要为纤维素沉积及血小板聚集。因此,在治疗时,可采用抗凝疗法,将有助于肾炎缓解。具体方法:①肝

素按 $0.8\sim1.0$ mg/kg 体重加入 5% 葡萄糖注射液250 mL,静脉滴注,每天 1 次, $10\sim14$ 次为 1 个疗程,间隔 $3\sim5$ 天再行下 1 个疗程,共 $2\sim3$ 个疗程;②双嘧达莫 $50\sim100$ mg 每天 3 次;③丹参 $20\sim30$ g 静脉滴注,亦可用尿激酶 $2\sim6$ 万单位加入 5% 葡萄糖注射液250 mL静脉滴注,每天 1 次, 10 天为 1 个疗程,根据病情进行 $2\sim3$ 个疗程。但宜注意肝素与尿激酶不可同时应用。

(六)抗氧化剂应用

可应用超氧歧化酶(SOD)、含硒谷胱甘肽过氧化酶(SeGsHPx)及维生素 E。①超氧歧化酶可使 O_2 转变成 H_2O_2 。②含硒谷胱甘肽过氧化物酶,使 H_2O_2 还原为 H_2O 。③维生素 E 是体内血浆及红细胞膜上脂溶性清除剂,维生素 E 及辅酶 Q_{10} 可清除自由基,阻断由自由基触发的脂质过氧化的连锁反应,保护肾细胞,减轻肾内炎症过程。

三、护理评估

(一)健康史

询问患儿病前 $1\sim3$ 周有无上呼吸道或皮肤感染史,目前有无发热、乏力、头痛、呕吐及食欲下降等全身症状;若主要症状为水肿或血尿,应了解水肿开始时间、持续时间、发生部位、发展顺序及程度。了解患儿 24 小时排尿次数及尿量、尿色。询问目前药物治疗情况,用药的种类、剂量、疗效及不良反应等。

(二)身体状况

重点评估患儿目前的症状、体征,包括一般状态,如神志、体位、呼吸、脉搏、血压及体重等。

1.一般病例

有以下 4 项表现。①水肿:水肿的出现率约为 70%$\sim$90%初始于眼睑和颜面,渐下行至四肢及全身,多为轻度或中度水肿,合并浆膜腔积液者少见。水肿一般为非凹陷性,与肾病性水肿明显不同。②尿少:尿量减少,可有少尿或无尿。尿量越少则水肿越重。③血尿:100%患儿有血尿,多为镜下血尿,约 1/3 病例可有肉眼血尿,此时尿呈鲜红色或洗肉水样(中性或弱碱性尿者),也可呈浓茶色、茶褐色或烟灰样(酸性尿者)。④高血压:70%病例有高血压,患儿可有头晕、头痛、恶心、呕吐和食欲缺乏等,此因水、钠潴留,血容量扩大所致。

2.严重病例

多在病程 $1\sim2$ 周内发生,除上述一般病例的表现外,有以下一项或多项表现:①严重循环充血:表现有尿少加剧、心慌气促、频咳、烦躁、不能平卧、呼吸深大、发绀、两肺湿音、心率增快,可有奔马律和肝脏进行性增大。②高血压脑病:表现有剧烈头痛、频繁呕吐、视力模糊、一过性失明、嗜睡、惊厥和昏迷。此时血压可高达 21.3～26.7/14.7～18.7 kPa(160～200/110～140 mmHg)。③急性肾功能不全:表现有少尿或无尿、水肿加剧、氮质血症、代谢性酸中毒和电解质紊乱。

3.非典型病例

(1)无症状性 APSGN:无急性肾炎的临床表现,但有相应的实验室检查异常,但较轻微,故又称为亚临床型急性肾炎。

(2)肾外症状性 APSGN:患儿有水肿和/或高血压,但尿改变轻微,多呈一过性尿异常或尿检始终正常,故又称为尿轻微异常或无异常的急性肾炎。

(3)具肾病表现的 APSGN:以急性肾炎起病,但水肿和蛋白尿似肾病,可有低蛋白血症,以至于误诊为肾炎性肾病综合征,故又称为肾病综合征性急性肾炎。

(三)社会、心理状况

了解患儿及家长的心态及对本病的认识程度。患儿多为年长儿,心理压力来源较多,除因疾病和治疗对活动及饮食严格限制的压力外,还有来自家庭和社会的压力,如中断了日常与同伴的玩耍或不能上学而担心学习成绩下降等,会产生紧张、忧虑、抱怨等心理,表现为情绪低落、烦躁易怒等。家长因缺乏本病的有关知识,担心转为慢性肾炎影响患儿将来的健康,可产生焦虑、失望等心理,渴望寻求治疗方法,愿意接受健康指导并与医务人员合作。学龄期患儿的老师及同学因缺乏本病的有关知识,会表现出过度关心和怜悯,会忽略对患儿的心理支持,使患儿产生自卑心理。

(四)辅助检查指标

(1)尿液检查:血尿为急性肾炎重要所见,或肉眼血尿或镜下血尿,尿中红细胞多为严重变形红细胞,此外还可见红细胞管型,提示肾小球有出血渗出性炎症,是急性肾炎的重要特点。尿沉渣还常见肾小管上皮细胞、白细胞、大量透明和颗粒管型。尿蛋白通常为(＋)～(＋＋),尿蛋白多属非选择性,尿中纤维蛋白降解产物(FDP)增多。尿常规一般在 4～8 周内大致恢复正常。残余镜下血尿(或爱迪计数异常)或少量蛋白尿(可表现为起立性蛋白尿)可持续半年或更长。

红细胞计数及血红蛋白可稍低,系因血容量扩大,血液稀释所致。白细胞计数可正常或增高,此与原发感染灶是否继续存在有关。血沉增快,2～3 个月内恢复正常。

（2）血常规：肾小球滤过率（GFR）呈不同程度下降，但肾血浆流量仍可正常，因而滤过分数常减少。与肾小球功能受累相较，肾小管功能相对良好，肾浓缩功能多能保持。临床常见一过性氮质血症，血中尿素氮、肌酐增高。不限水量的患儿，可有一轻度稀释性低钠血症。此外患儿还可有高血钾及代谢性酸中毒。血浆蛋白可因血液稀释而轻度下降，在蛋白尿达肾病水平者，血清蛋白下降明显，并可伴一定程度的高脂血症。

（3）血化学及肾功能检查。

（4）细胞学和血清学检查：急性肾炎发病后自咽部或皮肤感染灶培养出 β 溶血性链球菌的阳性率约 30%，抗链球菌溶血素 O 抗体（ASO），其阳性率达 50%～80%，通常于链球菌感染后 2～3 周出现，3～5 周滴度达高峰，半年内恢复正常。判断其临床意义时应注意，其滴度升高仅表示近期有过链球菌感染，与急性肾炎的严重性无直接相关性；尚可检测抗脱氧核糖核酸酶 B 及抗透明质酸酶，并应注意应于 2～3 周后复查，如滴度升高，则更具诊断价值。

（5）血补体测定：除个别病例外，肾炎病程早期血总补体及 C_3 均明显下降，6～8 周后恢复正常。此规律性变化为本症的典型表现。血补体下降程度与急性肾炎病情轻重无明显相关，但低补体血症持续 8 周以上，应考虑有其他类型肾炎之可能，如膜增生性肾炎、冷球蛋白血症或狼疮肾炎等。

（6）肾活检：肾活检将展示急性间质性肾炎或肾小球肾炎的特征性病理变化。肾小球囊内可见广泛的新月体形成。

（7）其他检查：部分病例急性期可测得循环免疫复合物及冷球蛋白。通常典型病例不需肾活检，但如与急进性肾炎鉴别困难；或病后 3 个月仍有高血压、持续低补体血症或肾功能损害者可行肾活检检查。

四、护理措施

（1）急性期应绝对卧床休息 2 周，待水肿和肉眼血尿消失，血压正常，可逐渐恢复活动。

（2）严格执行饮食管理，急性期高度水肿、少尿时给予低蛋白、低盐、高糖饮食，适当限制水分，待尿量增加，水肿消退，可改为普通饮食，鼓励患儿多吃水果及糖类食物。

（3）详细记录尿液颜色、性质、次数，每周送检尿常规 2 次。

（4）急性期每天测血压 2 次，有条件给予血压监测，以及时记录。

（5）每周测体重 2 次，并积极应用抗生素控制感染灶，勿选用对肾有损害的抗生素。

(6)严密观察并发症的发生,发现问题及时报告医师处理。①心力衰竭:患儿烦躁不安、发绀、端坐呼吸、胸闷、心率增快、尿少、肝急骤增大、呼吸急促、咳泡沫样痰,应立即安置患儿半坐卧位、吸氧,报告医师并做好抢救准备。②高血压脑病:患儿出现血压增高、头痛、呕吐、烦躁、惊厥等,应立即报告医师并保持患儿安静,给予吸氧,神志不清按昏迷常规护理。③急性肾功能不全:患儿出现少尿或无尿、头痛、呕吐、呼吸深长,立即报告医师,按急性肾功能不全护理。

第二节 肾盂肾炎

一、概述

肾盂肾炎是尿路感染中的一种重要临床类型,是由细菌(极少数为真菌、病毒、原虫等)直接引起的肾盂肾盏和肾实质的感染性炎症。本病好发于女性,女男比约为10:1,临床上将本病分为急性或慢性两期。

(一)病因

本病为细菌直接引起的感染性肾脏病变,近年也有认为细菌抗原激起的免疫反应可能参与慢性肾盂肾炎的发生和发展过程。致病菌以肠道细菌为最多,大肠埃希菌占60%~80%,其次依次是副大肠埃希菌、变形杆菌、金黄色葡萄球菌、粪链球菌、产碱杆菌、铜绿假单胞菌等,偶见厌氧菌、真菌、病毒和原虫感染。感染途径以上行感染最常见。

(二)发病机制

细菌侵入肾脏后,血液循环与肾脏感染局部均可产生抗体,与细菌结合,引起免疫反应。另外,细菌毒力在发病机制中起重要作用,某些大肠埃希菌对尿路上皮细胞有特殊亲和力,可黏附在尿路上皮细胞的相应受体上引起感染。

二、治疗

治疗原则:控制症状,消除病原体,去除诱发因素,预防复发。

(一)急性肾盂肾炎

1.轻型急性肾盂肾炎

经单剂或3天疗法治疗失败的尿路感染或轻度发热和/或肋脊角叩痛的肾

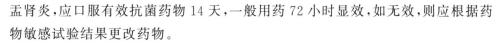

盂肾炎,应口服有效抗菌药物 14 天,一般用药 72 小时显效,如无效,则应根据药物敏感试验结果更改药物。

2.较严重急性肾盂肾炎

发热体温>38.5 ℃,血白细胞升高等全身感染中毒症状明显者,静脉输注抗菌药物。无药敏结果前,暂用环丙沙星 0.25 g,每 12 小时 1 次,或氧氟沙星 0.2 g,每 12 小时 1 次,或庆大霉素 1 mg/kg,每 8 小时 1 次,必要时改用头孢噻肟 2 g,每 8 小时 1 次。获得药敏报告后,酌情使用肾毒性小而便宜的抗菌药。静脉用药至退热 72 小时后,改用口服有效抗菌药,完成 2 周疗程。

3.重型急性肾盂肾炎

寒战、高热、血白细胞显著增高、核左移等严重感染中毒症状,甚至低血压、呼吸性碱中毒,疑为革兰阴性败血症者,多是复杂性肾盂肾炎,无药敏结果前,可选用下述抗菌药联合治疗:①半合成的广谱青霉素(如哌拉西林 3 g,每 6 小时静脉滴注 1 次),毒性低,价格较第 3 代头孢菌素便宜;②氨基糖苷类抗生素(如妥布霉素或庆大霉素 1 mg/kg,每 8 小时静脉滴注 1 次);③第 3 代头孢菌素类(如头孢曲松钠 1 g,每 12 小时静脉滴注 1 次,或头孢哌酮钠 2 g,每 8 小时静脉滴注 1 次)。通常使用一种氨基糖苷类抗生素加上一种广谱青霉素或头孢菌素类联用起协同作用。退热 72 小时后,改用口服有效抗菌药,完成 2 周疗程。肾盂肾炎患儿在病情允许时,应尽快做影像学检查。以确定有无尿路梗阻(尤其是结石),如尿液引流不畅未能纠正,炎症很难彻底治好;④碱化尿液:口服碳酸氢钠片,每次 1 g,每天 3 次,增强上述抗生素的疗效,减轻尿路刺激症状及减少磺胺结晶所致结石等。

(二)慢性肾盂肾炎

1.一般治疗

寻找并去除导致发病的易感因素,尤其是解除尿流不畅、尿路梗阻,纠正肾和尿路畸形,提高机体免疫力等。多饮水、勤排尿,增加营养。

2.抗菌药物治疗

药物与急性肾盂肾炎相似,但治疗较困难。抗菌治疗原则:①常需两类药物联合应用,必要时中西医结合治疗;②疗程宜适当延长,选用敏感药物;③抗菌治疗同时,寻找并去除易感因素;④急性发作期用药同急性肾盂肾炎。

三、护理评估

(一)健康史

询问患儿有无寒战、高热、全身不适、疲乏无力等全身症状及尿液外观有无浑浊、脓尿或血尿等。

（二）身体状况

评估患儿有无尿频、尿急、尿痛、耻骨弓上不适等尿路刺激征,是否伴腰痛或肾区不适、肋脊角有压痛和/或叩击痛或腹部上、中输尿管点和耻骨上膀胱区有压痛。

1.急性肾盂肾炎

临床表现为患儿起病急,常有寒战、高热(体温可达 40 ℃以上)、全身不适、疲乏无力、食欲减退、恶心呕吐等,泌尿系统症状患儿有腰痛,多为钝痛或酸痛,程度不一,少数有腹部绞痛,沿输尿管向膀胱方向放射,体检时在上输尿管点(腹直肌外缘与脐平线交叉点)或肋腰点(腰大肌外缘与 12 肋交叉点)有压痛,肾叩痛阳性。患儿常有尿频、尿急、尿痛等膀胱刺激症状。

2.慢性肾盂肾炎

症状较急性期轻,有时可表现为无症状性尿。半数以上患儿有急性肾盂肾炎既往史,其后有乏力、低热、厌食及腰酸腰痛等症状,并伴有尿频、尿急、尿痛等下尿路刺激症状。急性发作表现也时有出现。肾盂肾炎病程超过半年,同时伴有以下情况之一者,可诊断为慢性肾盂肾炎:①在静脉肾盂造影片上可见肾盂肾盏变形、狭窄;②肾外形凹凸不平(有局灶粗糙的肾皮质瘢痕),且两肾大小不等;③肾功能有持续性损害。

（三）社会、心理状况

了解患儿及家长的生活环境,以及对本病的认识程度。

（四）辅助检查指标

1.尿常规和细胞计数

镜检尿白细胞明显增多,见白细胞管型。红细胞增多,可有肉眼血尿。白细胞最常见>5 个/HP。尿蛋白常为阴性或微量,一般<2.0 g/d。

2.血常规

急性肾盂肾炎血白细胞和中性粒细胞增高,并有中性粒细胞核左移。血沉可增快。慢性期红细胞计数和血红蛋白可轻度降低。

3.尿细菌学检查

临床意义为尿含菌量≥10^5/mL,即为有意义的细菌尿。$10^4 \sim 10^5$/mL 为可疑阳性,<10^4/mL 则可能是污染。膀胱穿刺尿定性培养有细菌生长也提示菌尿。

4.尿沉渣镜检细菌

清洁中段尿的未染色的沉渣用高倍镜找细菌,如平均每视野≥20 个细菌,即为有意义的菌尿。

5.肾功能检查

尿渗透浓度下降,肌酐清除率降低,血尿素氮、肌酐增高。

6.影像学检查

肾盂造影、B 超等。

四、护理措施

(1)密切观察患儿的生命体征,尤其是体温的变化,对高热患儿可采用冰敷等物理降温措施,并注意观察和记录降温的效果。

(2)进食清淡而富于营养的饮食,指导患儿尽量多摄入水分,以使尿量增加达到冲洗膀胱、尿道的目的,减轻尿路刺激征。

(3)急性发作期患儿应注意卧床休息,各项护理操作最好集中进行,避免过多打扰患儿,加重患儿的不适,应做好生活护理。

(4)按医嘱使用抗生素药物,让患儿及家属了解药物的作用、用法、疗程的长短。尤其是慢性肾盂肾炎患儿治疗较复杂。

(5)向患儿及家属解释各种检查的意义和方法,正确采集化验标本,以指导临床选用抗生素药物。

(6)认真观察病情变化,如腰痛的性质、部位、程度变化及有无伴随症状、急性肾盂肾炎患者若高热等全身症状加重或持续不缓解,且出现腰痛加剧等时,应考虑是否出现肾周脓肿、肾乳头坏死等并发症,应及时通知医师处理。

(7)肾疼痛明显应卧床休息,嘱其尽量不要弯腰,应站立或坐直,以减少对肾包膜的牵拉力,利于疼痛减轻。

(8)加强卫生宣教,注意个人清洁,尤其是注意会阴部及肛周皮肤的清洁。避免过度劳累,多饮水、勤排尿是最简单而有效的预防尿路感染的措施。

第三节　肾病综合征

一、概述

肾病综合征(nephrotic syndrome,NS)是由于多种病因造成肾小球基底膜通透性增高,大量血浆蛋白从尿中丢失引起的一组临床综合征。

肾病综合征在小儿肾脏疾病中发病率仅次于急性肾炎。1982年我国的调查结果肾病综合征占同期住院泌尿系统疾病患儿的21%。男女比例为3.7：1。发病年龄多为学龄前儿童,3～5岁为发病高峰,按病因分为原发性、继发性和先天性3种类型。小儿时期绝大多数＞90%以上为原发性肾病综合征,本节主要叙述原发性肾病综合征。

原发性肾病综合征分为单纯性肾病和肾炎性肾病,单纯性肾病多见2～7岁,临床上具有四大特征,水肿非常重,可伴有胸腔积液、腹水及阴囊水肿,重者有少尿。病理多见微小病变。肾炎性肾病多见7岁以上儿童,水肿不如单纯性肾病重,但伴有持续性高血压或血尿或血补体下降,肾功能不全。病理多见微小病变。

(一)病因

目前病因尚未明确,多认为与机体的免疫功能异常有关(如急性肾炎引起肾小球滤过膜损伤等)患儿起病或复发前常有前驱期的感染症状,尤其是呼吸道感染。McDonald曾做前瞻性研究发现近70%复发前有上呼吸道感染。

(二)发病机制

发病机制详见图6-2。

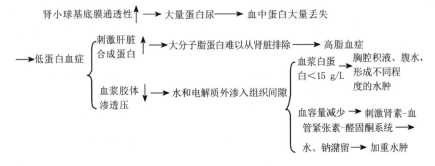

图6-2　肾病综合征发病机制

二、治疗

治疗原则:利尿、糖皮质激素(简称激素)治疗、免疫抑制剂治疗、抗凝治疗、中药治疗。

(一)利尿药物

一般不用利尿剂治疗,只有高度水肿、严重胸腔积液、腹水等时使用,以改善全身症状,如呋塞米和氢氯噻嗪等,以及低分子右旋糖酐(提高血浆胶体渗透压)。必要时按医嘱用清蛋白。

(二)激素治疗

应用激素尽管有某些不良反应且尚未解决复发问题,临床实践证明仍是目前能诱导蛋白消失的有效药物,并作为肾病治疗的首选药。故肾上腺皮质激素为治疗肾病综合征较有效的首选药物。常用泼尼松,口服给药。在尿蛋白消失以前每天 2 mg/kg,分 3～4 次服用;尿蛋白转阴后改为隔天给药一次,早餐后一次顿服,不能擅自停药。

1.泼尼松中长程疗法

国内较多采用。

2.泼尼松短程治疗

欧美等国多采用此法。

3.疗效判断

用药后 8 周进行评价,评价的要点是水肿情况,尿蛋白 2 项指标。激素分泌有晨高夜低昼夜波动规律,护理要点是正确准时执行药疗,并注意观察激素的不良反应。

4.复发

尿蛋白转阴,停用激素 4 周以上,尿蛋白≥(＋＋)。①反复:治疗过程中尿蛋白转阴后出现同复发蛋白尿变化。②频繁复发:初次反应后 6 个月内 2 次,1 年内＞3 次。③激素依赖:皮质激素停用或减量 2 周内复发或反复且重复＞3 次。④激素耐药:治疗满 8 周尿蛋白(＋＋)以上。⑤激素敏感:正规治疗 8 周内尿蛋白转阴,水肿消退。⑥激素部分敏感:治疗 8 周内水肿消退,尿蛋白(＋)～(＋＋)。

(三)免疫抑制剂治疗

适应证:难治性肾病和/或激素不良反应严重者,可加用或换用免疫抑制剂,用药有环磷酰胺、雷公藤多苷等。

(四)抗凝治疗

如肝素、双嘧达莫、活血化瘀中药丹参等。

三、护理评估

询问感染病史、水肿血尿情况、尿量情况,观察患儿有无严重并发症,了解患儿及家长对本病的认识程度。

(一)健康史

询问患儿病前 1～3 周有无上呼吸道或皮肤感染史;若主要症状为水肿或蛋白尿,应了解水肿开始时间、持续时间、发生部位、发展顺序及程度。了解患儿

24 小时排尿次数及尿量、尿色,有无泡沫。询问目前药物治疗情况,用药的种类、剂量、疗效及不良反应等。

(二)身体状况

重点评估患儿目前的体征及有无并发症发生,检查水肿的部位、程度及指压迹,是否为凹陷性水肿,有无凝状态和血栓形成(如最常见的肾静脉血栓形成发生突然腰痛或腹痛)、感染、电解质紊乱、生长延迟等并发症。

临床四大特点:水肿(常为主诉,最常见)、大量蛋白尿[尿蛋白定性>(+++),24 小时定量>50 mg/kg,最根本的病理生理改变,是引起其他三大症的基本原因]、低清蛋白血症和高胆固醇血症。

1.全身水肿

几乎所有肾病综合征患儿均出现程度不同的凹陷性水肿,水肿可持续数周或数月,或于整个病程中时肿时消。检查水肿的部位、程度及指压迹,是否为凹陷性水肿。在肾病综合征患儿感染(特别是链球菌感染)后,常使水肿复发或加重,甚至可出现氮质血症。

2.消化道症状

因胃肠道水肿,肾病综合征患儿常有不思饮食、恶心、呕吐、腹胀等消化道功能紊乱症状。当肾病综合征患儿出现有氮质血症时,上述症状加重。

3.高血压

非肾病综合征的重要症状,但有水、钠潴留及血容量增多,可出现一时性高血压,而Ⅱ型原发性肾病综合征可伴有高血压症状。

4.蛋白尿

大量蛋白尿是诊断肾病综合征最主要症状。

5.低蛋白血症

主要是肾病综合征患儿血浆蛋白下降,其程度与蛋白尿的程度有明显关系。

6.高脂血症

肾病综合征患儿血中三酰甘油明显增高。

(三)社会、心理状况

了解患儿及家长的心态及对本病的认识程度。年长儿因来自医院、家庭、社会多方面的压力而产生抑郁、焦虑、烦躁、隐瞒、否认等情绪,再加之患儿应用激素关系引起的体型改变产生自卑心理;而年龄小患儿会因医院检查治疗及医疗性限制等造成患儿情绪异常。

（四）辅助检查指标

1.尿

尿常规镜下可见大量的红细胞、白细胞和多种细胞或颗粒管型。在过敏性间质性肾炎患儿尿中可见嗜酸性细胞。尿钠浓度 $10\sim40$ meq/L。尿蛋白明显增多，定性（＋＋＋）～（＋＋＋＋），24 小时尿蛋白定量$\geqslant0.05\sim0.10$ g/kg。

2.血常规

血浆总蛋白和清蛋白明显减少，血清胆固醇明显增高。在免疫复合物沉积期间，血清补体成分减少。在某些条件下，可检出循环免疫复合物。其他测定可发现红斑狼疮和血栓性血小板减少性紫癜等全身性疾病。

3.X 线检查

静脉尿路造影或同位素肾扫描可以表现为显影不良。因为造影剂有肾毒性作用，因此应避免进行常规的静脉尿路造影。超声检查是排除尿路梗阻的最佳手段。

四、护理措施

（1）执行儿科一般护理常规。

（2）适当休息，无高度水肿、低血容量及感染的患儿无须卧床，即使卧床也应在床上经常变换体位，以防血管栓塞等并发症，但不要过劳，以防复发，严重水肿或高血压须卧床休息，并遵医嘱使用利尿剂及降压药，一般无须严格限制活动。

（3）饮食治疗目的是保证营养供应，减轻肾的工作负担，减少钠、水潴留及代谢产物的积聚。严格按照医嘱给予必要的饮食治疗，有高血压、水肿时应限制盐的摄入。肾功能减退、明显少尿时，严格限水；氮质血症时应限制患儿蛋白质的入量，并给予含有必需氨基酸的优质蛋白；激素治疗阶段，适当增加蛋白质、钙剂和维生素 D。

（4）与感染性疾病患儿分室居住，防止交叉感染。病室温度适宜，注意随气候变化增减衣服，防止受凉感冒使病情加重或复发。

（5）准确记录出入量，观察尿色、性质、尿量等。

（6）及时收集尿标本，收集早晨第 1 次尿做尿常规，每周送检 2 次。留取尿培养标本时遵守无菌操作，争取于治疗前送检。留 24 小时或 12 小时尿标本，在尿盆内加入 0.8% 硼酸 10 mL。尿标本内不要混入大便，准确测量尿量并做记录。

（7）每周测体重 2 次（每周二、周六早餐前），水肿严重、少尿患儿每天测体重

1次。

（8）加强皮肤护理，保持皮肤清洁、干燥，预防皮肤感染及褥疮。阴囊肿大时，可用阴囊托带托起。

（9）密切观察生命体征及病情变化，如发现烦躁、头痛、心律失常等及时报告医师。①肾衰竭：少尿或无尿、恶心、呕吐、食欲缺乏、头痛、呼吸深长等。②高血压脑病：血压增高、头痛眼花、呕吐、呼吸急促、烦躁、神志不清、惊厥等。③心力衰竭：患儿烦躁不安、胸闷、气促、咳嗽、脉快、尿少、肝大等。

（10）注意观察水、电解质平衡紊乱症状，以及时报告医师处置。①低钾血症：心律减慢、心音低钝、无力。②低钠血症：面色苍白、无力、食欲低下、水肿加重。③低钙血症：出现手足抽搐。

（11）血压高者，根据病情每天测量血压1～3次。

（12）肾病患儿用激素治疗时，易有骨质疏松，要避免剧烈活动，防止发生骨折。

第四节 尿 道 下 裂

尿道下裂是一种外生殖器畸形，因胚胎发育过程障碍，尿道沟不能完全融合到龟头的远端，尿道口位于冠状沟至会阴之间的任何部位，可同时伴有阴茎下曲畸形。

一、临床特点

（一）临床类型

（1）阴茎头、冠状沟型：尿道外口位于冠状沟腹侧，系带缺如，包皮位于龟头的背侧呈帽状，阴茎发育正常，龟头轻度下曲。

（2）阴茎体型：尿道外口位于阴茎体腹侧，阴茎可向腹侧弯曲。

（3）阴茎、阴囊型：尿道外口位于阴茎、阴囊交界处，阴茎严重向腹侧弯曲，不能站立排尿。

（4）会阴型：尿道外口位于会阴，阴茎海绵体发育不良，严重下曲，阴囊对裂，伴阴茎阴囊转位，外生殖器酷似女性。

(二)辅助检查

染色体检查核型为(46,XY),影像学、腹腔镜检查可见男性性器官。

二、护理评估

(一)健康史

询问有无尿道下裂的家族史。母亲孕期有无外源性雌激素接触和应用史。了解患儿对排尿方式改变的适应能力。

(二)症状、体征

评估患儿尿道开口的位置高低,阴茎发育情况及有无阴茎下弯存在。是否合并单、双侧隐睾。

(三)社会、心理状况

评估患儿及家长对手术的心理反应,有无担心阴茎外观及成年后的性生活和生育能力。

三、常见护理问题

(1)焦虑与患儿年幼、幻想阴茎被切除,双亲因患儿性别不明或担心成年后无法婚育有关。

(2)有阴茎血循环障碍的危险:与手术后阴茎肿胀、伤口出血、弹力绷带包扎过紧有关。

(3)感染的危险:与手术切口及引流管有关。

(4)疼痛与手术损伤、术后局部水肿有关。

(5)合作性问题:伤口出血、尿瘘、尿道狭窄。

四、护理措施

(一)术前护理

(1)心理护理了解患儿及家长焦虑的程度,主动听取患儿及家长对有关疾病的述说,了解其对疾病认识程度,保护患儿及家长的隐私。利用图片、玩偶,简单地告知患儿手术后尿道开口会移向前面,避免用"切""割开"等字眼。

(2)强调术前阴茎包皮清洗的重要性,皮肤皱褶处展开清洗,防止术后感染。

(3)术前训练在床上排便。

(二)术后护理

1.卧位

麻醉清醒前去枕头侧位,防止呕吐物吸入引起窒息。密切观察生命体征变化。清醒后取平卧位或平侧卧位,四肢适当约束,尽量少翻动,避免伤口出血,使用护架,避免盖被直接压迫阴茎。

2.导尿管护理

(1)妥善固定导尿管并保持引流通畅,避免折叠、扭曲、过度牵拉,适当约束患儿四肢,防止因烦躁、哭闹而拔管。

(2)由于导尿管的放置容易刺激膀胱引起尿意,嘱患儿不要用力排尿,以免引起尿液自尿道口外溢及导尿管滑出。

(3)定时更换引流袋并观察记录引流液的性质及量。

(4)如发现尿袋内尿量较长时间未见增加,膀胱区膨隆,且孩子有哭叫、疼痛、想排尿等症状,则提示引流不畅,须及时处理,必要时给予膀胱冲洗。

(5)留置导尿管放置7～12天,拔管后第一次排尿可能会有疼痛,应鼓励患儿多饮水、增加排尿次数,保持排尿通畅。拔管后注意观察尿线粗细及有无尿瘘发生。

3.伤口护理

评估局部切口敷料渗出情况及是否被尿液污染,观察龟头色泽、阴茎血液循环,如有发紫、肿胀等情况,应立即报告医师处理。术后伤口有渗血时可用消毒干棉签轻轻擦去。阴茎外露部分涂上抗生素软膏。

4.饮食护理

鼓励多饮水,限制各种饮料的摄入,防止尿酸结晶形成阻塞导尿管。多食粗纤维及高蛋白、高维生素的食物,保持大便通畅,如有排便困难,可用开塞露通便,避免因用力排便引起伤口出血及尿液自尿道口外溢。

5.疼痛的护理

观察疼痛发生的时间、性质,倾听其对疼痛的描述,根据疼痛脸谱分级图评估患儿疼痛的程度,如疼痛较轻时鼓励家长给孩子讲故事、听音乐、用有吸引力的玩具分散其注意力,必要时给予药物止痛并观察效果,如夜间阴茎勃起引起疼痛,可每晚睡前口服乙酚。

6.皮肤护理

加强背部皮肤清洁,每天用温水清洗,臀、背部可垫柔软毛巾。如术后肛周皮肤瘙痒,可用 PVP-I 棉签擦拭。

(三)健康教育

(1)向家长讲解疾病的相关知识及手术后可能发生的并发症,如尿瘘、尿道狭窄等。

(2)向家长解释约束患儿四肢的重要性,防止意外拔管。

五、出院指导

(1)伤口:保持阴茎伤口清洁干燥,避免搔抓。局部用 PVP-I、红霉素软膏涂抹至完全愈合。

(2)饮食:加强营养,给予易消化、刺激性小的食物,多喝开水,多吃蔬菜和水果,避免吃含激素类补品。

(3)活动:避免剧烈活动及骑跨动作。

(4)复查:观察尿线粗细,有无排尿困难,如有排尿困难及时来院就诊。出院后 2 周可回院检查一次,如有尿道狭窄应定期扩张至术后 3 个月,以后可间隔1、3、6 年分别随访检查一次。有尿瘘患儿应定期复查,如半年后仍未愈合需手术修补。

(5)阴茎发育差的患儿可遵医嘱在手术后一年酌情使用绒毛膜促性腺激素注射治疗,以刺激阴茎发育。

第五节 尿 路 结 石

小儿尿路结石的病因:①代谢性疾病;②感染因素;③先天性畸形;④生活环境因素等。小儿泌尿系统结石的发生率远较成年人低,在小儿尿石症中,遗传及解剖原因引起的居重要地位。

一、临床特点

(一)血尿

多为镜下血尿,有时为肉眼血尿。多于剧烈活动后出现。

(二)疼痛

腰部钝痛,也可绞痛,小儿可表现为哭闹、呕吐、面色苍白、出冷汗。

(三)体检

肾区叩痛。如肾积水可触及包块。

(四)急性尿闭

一侧肾结石导致梗阻时,可反射性引起对侧上段输尿管水肿,出现尿闭。

（五）泌尿系统感染

可出现发热、脓尿及膀胱刺激症状。

（六）辅助检查

（1）B超检查：可判断结石大小和部位。

（2）X线平片检查：可发现大多数肾结石。

（3）静脉肾盂造影可有肾积水。

（4）尿常规可有血尿。

二、护理评估

（一）健康史

了解患儿的生活环境、饮食习惯（有无喜甜食、肉食及少饮水等）。有无遗传、代谢、局部解剖异常及感染因素，有无某些药物服用史（如磺胺类药物），患儿血尿、疼痛的发生时间，既往有无肾绞痛发作及泌尿系统感染史，有无经过治疗及治疗效果。

（二）症状、体征

评估血尿的量及疼痛的严重程度，疼痛是否与活动有关，有无尿路感染症状。

（三）社会、心理状况

了解患儿及家长对疾病的认知程度，评估家长对患儿手术的支持能力。

（四）辅助检查

了解患儿实验室检查结果及重要脏器功能，尤其是肾功能。

三、常见护理问题

（1）疼痛与结石梗阻有关。

（2）血尿与结石摩擦损伤黏膜及手术有关。

（3）感染与结石梗阻，手术后引流管放置及机体抵抗力下降有关。

（4）知识缺乏：家长缺乏疾病预防知识。

（5）合作性问题：出血。

四、护理措施

（一）非手术治疗护理

1.疼痛的护理

向患儿及家长解释疼痛与活动的关系，要求尽可能避免大运动量的活动。

根据疼痛脸谱分级评估患儿疼痛的程度,倾听其对疼痛的描述。鼓励家长给孩子讲故事,听音乐,分散其注意力。有剧烈疼痛者,遵医嘱应用解痉止痛药并注意观察止痛效果。

2.鼓励患儿多饮水,增加尿量

观察尿量、尿色,注意有无结石排出。口服中药排石冲剂有促进排石作用,服药过程中更需加强观察。尿闭患儿要控制液体入量。

3.尿路感染的护理

观察患儿有无发热、呕吐、腹痛、尿频、尿急、尿痛,正确留取尿标本检验。保持会阴部清洁,可予1∶5 000 PP溶液坐浴,每天 2 次,同时也应鼓励患儿增加饮水量。遵医嘱及时应用抗生素。

4.监测血气、电解质及肾功能

监测血气、电解质及肾功能如肌酐、尿素氮持续升高,少尿或无尿,血钾升高等,应警惕肾衰竭,以及时向医师报告,以决定治疗方案,必要时行腹膜或血液透析治疗。

5.密切观察

密切观察患儿有无剧烈腹痛、严重血尿、少尿或无尿等急性梗阻症状,如有变化需及时告知医师。

(二)手术治疗护理

1.术前

(1)按医嘱给抗生素控制感染,鼓励患儿多饮水,起到内冲洗作用。

(2)做好术前准备工作,手术前晚及术晨分别给予开塞露灌肠,以利手术前X 线摄片或 B 超对结石的准确定位。

(3)心理护理给予疾病相关知识的宣教及心理支持。

2.术后

(1)体位肾实质切开取石后应取平卧位,少翻动,绝对卧床 1～2 周,防止出血。

(2)保持呼吸道通畅,做好麻醉清醒前护理。

(3)饮食术后禁食,待肠功能恢复后进流质、半流质,逐渐向普食过渡,避免刺激性食物,保持大便通畅,鼓励多饮水。

(4)严密观察生命体征变化,观察肾功能各项(如肌酐、尿素氮)指标,观察切口有无渗血及尿色的变化,以及时发现继发性出血。

(5)引流管护理将各引流管明确标记并妥善固定,保持引流通畅,避免折叠、扭曲、过度牵拉。适当约束患儿四肢,防止因烦躁、哭闹而拔管。定时更换引流袋并记录引流液的色、量及性质。

肾周引流管一般放置 3 天左右,保持周围敷料清洁干燥,注意有无尿漏。如有尿漏,适当延长引流管放置时间。

肾盂引流管内如发现可凝固的血性液时及时报告医师,术后 10～12 天试夹闭引流管,如无梗阻可拔管。小儿一般不作肾盂冲洗。

(三)健康教育

(1)向患儿及家长宣教术前准备的内容及注意事项,使之能够密切配合。

(2)向患儿及家长讲解术后引流管放置及保持通畅的重要性,告之家长妥善固定引流管的方法,防止过早脱管。

(3)给予家长有关肾结石原因及预防复发的健康知识指导。

五、出院指导

(一)活动

适当活动,肾实质切开取石术后 3 个月不参加体力活动及剧烈运动。

(二)饮水

告诉家长给患儿多饮水,增加尿量,是预防结石形成和增大最有效的方法。

(三)饮食

动物性蛋白摄入过多会增加钙、草酸、尿酸 3 种成石危险,平时多吃含纤维素丰富的食物,少吃糖、饮料及菠菜,高尿酸者限制动物内脏和豆制品等含嘌呤较多的食物,高钙尿者忌高钙饮食。

(四)复查

发现有下列情况应及时就诊:剧烈肾绞痛,伴有恶心呕吐、寒战、发热、尿液性质和气味改变。代谢性和感染性结石要积极治疗原发病。还可根据体内代谢异常的情况适当口服一些药物来预防结石复发。告诉家长要定期随访和复查,了解肾脏功能及肾结石有否复发。

第六节　膀胱输尿管反流

膀胱输尿管反流可分为原发性和继发性,前者是由于膀胱输尿管连接部活瓣作用不全,后者是继发于尿路梗阻及神经性膀胱功能障碍。反流本身并不引起临床症状,常因并发尿路感染在进行 X 线检查时而被发现。它最严重的后果是因反复的肾内反流和感染引起的肾盂肾炎性瘢痕,导致继发性高血压及慢性肾功能不全。

一、临床特点

(1)反复发作的急性尿路感染。

(2)双侧反流损害肾实质,有肾瘢痕时可出现高血压和尿毒症。

(3)严重反流和反复尿路感染可导致肾功能受损和生长发育障碍。

(4)反流分度如下。①Ⅰ度:反流仅达下段输尿管。②Ⅱ度:反流至肾盂、肾盏,但无肾盂、输尿管扩张。③Ⅲ度:输尿管轻度扩张和/或弯曲,肾盂、肾盏轻度扩张和轻度穹隆变钝。④Ⅳ度:输尿管中度扩张和/或弯曲,肾盂、肾盏中度扩张,但多数肾盏仍维持乳头形状。⑤Ⅴ度:输尿管严重扩张和弯曲,肾盂、肾盏严重扩张,多数肾盏失去乳头形状。

(5)辅助检查如下。①排尿性膀胱尿道造影:可见造影剂反流至输尿管和肾盂内。②膀胱镜检查:了解膀胱内双侧输尿管开口的形态和位置,有反流的输尿管口呈马蹄形、高尔夫球洞形或运动场形,部分可有输尿管口旁憩室、异位输尿管开口等。③IVU:可显示肾盂、肾盏和输尿管的扩张情况。④肾核素扫描:可显示肾瘢痕情况。

二、护理评估

(一)健康史

了解有无家族遗传史,反复尿路感染史及治疗经过,有无高血压等。

(二)症状、体征

评估生长发育情况,有无发热、恶心呕吐、腰痛、尿频、尿急、尿痛等情况。

(三)社会、心理状况

了解家长的心理状态,对治疗、服药的依从性等。

(四)辅助检查

了解 B 超、膀胱镜检查结果,反流分度和肾功能情况。

三、常见护理问题

(1)感染与尿液反流及插管、手术等有关。

(2)有脱管的危险:与患儿自控能力差,多根引流管放置时间长有关。

(3)合作性问题:出血、感染。

四、护理措施

(一)术前

(1)心理护理:由于反复尿路感染,家长多有焦躁心理,担心疾病能否治愈。护士应向家长讲解疾病有关常识,使其正确对待,配合治疗。

(2)尿路感染护理:观察患儿有无发热、腰痛、尿频、尿急、尿痛,保持会阴部清洁,遵医嘱给1:5 000高锰酸钾溶液坐浴,每天2次,同时鼓励患儿增加饮水量,应用有效抗生素治疗。训练"3次排尿"法:排尿后行走或活动2～3分钟,待反流至肾内的尿液回至膀胱后第二次排尿,再过2～3分钟后第三次排尿,使反流至上尿路的尿液尽量排空,减少感染机会。

(3)正确留取尿标本检验,了解尿常规、尿培养和药物敏感试验结果。

(二)术后

1.卧位

麻醉清醒前去枕头侧平卧位,防止呕吐物吸入呼吸道引起窒息。清醒后取平卧位或平侧卧位。带管期间绝对卧床休息,四肢适当约束,尽量少翻动,避免伤口疼痛和出血。使用护架,避免盖被直接压迫伤口及引流管。

2.病情观察

密切观察生命体征变化,定时测量体温、脉搏、呼吸、血压。评估局部伤口敷料渗出情况。监测输尿管支撑管、膀胱造瘘管、留置导尿管等引流管内的总引流液量,发现出血较多或尿量减少时,报告医师及时处理。

3.饮食

鼓励多饮水,限制各种饮料的摄入,防止尿酸结晶形成阻塞引流管。多食粗纤维食物,保持大便通畅。

4.引流管护理

(1)妥善固定每根引流管并保持引流通畅,避免折叠、扭曲、过度牵拉,防止因烦躁、哭闹而拔管。

(2)输尿管支撑管保留10天左右予以拔管。留置导尿管放置10～14天,如术后放置膀胱造瘘管则保留2周左右。

(3)定时更换引流袋,并观察引流液的性质及量。

(4)拔管后观察排尿情况,有无排尿困难及尿痛。

5.经输尿管引流管留取标本

进行细菌培养及药物敏感试验时应严格无菌操作。

6.皮肤护理

保持床单位清洁干燥,臀背部可垫光滑草席或柔软毛巾,加强背部皮肤护理,每天温水擦洗,每班检查皮肤完整性。

(三)健康教育

(1)加强卫生意识,指导家长给婴儿勤换尿布,幼儿不穿开裆裤,勤换内裤,教会家长正确清洗孩子会阴部的方法。

(2)指导家长给患儿多喂开水,坚持按医嘱服药。

(3)向家长讲解疾病的相关知识及手术后可能发生的并发症。

(4)告知家长引流袋不能高于体位,解释约束患儿四肢的重要性,防止意外拔管。

五、出院指导

(一)伤口

保持伤口清洁干燥,伤口发痒时避免用手抓挠,可用干净手套约束双手。发现红肿及时就诊。

(二)休息

注意休息,避免剧烈活动,保持会阴部清洁,防止尿路感染。

(三)饮食

加强营养,给予易消化、刺激性小的食物,多喝开水,多吃蔬菜和水果。

(四)复查

术后进行各项随访检查,特别是尿常规和B超检查,以及时了解泌尿系统感染情况及肾盂、输尿管恢复程度。术后应用抗生素4～6周,尿培养转阴后改为小剂量维持。出现发热、腹痛、尿频、尿急、尿痛等情况及时来院就诊。对有肾瘢痕的反流患儿,需长期监测血压、肾功能。

第七章

小儿神经系统常见病护理

第一节 惊 厥

惊厥的病理生理基础是脑神经元的异常放电和过度兴奋。惊厥是由多种原因所致的大脑神经元暂时性功能紊乱的一种表现。惊厥发作时全身或局部肌群突然发生阵挛或强直性收缩,多伴有不同程度的意识障碍。惊厥是小儿常见的急症,有 $5\%\sim6\%$ 的小儿发生过高热惊厥。

一、病因

小儿惊厥可由众多因素引起,凡能造成脑神经元兴奋性功能紊乱的因素(如脑缺氧、缺血、低血糖、脑炎症、水肿、中毒变性、坏死)均可导致惊厥的发生。其病因可归纳为以下几类。

(一)感染性疾病

1.颅内感染性疾病

该类疾病包括细菌性脑膜炎、脑血管炎、颅内静脉窦炎、病毒性脑炎、脑膜脑炎、脑寄生虫病、各种真菌性脑膜炎。

2.颅外感染性疾病

该类疾病包括呼吸系统感染性疾病、消化系统感染性疾病、泌尿系统感染性疾病、全身性感染性疾病、某些传染病、感染性病毒性脑病、脑病合并内脏脂肪变性综合征。

(二)非感染性疾病

1.颅内非感染性疾病

该类疾病包括癫痫、颅内创伤、颅内出血、颅内占位性病变、中枢神经系统畸形、脑血管病、神经皮肤综合征、中枢神经系统脱髓鞘病和变性疾病。

2.颅外非感染性疾病

(1)中毒:如氰化钠、铅、汞中毒,急性乙醇中毒及各种药物中毒。

(2)缺氧:如新生儿窒息、溺水、麻醉意外、一氧化碳中毒、心源性脑缺血综合征等。

(3)先天性代谢异常疾病:如苯丙酮尿症、黏多糖病、半乳糖血症、肝豆状核变性、尼曼-匹克病。

(4)水、电解质紊乱及酸碱失衡:如低钙血症、低钠血症、高钠血症及严重代谢性酸中毒。

(5)全身及其他系统疾病并发症:如系统性红斑狼疮、风湿病、肾性高血压脑病、尿毒症、肝性脑病、糖尿病、低血糖、胆红素脑病。

(6)维生素缺乏症:如维生素 B_6 缺乏症、维生素 B_6 依赖综合征、维生素 B_1 缺乏性脑病。

二、临床表现

(一)惊厥发作形式

1.强直-阵挛发作

患儿在惊厥发作时突然意识丧失,摔倒,全身强直,呼吸暂停,角弓反张,牙关紧闭,面色青紫,持续10~20秒,转入阵挛期;不同肌群交替收缩,致肢体及躯干有节律地抽动,口吐白沫(若咬破舌头可吐血沫)。患儿呼吸恢复,但不规则,数分钟后肌肉松弛而缓解,可有尿失禁,然后入睡,醒后可有头痛、疲乏,对发作不能回忆。

2.肌阵挛发作

肌阵挛发作是由肢体或躯干的某些肌群突然收缩(或称电击样抽动),表现为头、颈、躯干或某个肢体快速抽搐。

3.强直发作

强直发作表现为肌肉突然强直性收缩,肢体可固定在某种不自然的位置,持续数秒钟,躯干四肢姿势可不对称,有强直表情,眼及头偏向一侧,睁眼或闭眼,瞳孔散大,可伴呼吸暂停、意识丧失。发作后意识较快恢复,不出现发作后嗜睡。

4.阵挛性发作

阵挛性发作时全身性肌肉抽动,左右可不对称,肌张力可升高或降低,有短暂意识丧失。

5.限局性运动性发作

发作时无意识丧失,常表现为下列形式。

(1)某个肢体或面部抽搐:口、眼、手指对应的脑皮质运动区的面积大,因而这些部位易受累。

(2)杰克逊(Jackson)癫痫发作:发作时大脑皮质运动区异常放电灶逐渐扩展到相邻的皮质区。抽搐也按皮质运动区对躯干支配的顺序扩展:面部→手→前臂→上肢→躯干→下肢。若进一步发展,可成为全身性抽搐,此时可有意识丧失。杰克逊癫痫发作常提示颅内有器质性病变。

(3)旋转性发作:发作时头和眼转向一侧,躯干也随之强直性旋转,或一侧上肢上举,另一侧上肢伸直,躯干扭转等。

6.新生儿轻微惊厥

新生儿轻微惊厥是新生儿期常见的一种惊厥形式。发作时新生儿呼吸暂停,两眼斜视,眼睑抽搐,有频频的眨眼动作,伴流涎、吸吮或咀嚼样动作,有时还出现上肢下肢类似游泳或蹬自行车样的动作。

(二)惊厥的伴随症状及体征

1.发热

发热为小儿惊厥最常见的伴随症状。例如,单纯性或复杂性高热惊厥患儿,于惊厥发作前均有 38.5 ℃甚至 40 ℃以上高热。由上呼吸道感染引起者,还可有咳嗽、流涕、咽痛、咽部出血、扁桃体肿大等表现。如惊厥为其他器官或系统感染所致,绝大多数患儿有发热及其相关的症状和体征。

2.头痛及呕吐

头痛为小儿惊厥常见的伴随症状。年长儿能正确叙述头痛的部位、性质和程度,婴儿常表现为烦躁、哭闹、摇头、抓耳或拍打头部。患儿多伴有频繁的喷射状呕吐,常见于颅内疾病及全身性疾病,如各种脑膜炎、脑炎、中毒性脑病、瑞氏综合征、颅内占位性病变。患儿还可出现程度不等的意识障碍,颈项抵抗,前囟饱满,颅神经麻痹,肌张力升高或减弱,克氏征、布鲁津斯基征及巴宾斯基征呈阳性。

3.腹泻

重度腹泻病可导致水、电解质紊乱及酸碱失衡,出现严重低钠血症或高钠血

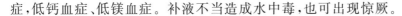

症,低钙血症、低镁血症。补液不当造成水中毒,也可出现惊厥。

4.黄疸

当出现胆红素脑病时,不仅皮肤、巩膜高度黄染,还可有频繁性惊厥。重症肝炎患儿肝衰竭,出现惊厥前可见到明显黄疸。在瑞氏综合征、肝豆状核变性等的病程中,均可出现黄疸,此类疾病初期或中末期均能出现惊厥。

5.水肿、少尿

各类肾炎或肾病为儿童时期常见多发病。水肿、少尿为该类疾病的首起表现。当部分患儿出现急性、慢性肾衰竭或肾性高血压脑病时,可有惊厥。

6.智力低下

常见于新生儿窒息所致缺氧、缺血性脑病,颅内出血患儿,病初即有频繁惊厥,其后有不同程度的智力低下。智力低下亦见于先天性代谢异常疾病患儿,如未经及时、正确治疗的苯丙酮尿症、枫糖尿症患儿。

三、诊断依据

(一)病史

了解惊厥的发作形式、持续时间、伴随症状、诱发因素及有关的家族史,了解患儿有无意识丧失。

(二)体检

给患儿做全面的体格检查,尤其是神经系统的检查,检查神志、头颅、头围、囟门、颅缝、脑神经、瞳孔、眼底、颈抵抗、病理反射、肌力、肌张力、四肢活动等。

(三)实验室及其他检查

1.血、尿、大便常规

血白细胞数显著升高,通常提示细菌感染。血红蛋白含量很低,网织红细胞数升高,提示急性溶血。尿蛋白含量升高,提示肾炎或肾盂肾炎。粪便镜检可以排除痢疾。

2.血生化等检验

除常规查肝功能、肾功能、电解质外,还应根据病情选择有关检验。

3.脑脊液检查

对疑有颅内病变的惊厥患儿,应做脑脊液常规、脑脊液生化、脑脊液培养或有关的特殊化验。

4.脑电图检查

阳性率可达 $80\% \sim 90\%$。小儿惊厥患儿的脑电图上可表现为阵发性棘波、尖波、棘慢波、多棘慢波等多种波型。

5.CT 检查

对疑有颅内器质性病变的惊厥患儿,应做脑 CT 扫描。高密度影见于钙化灶、出血灶、血肿及某些肿瘤;低密度影常见于水肿、脑软化、脑脓肿、脱髓鞘病变及某些肿瘤。

6.MRI 检查

MRI 对脑、脊髓结构异常反映较 CT 更敏捷,能更准确地反映脑内病灶。

7.单光子反射计算机体层成像(SPECT)

SPECT 可显示脑内不同断面的核素分布图像,对癫痫病灶、肿瘤定位及脑血管疾病提供诊断依据。

四、治疗

(一)止惊治疗

1.地西泮

每次 0.25～0.50 mg/kg,最大剂量为 10 mg,缓慢静脉注射,1 分钟不多于 1 mg。必要时可在 15～30 分钟后重复静脉注射一次。之后可口服维持。

2.苯巴比妥钠

新生儿的首次剂量为 15～20 mg,给药方式为静脉注射。维持量为 3～5 mg/(kg·d)。婴儿、儿童的首次剂量为 5～10 mg/kg,给药方式为静脉注射或肌内注射,维持量为 5～8 mg/(kg·d)。

3.水合氯醛

每次 50 mg/kg,加水稀释成 5％～10％的溶液,保留灌肠。惊厥停止后改用其他止惊药维持。

4.氯丙嗪

剂量为每次 1～2 mg/kg,静脉注射或肌内注射,2～3 小时后可重复 1 次。

5.苯妥英钠

每次 5～10 mg/kg,肌内注射或静脉注射。遇到癫痫持续状态时,可给予 15～20 mg/kg,速度不超过 1 mg/(kg·min)。

6.硫苯妥钠

该药有催眠作用,大剂量有麻醉作用。每次 10～20 mg/kg,稀释成 2.5％的溶液,肌内注射。也可缓慢静脉注射,边注射边观察,惊厥停止即停止注射。

(二)降温处理

1.物理降温

可用 30％～50％乙醇擦浴。在患儿的头部、颈、腋下、腹股沟等处放置冰袋,亦可用冷盐水灌肠。可用低于体温 3～4 ℃的温水擦浴。

2.药物降温

一般用安乃近,每次 5～10 mg/kg,肌内注射。亦可用其滴鼻,对大于 3 岁的患儿,每次滴2～4 滴。

(三)降低颅内压

惊厥持续发作引起脑缺氧、缺血,易导致脑水肿;如惊厥由颅内感染引起,疾病本身即有脑组织充血、水肿,颅内压增高,因而应及时降低颅内压。常用20％的甘露醇溶液,每次 5～10 mL/kg,静脉注射或快速静脉滴注(10 mL/min),6～8 小时重复使用。

(四)纠正酸中毒

惊厥频繁或持续发作过久,可导致代谢性酸中毒,如果血气分析发现血 pH <7.2,碱剩余(BE)为 15 mmol/L,可用 5％碳酸氢钠 3～5 mL/kg,稀释成 1.4％的等张溶液,静脉滴注。

(五)病因治疗

对惊厥患儿应通过了解病史、全面体检及必要的化验检查,争取尽快地明确病因,给予相应治疗。对可能反复发作的病例,还应制订预防复发的措施。

五、护理

(一)护理诊断

(1)有窒息的危险。

(2)有受伤的危险。

(3)潜在并发症有脑水肿、酸中毒、呼吸系统衰竭、循环系统衰竭。

(4)患儿家长缺乏关于该病的知识。

(二)护理目标

(1)患儿不发生误吸或窒息。

(2)患儿未发生并发症。

(3)患儿家长情绪稳定,能掌握止痉、降温等应急措施。

(三)护理措施

1.一般护理

(1)护理人员应将患儿平放于床上,取头侧位。保持安静,治疗操作应尽量集中进行,动作轻柔、敏捷,禁止一切不必要的刺激。

(2)护理人员应把患儿的头侧向一边,以及时清除呼吸道分泌物;对发绀的患儿供给氧气;患儿窒息时施行人工呼吸。

(3)物理降温可用沾有温水或冷水的毛巾湿敷额头,每5~10分钟更换1次毛巾,必要时把冰袋放在额部或枕部。

(4)护理人员应注意患儿的安全,预防损伤,清理好周围物品,防止患儿坠床和碰伤。

(5)护理人员应协助做好各项检查,以及时明确病因;根据病情需要,于惊厥停止后,配合医师做血糖、血钙、腰椎穿刺、血气分析及血电解质等针对性检查。

(6)护理人员应保持患儿的皮肤清洁、干燥,衣、被、床单清洁、干燥、平整,以防皮肤感染及压疮的发生。

(7)护理人员应关心、体贴患儿,熟练、准确地操作,以取得患儿的信任,消除其恐惧心理;说服患儿及家长主动配合各项检查及治疗,使诊疗工作顺利进行。

2.临床观察内容

(1)惊厥发作时,护理人员应观察惊厥患儿抽搐的时间和部位,有无其他伴随症状。

(2)护理人员应观察病情变化,尤其随时观察呼吸、面色、脉搏、血压、心音、心率、瞳孔大小、对光反射等重要的生命体征,如发现异常,以及时通报医师,以便采取紧急抢救措施。

(3)护理人员应观察体温变化,如患儿有高热,以及时做好物理降温及药物降温;如体温正常,应注意为患儿保暖。

3.药物观察内容

(1)护理人员应观察止惊药物的疗效。

(2)使用地西泮、苯巴比妥钠等止惊药物时,护理人员应注意观察患儿呼吸及血压的变化。

4.预见性观察

若惊厥持续时间长,频繁发作,护理人员应警惕有脑水肿、颅内压增高。收缩压升高,脉率减慢,呼吸节律慢而不规则,则提示颅内压增高。如未及时处理,可进一步发生脑疝,表现为瞳孔不等大、对光反射消失、昏迷加重、呼吸节律不整甚至呼吸骤停。

六、康复与健康指导

（1）护理人员应做好患儿的病情观察，准备好急救物品，教会家长正确的退热方法，提高家长的急救技能。

（2）护理人员应加强患儿营养与体育锻炼，做好基础护理等。

（3）护理人员应向家长详细交代患儿的病情、惊厥的病因和诱因，指导家长掌握预防惊厥的方法。

第二节　急性颅内压增高症和脑疝

急性颅内压增高症是一种常见的神经系统危急综合征。该病急性起病，小儿取侧卧位时颅内压力超过 1.96 kPa。当颅内压力不平衡时，部分脑组织可由压力较高处通过解剖上的裂隙或孔道向压力低处移位，形成脑疝。引起颅内压增高的常见原因有以下几种。①脑组织体积增大：如颅内占位病变、脑炎、脑水肿。②脑血量增多：如缺氧时脑血管扩张，高血压脑病时脑灌注压升高，心力衰竭时静脉回流受阻。③脑脊液生成增多导致良性颅内压增高、脑脊液循环梗阻。

一、临床表现

(一)头痛

头痛是颅内压增高的主要症状，常最先出现，有时是唯一症状。头痛呈持续性或间歇性，多在清晨起床时明显，可因咳嗽、用力等动作而加重。头痛通常为弥漫性，但以额部或枕部疼痛较为明显。婴儿不能诉述头痛，常表现为阵发性哭闹、撞头或尖叫等。

(二)呕吐

呕吐常在清晨空腹时或剧烈头痛时伴发，一般不伴恶心，且与饮食无关，多呈喷射性呕吐。

(三)眼底变化

眼底出现眼静脉淤血、视网膜水肿、视盘水肿、视盘出血等变化。

(四)展神经麻痹及复视

展神经在颅底行走较长，颅内压增高时易受压而发生单侧或双侧不全麻痹，出现复视。

(五)惊厥

惊厥多在颅内压增高后期出现,但急性颅内压增高者也可出现频繁的抽搐发作。

(六)意识障碍

患儿可出现不同程度的意识障碍,如烦躁不安或淡漠、迟钝,继而嗜睡甚至昏迷。

(七)瞳孔变化

早期瞳孔可缩小或忽大忽小。如瞳孔由大变小,最后固定不变,说明已有脑干受损。婴儿前囟未闭,颅缝分离,代偿能力较强,因此颅内压增高症状可不明显。小婴儿可见头颅增大,并出现落日征。

(八)疝的部位

脑疝的临床表现与疝的部位有关。

1.小脑幕切迹疝

颞叶沟回疝入小脑幕切迹。临床特征:①除出现颅内压增高症状外,还常伴有意识障碍,甚至昏迷;②受压侧的瞳孔扩大,对光反射迟钝或消失,眼睑下垂;③可有颈项强直;④呼吸不规则;⑤受压对侧肢体呈中枢性瘫痪;⑥脑疝严重时,可引起血压、脉搏、呼吸等生命体征的紊乱。

2.颅后窝占位性病变

小脑蚓体的上部及小脑前叶可逆行向上疝入小脑幕切迹,称为小脑幕切迹上疝。患儿可出现四叠体受压表现,两侧上睑下垂,两眼上视障碍,双瞳孔等大但对光反射消失,可有不同程度的意识障碍。

3.枕骨大孔疝

小脑扁桃体及邻近的小脑组织向下疝入枕骨大孔,延髓也有不同程度的下移和受压。缓慢形成枕骨大孔疝的患儿初期可因颈脊神经受牵压,后颈部疼痛加重,甚至可出现吞咽困难、饮水呛咳、锥体束征阳性,急性患儿可突然发生呼吸停止、血压下降、心率缓慢,最终死亡。

二、特殊检查

(一)脑电图检查

颅内压增高时,脑电图显示弥漫性对称高波幅慢节律。

(二)头颅 X 线平片检查

慢性颅内压增高时可见囟门扩大,颅缝裂开,脑回压迹(即指压痕)增多、变深,颅骨变薄,蝶鞍扩大,后床突脱钙等。

(三)头颅 B 超检查

婴儿前囟未闭,可进行该检查。

(四)CT 及 MRI 检查

CT 及 MRI 检查可发现有无脑水肿,了解脑室大小,有无出血或占位病变。

三、腰椎穿刺

出现颅内压增高时,应避免或暂缓进行腰椎穿刺,以免引起脑疝。如必须做腰椎穿刺,可应用小号针头缓慢、间歇地放出少量的脑脊液,穿刺后去枕并抬高下肢至少 12 小时。

四、治疗

(一)病因治疗

尽快查明病因,针对病因积极进行治疗。

(二)一般治疗

(1)患儿必须卧床休息。护理人员应密切观察患儿的意识状态、瞳孔、脉搏、呼吸及血压的变化。

(2)保持头部高位(15°~30°)以利于颈内静脉回流,减少头部充血。

(3)控制液体入量,保持最低需要量。按 1 000 mL/(m^2·d)计算,一般以达到轻度脱水为宜。应用1/5~1/3张含钠溶液,维持电解质及酸碱平衡。

(4)护理人员应保持健儿的呼吸道通畅,给予湿化的氧气吸入。为保持呼吸道通畅,对昏迷患儿可行气管插管或气管切开术。

(5)护理人员应让患儿保持安静,避免用力咳嗽或用力排便。

(三)降低颅内压

(1)甘露醇:常为首选。20%的甘露醇每次 0.5~1.0 g/kg,静脉推注或快速静脉滴注,每 4~6 小时重复一次,用药后 5~15 分钟颅内压开始下降,2~3 小时颅内压降至最低水平,其降压率为50%左右,可维持 4~6 小时。脑疝出现时可用较大剂量,每次 1.5~2.0 g/kg。

(2)甘油制剂:10%的甘油生理盐水注射液或 10%的甘油果糖注射液(在前者中加 5%果糖配制而成),静脉滴注,对成人每次 250~500 mL,250 mL 静脉滴注时间为 1~1.5 小时,每天 1~2 次;对儿童根据年龄与症状酌情使用。该药用于降低颅内压,起效较慢,持续时间较长,较少发生反跳。常与甘露醇间隔使用。

（3）呋塞米：可与脱水药同时应用。剂量为每次 $1\sim2$ mg/kg，肌内或静脉注射，每天 $2\sim6$ 次。

（4）常用的肾上腺皮质激素如下。

地塞米松：抗脑水肿作用强，每次 $0.25\sim0.50$ mg/kg，每 6 小时 1 次，用药后 $12\sim36$ 小时见效，$4\sim5$ 天达最高峰。

氢化可的松：该药的脱水作用虽较地塞米松弱，但其作用较迅速，对于急性患儿可配合地塞米松应用，每天 $1\sim2$ 次。

（5）过度通气，维持 PaO_2 为 $12.0\sim20.0$ kPa（$90\sim150$ mmHg），$PaCO_2$ 为 $3.3\sim4.0$ kPa（$25\sim30$ mmHg），pH 为 7.5 左右，可减低颅内压。

（6）侧脑室持续外引流可迅速降低颅内压，常在颅内高压危象和脑疝时采用。

五、护理措施

（一）避免颅内压增高加重

护理人员应让患儿保持绝对安静，避免躁动、剧烈咳嗽；尽可能集中进行检查和治疗；护理患儿时要动作轻柔，不要猛力转动患儿的头部和翻身；抬高床头 30°左右，使患儿的头部处于正中位以利于颅内血液回流。疑有脑疝时以平卧位为宜，但要保证气道通畅。

（二）呼吸道管理

护理人员应根据病情选择不同方式供氧，保持患儿的呼吸道通畅，以及时清除呼吸道分泌物，以保证血氧分压维持在正常范围。护理人员应备好呼吸器，必要时人工辅助通气。

（三）用药护理

护理人员应按医嘱要求调整输液速度，按时应用脱水药、利尿药等以减轻水肿。使用镇静药时静脉滴注的速度宜慢，以免发生呼吸抑制。护理人员应注意观察药物的疗效及不良反应。

（四）病情观察

护理人员应严密观察患儿的病情变化，定时监测生命体征、瞳孔、肌张力、意识状态等。若患儿发生脑疝，护理人员应立即通知医师并配合抢救。

（五）减轻头痛

护理人员应关心患儿并采取轻抚、按摩、心理暗示等措施帮助患儿，分散其注意力。护理人员应正确用药，观察用药反应。

(六)健康教育

护理人员应向家长及患儿解释保持安静的重要性及抬高头肩部的意义,取得配合;让患儿避免剧烈咳嗽和便秘;根据原发病的特点,做好相应指导。

第三节　化脓性脑膜炎

化脓性脑膜炎简称化脑,是小儿时期常见的由化脓性细菌引起的中枢神经系统急性感染性疾病。临床以急性发热、惊厥、意识障碍、颅内压增高、脑膜刺激征及脑脊液脓性改变为特征。如未及时治疗,神经系统后遗症较多,病死率较高。

一、临床特点

(1)化脑的发病可分为两种。①暴发型:骤起发病,一般由脑膜炎双球菌引起,若不及时治疗,可在24小时内死亡。②亚急型:由其他化脓菌引起,于发病前数天常有上呼吸道炎症或胃肠道症状。

(2)典型临床表现可简单概括为3个方面。①感染中毒及急性脑功能障碍症状,包括发热、烦躁,进行性意识障碍,患儿逐渐从精神萎靡、嗜睡、昏睡、浅昏迷到深度昏迷。30%患儿有反复的全身或局限性惊厥发作。部分患儿出现第Ⅱ、Ⅲ、Ⅵ、Ⅶ、Ⅷ对脑神经受损或肢体瘫痪症状。脑膜炎奈瑟菌感染者可骤起发病,迅速呈现进行性休克、皮肤出血点、瘀斑、意识障碍和弥散性血管内凝血的症状。②颅内高压症:剧烈头痛、喷射性呕吐,婴儿有前囟饱满、颅缝增宽,合并脑疝时,则有呼吸不规则、突然意识障碍加重、瞳孔不等大等征兆。③脑膜刺激征:颈抵抗最常见,可有凯尔尼格征阳性、布鲁津斯基征阳性。

(3)年龄<3个月的婴儿和新生儿化脑表现多不典型,主要差异在于:①体温可高可低,可不发热或体温不升;②颅内压增高表现可不明显。可能仅有吐奶、尖叫或颅缝裂开;③惊厥可不典型,如仅见面部、肢体局灶性或肌阵挛等发作;④脑膜刺激征不明显。与小儿肌肉不发达、肌力弱或反应低下有关。

(4)严重患儿可并发硬膜下积液、脑积水、脑室管膜炎、脑性低钠血症,脑神经受累可致耳聋、失明等,脑实质病变可产生继发性癫痫、智力障碍等。

(5)辅助检查:①外周血白细胞数增高、分类中性粒细胞增高;②脑脊液压力增高、外观浑浊、白细胞在数百至数万,分类以中性粒细胞为主,蛋白质增多、糖降低。脑脊液涂片和培养可明确病原体。

二、护理评估

(一)健康史

询问患儿发病前有无呼吸道、胃肠道或皮肤等感染史,新生儿有无脐带感染史及出生时的感染史。

(二)症状、体征

评估患儿生命体征(尤其是体温及呼吸状况),意识障碍及颅内高压程度,有无躯体受伤的危险因素。有并发症者,注意评估有无头痛、呕吐、发热不退、小婴儿前囟、颅缝等。

(三)社会、心理状况

评估患儿及家长对疾病的了解程度,有无焦虑、恐惧,家长文化程度等。

(四)辅助检查

注意评估治疗前后患儿脑脊液的细胞数、分类、生化、培养等的变化,注意周围血常规改变、CT 检查结果等。

三、常见护理问题

(1)体温过高与细菌感染有关。

(2)合作性问题:颅内高压症。

(3)营养失调:低于机体需要量,与摄入不足、机体消耗增多有关。

(4)有受伤的危险:与抽搐或意识障碍有关。

(5)恐惧或焦虑(家长):与疾病重、预后不良有关。

四、护理措施

(1)高热的护理:保持病室安静、空气新鲜,绝对卧床休息。每 4 小时测体温 1 次,并观察热型及伴随症状。鼓励患儿多饮水,必要时静脉补液。出汗后及时更衣,注意保暖。体温超过38 ℃时,以及时给予物理降温;如超过 39 ℃,按医嘱及时给予药物降温,以减少大脑氧的消耗,防止高热惊厥。记录降温效果。

(2)饮食护理:保证足够热量摄入,按患儿热量需要制订饮食计划,给予高热量、清淡、易消化的流质或半流质饮食。少量多餐,防呕吐发生。注意食物的调配,增加患儿食欲。频繁呕吐不能进食者,应注意观察呕吐情况并静脉输液,维持水、电解质平衡。偶有吞咽障碍者,应及早鼻饲,以防窒息。监测患儿每天热卡摄入量,以及时给予适当调整。

(3)体位:给予舒适的卧位,颅内高压者抬高头部 15°～30°,保持中位线,避免扭曲颈部。有脑疝发生时,应选择平卧位。呕吐时须将头侧向一边,防止窒息。

(4)加强基础护理:做好口腔护理,呕吐后帮助患儿漱口,保持口腔清洁,以及时清除呕吐物,减少不良刺激。做好皮肤护理,以及时清除大小便,保持臀部干燥,必要时使用气垫等抗压力器材,预防压疮的发生。

(5)注意患儿安全,躁动不安或惊厥时防坠床及舌咬伤。

(6)协助患儿进行洗漱、进食、大小便及个人卫生等生活护理。

(7)病情观察:①监测生命体征,密切观察病情,注意精神状态、意识、瞳孔、前囟等变化。若患儿出现意识障碍、前囟紧张、躁动不安、频繁呕吐、四肢肌张力增高等,提示有脑水肿、颅内压升高的可能。若呼吸节律不规则、瞳孔忽大忽小或两侧不等大、对光反应迟钝、血压升高,应注意脑疝及呼吸衰竭的存在;②并发症的观察:如患儿在治疗中发热不退或退而复升、前囟饱满、颅缝裂开、呕吐不止、频繁惊厥,应考虑有并发症存在。可做颅骨透照法、头颅超声波检查、头颅CT 扫描检查等,以便早确诊,以及时处理。

(8)用药护理:了解各种药物的使用要求及不良反应。如静脉用药的配伍禁忌;青霉素应现配现用,防止破坏,影响疗效;注意观察氯霉素的骨髓抑制作用,定期做血常规检查;甘露醇须快速输注,避免药物渗出血管外,如有渗出须及时处理,可用 50% 硫酸镁湿敷;除甘露醇外,其他液体静脉输注速度不宜太快,以免加重脑水肿;保护好静脉,有计划地选择静脉,保证输液通畅;记录 24 小时出入液量。

(9)心理护理:对患儿及家长给予安慰、关心和爱护,使其接受疾病的事实,鼓励战胜疾病的信心。根据患儿及家长的接受程度,介绍病情、治疗、护理的目的与方法,以取得患儿及家长的信任,使其主动配合。

(10)健康教育:①根据患儿和家长的接受程度介绍病情和治疗、护理方法,使其主动配合,并鼓励患儿和家长共同参与制订护理计划。关心家长,爱护患儿,鼓励其战胜疾病,以取得患儿和家长的信任。②在治疗过程中提供相应的护理知识,如吞咽不良、使用鼻饲者,注意鼻饲后的正确卧位,鼻饲后避免立即翻身和剧烈运动;小婴儿要耐心喂养,给予喂养知识及饮食指导;向患儿及家长解释腰穿后须去枕平卧、禁食2 小时的意义,以取得患儿和家长的合作;注意保暖,预防感冒;减少陪护,预防交叉感染,以期尽早康复。③对有并发症患儿,向患儿和家长解释原因,在处理过程中需要患儿和家长配合的都应一一说明,以取得患儿和家长的配合。

第四节　病毒性脑炎

病毒性脑炎是指各种病毒感染引起的一组以精神和意识障碍为突出表现的中枢神经系统感染性疾病。80％以上的病毒性脑炎由肠道病毒引起(柯萨奇病毒、埃可病毒),其次为虫媒病毒(如乙脑病毒)、腮腺炎病毒和疱疹病毒等。由于神经系统受累的部位、病毒致病的强度等不同,临床表现差异较大。

一、临床特点

(一)前驱期症状

多数患儿有上呼吸道或胃肠道感染等前驱症状,如发热、头痛、咽痛、食欲减退、呕吐、腹泻等。

(二)脑实质受累症状

(1)意识障碍:对外界反应淡漠、迟钝,或烦躁、嗜睡,甚至出现谵妄、昏迷。如累及脑膜则出现脑膜刺激征。

(2)抽搐:可以为局限性、全身性或为持续性。

(3)运动功能障碍:病变累及脑干可有多数脑神经麻痹,表现为斜视、面瘫或吞咽困难,典型的出现交叉性瘫痪,严重的出现呼吸、循环衰竭。病变累及基底节等椎体外系时,出现各种不同类型的不自主运动,包括多动、震颤、肌张力改变如舞蹈性动作、肌强直等。

(4)小脑受累症状:共济失调、眼球震颤、肌张力低下等。

(5)精神症状:部分患儿精神症状非常突出,如记忆力减退,定向障碍,幻听、幻视;情绪改变、易怒,有时出现猜疑。

(6)自主神经症状:以出汗为明显,其次为唾液分泌增多,颜面潮红;可出现大小便功能障碍。

(三)颅内压增高症状

主要表现为头痛、呕吐、心动过缓、血压升高、球结膜水肿、视盘水肿,婴儿前囟饱满,意识障碍,严重时可出现脑疝,危及生命。

(四)后遗症

大部分病毒性脑炎的病程为 2 周,多可完全恢复,但重者可留下不同程度的后遗症,如肢体瘫痪、癫痫、智力低下、失语、失明等。

(五)辅助检查

1.周围血常规

白细胞计数正常或偏低。

2.脑脊液

压力正常或增高,白细胞数轻或中度升高,一般不超过 $100 \times 10^6/L$,以淋巴细胞为主,蛋白含量正常或略高,糖和氯化物正常。

3.病毒学、免疫学检查

部分患儿脑脊液病毒培养及特异性抗体测试阳性。恢复期血清特异性抗体滴度高于急性期 4 倍以上有诊断价值。

二、护理评估

(一)健康史

询问患儿近 1～2 周内有无呼吸道、消化道等前驱感染症状,有无头痛、呕吐,抽搐等表现。

(二)症状、体征

评估患儿的生命体征,意识障碍、肢体瘫痪及头痛程度,注意检查脑膜刺激征,有无脑神经麻痹、精神症状、前囟隆起等表现。

(三)社会、心理状况

评估患儿、家长的心理状况和对本病的了解程度,有无焦虑、恐惧,以及家庭经济能力。

(四)辅助检查

及时了解血液化验、脑脊液检查结果,以及脑电图、头颅 CT 的改变。

三、常见护理问题

(1)体温过高与病毒感染有关。

(2)营养失调:低于机体需要量,与摄入不足、机体消耗增多有关。

(3)有受伤的危险:与昏迷、抽搐、瘫痪有关。

(4)恐惧(家长):与预后不良有关。

(5)合作性问题:颅内高压症、昏迷。

四、护理措施

(1)合理的体位:患儿取平卧位,上半身可抬高 15°～30°,利于静脉回流,降低脑静脉窦压力,有助于降低颅内压。呕吐患儿可取侧卧位,以便分泌物排出,保持呼吸道通畅。

(2)保持安静:患儿抽搐或躁动不安时,遵医嘱使用镇静药,因为任何躁动不安均能加重脑缺氧。

(3)密切观察病情:注意神志、瞳孔、呼吸、心率、血压、前囟、哭声、肌张力、抽搐次数、性质及持续时间等,应经常巡视,密切观察,详细记录,以便及早发现,给予急救处理。

(4)密切注意药物疗效及不良反应:甘露醇、呋塞米、激素使用后需注意瞳孔、前囟张力、头痛程度、血压、尿量等变化,必要时复查电解质。

(5)维持正常体温:监测体温变化,观察热型及伴随症状。体温＞38 ℃时给予物理降温如头置冰水袋、温水擦浴、解热贴敷额等;体温＞39 ℃时遵医嘱药物降温,并注意降温疗效。鼓励患儿多饮水,必要时静脉补液;出汗后及时更换衣物,以防受凉。

(6)保护脑细胞:给予氧气吸入,定时监测血氧饱和度;并按医嘱使用甘露醇、呋塞米、地塞米松等以减轻脑水肿。

(7)保证营养供应:饮食宜清淡、易消化、富含营养。注意食物的调配,增加患儿的食欲。少量多餐,以减轻胃的饱胀,防呕吐发生。对昏迷或吞咽困难的患儿,应及早给予鼻饲,保证热量供应。

(8)促进肢体功能的恢复:①卧床期间协助患儿洗漱、进食、大小便和个人卫生等;②教会家长给患儿翻身及皮肤护理的方法,预防压疮的发生;③保持瘫痪肢体于功能位置。病情稳定后,以及早督促患儿进行肢体的被动或主动功能锻炼。活动要循序渐进,加强保护措施,防止碰伤。在每次改变锻炼方式时给予指导、帮助和鼓励。

(9)做好心理护理:树立患儿及其家长战胜疾病的信心,促进康复训练,增强患儿自我照顾能力。耐心介绍环境,给予关心、爱护,以减轻患儿的不安与焦虑。

(10)昏迷患儿按昏迷护理。

(11)健康教育:①腰穿是诊断病脑必不可少的检查。让家长懂得:脑脊液每小时可产生20 mL左右,抽出 2 mL 脑脊液检查不会影响机体的功能,腰穿后平卧 2 小时、禁食 2 小时即可,以解除患儿及家长的顾虑;②根据患儿及家长的接受程度,介绍病情及病毒性脑炎可能的转归,鼓励患儿和家长树立战胜疾病的信心;③指导、督促家长掌握保护性看护和日常生活护理的有关知识,指导家长做好智力训练和瘫痪肢体功能训练。

第五节 癫 痫

癫痫是由于多种原因引起的一种脑部慢性疾病,其特征是脑内神经元群反复发作性过度放电引起突然的发作性的、暂时性的脑功能失常,临床上可出现意识、运动、感觉、精神或自主神经功能障碍。癫痫的患病率为 3‰～6‰,如得到正规治疗,约 80% 的患儿可获得完全控制,其中大部分能正常生活和学习。

一、临床类型

(一)根据病因分类

(1)特发性(原发性)癫痫:指与遗传因素有较密切关系的癫痫。

(2)症状性(继发性)癫痫:具有明确脑部病损或代谢障碍引起的癫痫。

(3)隐源性癫痫:虽未证实有肯定的脑部病变,但很可能为症状性的癫痫。

(二)根据发作类型分类

(1)部分性(局灶性、限局性)发作:发作期的脑电图可见某一脑区的局灶性痫性放电,临床上多不伴有意识障碍。①简单部分性发作:表现为身体某一部分动作、感觉等发生异常,包括限局性运动性发作、限局性感觉性发作、限局性自主神经性发作和限局性精神症状性发作。②复杂部分性发作:发作时有精神、意识、运动、感觉及自主神经等方面的症状。

(2)全身性发作:指发作开始时即有两侧大脑半球同步放电,均伴有程度不等的意识丧失。包括失神发作、强直-阵挛性发作、强直性发作、肌阵挛发作、失张力发作及婴儿痉挛。

(三)几种常见发作类型的临床特点

1.强直-阵挛性发作

强直-阵挛性发作又称大发作。表现为患儿突发意识丧失和全身抽搐。部分患儿发作前数小时或数天可有前驱症状,如幻觉、躯体某部分异常感觉等。发作主要分两期:一开始为全身骨骼肌强直性收缩伴意识丧失、呼吸暂停与发绀,

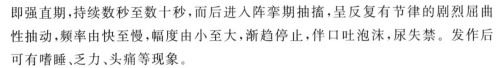

即强直期,持续数秒至数十秒,而后进入阵挛期抽搐,呈反复有节律的剧烈屈曲性抽动,频率由快至慢,幅度由小至大,渐趋停止,伴口吐泡沫,尿失禁。发作后可有嗜睡、乏力、头痛等现象。

2.失神发作

发作时突然停止正在进行的活动,意识丧失,两眼凝视,持续数秒钟恢复,发作后可继续原来的活动,对发作不能记忆。每天发作可达数十次。过度换气往往可以诱发其发作。

3.局限性发作

其特点为局限于某一局部的运动或感觉症状,意识多数无障碍。异常放电沿着大脑皮层运动区扩展,其所支配的肌肉按顺序抽动,如发作先从一侧口角开始,依次波及手、臂、肩、躯干、下肢等,称为杰克逊发作。部分运动性发作后,抽动部位可有持续数分钟至数小时瘫痪,称为 Todd 麻痹。

4.婴儿痉挛症

婴儿痉挛症又称 West 综合征,其特点为肌阵挛(多为鞠躬样或点头样),如突然颈、躯干及上肢屈曲而下肢伸直。每次抽搐仅 1~2 秒,成串发作,每天发作几次至百余次。80%~90%的病例伴有明显的智力障碍,脑电图呈"高峰节律紊乱"三联症,为婴儿期所特有。大多在 1 岁内发病,4~8 个月最多。预后较差,大多数将有智力发育障碍。

5.Lennox Gastaut 综合征

大多在学龄前发病,智力落后。常见发作形式为肌阵挛性发作、失张力发作、强直发作和不典型失神,患儿可同时具有 2 种或 2 种以上发作形式。本病预后不佳。

6.癫痫持续状态

凡一次癫痫发作持续 30 分钟以上,或反复发作连续 30 分钟以上,发作间歇期意识不恢复者。多由于感染、中毒或代谢障碍、慢性脑部疾病及突然停用抗癫痫药物等原因引起。

7.脑电图(EEG、VEEG、AEEG)

典型的改变为棘波、尖波、棘-慢综合波等。失神发作呈阵发性弥漫性双侧同步 3 次/秒的棘-慢波;婴儿痉挛呈"高峰节律紊乱";Lennox Gastaut 综合征呈双侧不对称 2~2.5 次/秒的棘-慢波或多棘慢波。各种诱发试验可提高脑电图的阳性率,常用的有深呼吸诱发试验、睡眠诱发试验、剥夺睡眠诱发试验、闪光诱发试验。

二、常见护理问题

(1)有窒息的危险:与喉痉挛、呼吸道分泌物增多有关。

(2)有受伤的危险:与突然意识丧失、抽搐有关。

(3)知识缺乏:缺乏本病相关知识。

(4)自卑与对癫痫缺乏正确认识有关。

(5)合作性问题:脑水肿、酸中毒、呼吸及循环衰竭。

三、护理措施

(一)保持呼吸道通畅

发作时应取平卧位,头偏向一侧,使分泌物易从口角流出,分泌物多时用吸引器清除;松解衣服领扣;如有舌后坠,用舌钳将舌拉出,防止呼吸道堵塞。给予鼻导管吸氧。

(二)注意安全

发作时让患儿躺下,顺其自然,需专人守护,移开一切可导致患儿受伤的物品;保护抽动的肢体,切勿抓紧患儿或制止抽搐,防止骨折或脱臼;牙关紧闭者,用牙垫或纱布包裹的压舌板置于上、下臼齿间,以防咬伤舌头。

(三)病情观察

监测生命体征、瞳孔大小和对光反射、动脉血气结果等。密切注意患儿意识、抽搐的性质、持续时间、发作频率。

(四)用药护理

立即遵医嘱给予有效的抗癫痫药。在静脉注射地西泮时,速度要慢,不超过 $1 \, mg/min$,以免抑制呼吸和心率;在使用抗癫痫药物前后均要注意肝肾功能、血小板、白细胞、凝血功能等变化。

(五)脑电图检查护理

为避免影响脑电图的准确性,在脑电图检查前要清洁头发,避免空腹(新生儿喂奶后 30 分钟内检查,小婴儿进食 3 小时内进行检查),体温在正常范围内,不用中枢神经系统兴奋剂或镇静剂,但正在服药的癫痫患儿不需要停服抗癫痫药。

(六)心理护理

由于长期以来缺乏癫痫知识的普及,大多数人对癫痫没有正确的认识。一旦被确诊癫痫,家长流露出的焦虑情绪、过分保护不敢告诉他人(老师、同学)的做法,使患儿感到羞辱;加上癫痫发作、长期服药所致的不良反应及社会对癫痫患儿的歧视、偏见,患儿表现为以下几个方面。①焦虑、恐惧、自卑、孤独甚至悲观厌世等心理;②行为异常如性格改变、固执、多动、冲动、社交退缩、强迫行为、攻击行为甚至自我伤害;③认知损害如注意力、记忆力、机敏性及自信性均较差。其实,早期合理的治疗,80%以上患儿的癫痫发作能得到完全或大部分控制。护理人员应将有意义的信息告诉家长和患儿,以增强治疗信心。同时也应讲清癫痫的性质、治疗的目的,强调规律服药和复发的特点,使患儿和家长正视疾病,从心理和行为上接受长期治疗。鼓励老师、家长和医师之间进行交流。在癫痫患儿的社会环境中,老师起着关键作用,老师的理解和关怀不仅能帮助患儿,还对其他儿童产生良好影响。

(七)健康教育

1.用药知识的宣教

服药要有规律,不间断;抗癫痫药不能自行减量或停药,以免诱发癫痫持续状态;抗癫痫药间有相互作用,服用两种药最好间隔1小时以上。

2.安全护理

教育患儿及家长一旦有先兆症状如幻听、心悸、出汗、唾液多等症状时应立即平卧或靠墙坐,防止摔伤;发作时让患儿躺下,顺其自然;只有在发生危险的情况下(如接近燃烧物品、电器等),才需要移动患儿至安全处,以免发生意外。发作停止后切勿马上给患儿饮料或食物,以免诱发恶心、呕吐。

第八章

小儿内分泌系统常见病护理

第一节　甲状腺疾病

一、先天性甲状腺功能减退症

(一)概述

先天性甲状腺功能减退症简称甲减,根据病因可以分为两类,散发性和地方性。它是由于患儿甲状腺先天性缺陷或因为母亲在怀孕期间饮食中缺碘所致的小儿时期的最常见的内分泌疾病。

1.病因和危险因素

病因和危险因素具体参见表 8-1。

表 8-1　散发性和地方性甲减的病因和危险因素

散发性甲减	先天性甲状腺发育障碍及甲状腺激素合成途径缺陷所致。这种情况约占甲状腺功能低下的 90%
	甲状腺不发育或发育不全,亦称原发性甲减;母体服用抗甲状腺药物或母体存在抗甲状腺抗体,亦称暂时性甲减;甲状腺激素合成途径障碍,亦称家族性甲状腺激素合成障碍;促甲状腺激素缺乏,亦称下丘脑-垂体性甲减甲状腺或靶器官反应低下
地方性甲减	胚胎期缺碘,使甲状腺素合成不足造成中枢神经系统和骨骼系统不可逆的严重损害。随着我们广泛使用碘化食盐作为预防措施其发病率已明显下降。

2.病理生理

甲状腺的合成与释放受下丘脑的 TRH 和垂体的 TSH 控制,T_3、T_4 对其有负反馈作用。甲状腺素促进新陈代谢、促进蛋白质合成,增加酶活力促进糖吸收和利用,促进脂肪分解和利用,对小儿生长发育极为重要,促进组织细胞的生长发育和成熟,促进骨、软骨的生长,促进神经系统的生长发育(图 8-1)。

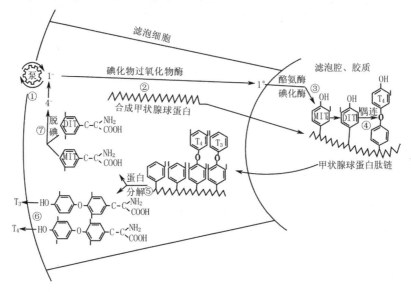

图 8-1　甲状腺激素的合成及释放示意图

3.临床症状和体征

散发性甲减者因为在胎内受母亲甲状腺激素的影响,出生时多无症状,症状出现的早晚与轻重程度同患儿甲状腺组织多少及功能低下程度有关。无甲状腺组织的患儿,出生后 1~3 个月内出现症状,有少量甲状腺组织的患儿多于出生后 6 个月症状渐显。

新生儿期就会与正常幼儿不同:患儿常超过预产期才出生,出生时体重比正常新生儿大,一般>4 000 g;出生后出现的生理性黄疸比正常新生儿消退的慢;不会吸奶,吞咽缓慢,母亲常觉得喂养困难;很乖,很少哭,即使饥饿、大小便前后都不哭闹;哭声低哑;体温低,皮肤感觉比较凉、比较粗糙;心跳、呼吸较慢;腹胀明显,常有便秘。

婴幼儿期患儿可表现为比较特殊的面容:头大、颈短、鼻梁低,眼裂小,眼距宽,唇厚,舌大且常伸出口外,经常流口水,毛发稀少、干枯。患儿的生长发育迟缓:由于生长缓慢,身长低于同龄正常婴儿;四肢粗短;囟门大且闭合晚;出牙迟,牙小而稀;神经系统方面:动作发育迟缓,抬头、坐、爬、站、走路均比正常婴儿慢;随着患儿年龄的增长,智能低下表现得越来越明显,发声、区别熟人与生人、说话等均延迟;表情呆板,对周围环境漠不关心,叫也没反应,总是一个人待在一边,不与人交往,学习能力差。

地方性甲减者因为胎儿时期缺碘而不能合成足量的甲状腺激素,严重影响中枢神经系统的发育。临床表现为两种,一种为神经系统症状为主,出现共济失调、痉挛性瘫痪、聋哑和智力低下,而甲减的其他表现不明显。另一种以黏液性水肿为主,有特殊面容和体态,智力发育落后而神经系统检查正常,这两种症状有时会有交叉重叠。

(二)治疗

1.一般治疗

(1)甲状腺片:每片 40 mg。小量开始,一般每周增加 1 次剂量,每次增加 5~10 mg,根据血清 T_4 水平监测治疗。维持剂量:6 个月以下 15~30 mg/d,1 岁以内 30~60 mg/d;3 岁以下 60~90 mg/d;7 岁以下 90~150 mg/d;14 岁以内 120~180 mg/d。治疗前 2 年每 3~6 个月复查1 次,以后每 6~12 个月复查1 次。

(2)左旋甲状腺素钠(L-T_4):人工合成,是治疗本病最可靠、有效的药物。每 100 μg(L-T_4)相当于60 mg干甲状腺片的作用,剂型有每片 25 μg、50 μg、100 μg、200 μg、300 μg 及500 μg 几种。是治疗本病最可靠、最有效的药物。

(3)左旋三碘甲状腺原氨酸钠(L-T_3):作用较 L-T_4 更强、更迅速,但代谢及排出也较快,主要适用于甲减危象紧急状态。

2.并发症治疗

(1)本病患儿由于黏液性水肿,约半数存在心包积液,1/4 的患儿出现心室扩大、心肌酶谱升高等心肌受累的表现。用甲状腺素治疗后,随着临床症状的好转,一般在 1~2 个月后心脏改变恢复正常。但对重症病例,特别是心脏受累明显的患儿,甲状腺素应从小剂量开始,逐渐谨慎加量,使心脏功能逐渐恢复。洋地黄、利尿剂及低盐饮食并无明显的治疗作用,如确实需用洋地黄,应从小剂量开始。

(2)治疗后患儿代谢增强,生理功能改善,生长发育加速,应及时补充蛋白质,钙剂及维生素类。

(三)护理评估、诊断和措施

1.基本资料

(1)生长发育情况:①体温有无过低而怕冷;②脉搏、呼吸有无缓慢;③甲状腺有无重大或发育不全;④动作发育有无迟缓;⑤身材有无矮小、躯干长而四肢短小。

（2）有无特殊面容：有无头大、颈短。

（3）有无特殊体态：腹部膨隆，有无脐疝。

（4）家族史：此病可能为家族性甲状腺激素生成障碍，此为常染色体隐性遗传病。

（5）接触史：有无去过甲状腺流行的山区。

2.活动和运动

生长发育改变：胎儿时期缺碘而不能合成足量的甲状腺激素，严重影响中枢神经系统的发育。

（1）相关因素：与甲状腺合成不足有关。

（2）护理诊断：生长发育迟缓

（3）护理措施：患儿能正确对待疾病，积极配合治疗。①加强训练，促进生长发育：做好日常生活护理患儿智力发育差，缺乏生活自理能力。②加强患儿日常生活护理，防止意外伤害发生。③通过各种方法加强智力。④体力训练，以促进生长发育，使其掌握基本生活技能。⑤对患儿多鼓励，不应歧视。

3.营养代谢

（1）体温过低：由于基础代谢低下导致体温低于正常范围。①相关因素：与代谢率低有关。②护理诊断：体温过低。③护理措施：患儿体温保持在正常范围内。a.保暖：患儿因基础代谢低下，活动量少致体温低而怕冷。b.防止感染：因机体抵抗力低，易患感染性疾病。注意室内温度，适时增减衣服，避免受凉。勤洗澡，防止皮肤感染。避免与感染性或传染性疾病患儿接触。

（2）营养失调：由于摄入过少或消耗过多导致营养无法满足机体需要。①相关因素：与喂养困难、食欲差有关。②护理诊断：营养失调：低于机体需要量。③护理措施：患儿在住院期间营养均衡，体重增加。保证营养供应，对吸吮困难、吞咽缓慢者要耐心喂养，提供充足的进餐时间，必要时用滴管喂奶或鼻饲。经病因治疗后，患儿代谢增强，生长发育加速，故必须供给高蛋白、高维生素、富含钙及铁剂的易消化食物，保证生长发育需要。向家长介绍病情，指导喂养方法。

4.排泄

便秘：大便次数少，且大便硬结。

（1）相关因素：与肌张力低下、肠蠕动减慢、活动量少有关。

（2）护理诊断：便秘。

（3）护理措施：患儿在住院期间大便保持通畅。①保持大便通畅：早餐前半小时喝1杯热开水，可刺激排便。②每天顺肠蠕动方向按摩腹部数次，增加肠蠕动。③适当引导患儿增加活动量,促进肠蠕动。④养成定时排便习惯,必要时使用大便软化剂、缓泻剂或灌肠。

5.药物管理

(1)注意观察药物的反应。对治疗开始较晚者,虽智力不能改善,但可变得活泼,改善生理功能低下的症状。

(2)甲状腺制剂作用较慢,用药1周左右方达最佳效力,故服药后要密切观察患儿食欲、活动量及排便情况,定期测体温、脉搏、体重及身高。

(3)用药剂量随小儿年龄加大而增加。用量小疗效不佳,过大导致甲亢,消耗多,造成负氮平衡,并促使骨骼成熟过快,致生长障碍。

(4)药物发生不良反应时,轻者发热、多汗、体重减轻、神经兴奋性增高。重者呕吐、腹泻、脱水、高热、脉速,甚至痉挛及心力衰竭。此时应立即报告并及时酌情减量,给予退热、镇静、供氧、保护心功能等急救护理。

二、先天性甲状腺功能亢进症

(一)概述

儿童甲状腺功能亢进症(简称甲亢)主要指 Grave 病,由甲状腺分泌过多的甲状腺激素所致,临床上表现为消瘦、甲亢、突眼、甲状腺弥漫性肿大。可发生于任何年龄的儿童,但以学龄期为多,尤其是青春期女性较多见。其病因和发病机制有家族和遗传因素,与白细胞相关抗原(HLA)有关。有自身免疫系统异常,感染、精神刺激、情绪紧张可能是诱因。

1.病理生理

Grave 病是一种自身免疫性疾病,本病与 HLA-Ⅱ类抗原的某些等位基因有密切关联。本病起始于 T 细胞抑制细胞功能缺陷,以致 T 辅助细胞受到 TSH 抗原激活后促使 B 细胞向浆细胞转化,后者产生的促甲状腺素受体刺激性抗体与甲状腺细胞上的受体结合后,通过 cAMP 第二信号系统最终使甲状腺素大量分泌;在 TRSAb 分泌的同时也会有促甲状腺受体阻断性抗体产生,患儿的临床症状和过程即取决于这两种抗体的比值。甲状腺细胞遭受破坏后释放出更多抗原,使免疫系统进一步产生各种抗体,以致病情更加严重。这类抗体还可以与眼外肌和眼眶内具有类似抗原的组织结合,刺激其中的成纤维细胞合成大量氨基葡聚糖类,临床即出现突眼症状(图 8-2)。

2.临床表现

(1)儿童甲状腺功能亢进症多为慢性起病,一般 3～6 个月,常以情绪改变、记忆力差,学习成绩下降为首要症状。

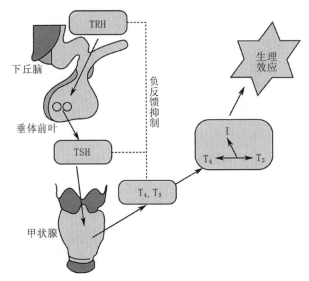

图 8-2　甲状腺激素的反馈性调节

(2)基础代谢率增高表现:食欲亢进、易饥饿、消瘦、乏力;心悸、心率增快、脉压大、可有心律失常;多汗、怕热、脾气急躁。

(3)突眼:多为轻、中度。

(4)甲状腺肿大:多为轻中度弥漫性肿大,质地柔软,表面光滑,可闻血管杂音。

(5)新生儿甲亢:突眼、甲状腺肿大、极度烦躁不安、易激惹,皮肤潮红,心率增快,呼吸次数增多,血中 T_4 浓度增高。

(二)治疗

1.急性期

患儿应充分休息,减少活动,避免体力过度及情绪激动,严重者宜住院治疗。

2.抗甲状腺药物治疗

常用药有甲咪唑、卡比马唑、丙基硫脲嘧啶(PTU),可阻断 T_3、T_4 的生物合成。在使用药物期间,要定期监测血清 T_3、T_4,不良反应有白细胞计数减少及皮疹。抗甲状腺药物服用至少需维持1~2年。如甲状腺持续肿大,停药后复发机会较大。待甲亢症状获得改善时,可加用甲状腺片,以防甲减。心速者加用普萘洛尔(表8-2)。

3.手术治疗

对抗甲状腺药物严重过敏或效果不佳者反复复发或重度甲状腺肿大影响呼

吸者,结节性甲状腺肿大者,可考虑使用手术治疗,采用次全切除法。

表 8-2　抗甲状腺药物剂量

病情	BMR	心率/分	甲(丙)硫氧嘧啶(mg/d)	甲咪唑或卡比马唑(mg/d)
轻	<+30	<100	100~150	10~15
中	30~60	100~120	150~300	15~30
重	>60	>120	300~400	30~40
维持量			50~150	5~15

4.突眼治疗

保护眼球,防止感染可使用眼罩。泼尼松口服,仅对充血水肿期有效,对已纤维化效果差。

5.甲亢危象处理

甲亢危象多在感染、手术、过度疲劳等应激情况下发生。临床为高热、烦躁、心动过速、呕吐、腹泻、多汗,甚至休克。主要是因为大量甲状腺激素与其结合的蛋白质解离,使血液循环中游离的甲状腺激素迅速增高,而组织摄取的甲状腺激素明显增加所致。起病突然且进展迅速,进行性高热、烦躁不安、心动过速、多汗、呕吐、腹泻,甚至发生休克。病死率很高。治疗应首先给予抗甲状腺药物,并加服卢戈液 1~5 滴,每 6 小时 1 次,口服。普萘洛尔 1 mg/kg 静脉滴注可迅速控制症状。此外加强对症处理:降温、镇静、抗心力衰竭、抗休克、抗感染。

(三)护理评估、诊断和措施

1.基本资料

(1)家庭社会背景:有无精神刺激。

(2)家族史:甲亢常有家族遗传。曾有报道一家 4 代同患甲亢。同卵双胎先后患甲亢的可达30%~60%,异卵双胎仅为 3%~9%。遗传方式有常染色体显性遗传、常染色体隐性遗传或多基因遗传等。

(3)个人史:有无罕见疾病史:毒性单结节甲状腺肿、甲亢性甲状腺癌、亚急性甲状腺炎等。

(4)年龄与性别:小儿甲亢约占甲亢总数的 5%,学龄儿童多见。男性与女性之比为 1.0∶5.1,以女孩多见。

(5)生长发育:身高多高于同龄儿,但有消瘦、多汗、怕热、低热等。食欲多增加,大便次数多但为稠便、心悸、心率增快,心尖部可闻及收缩期杂音,脉压大,可有高血压、心脏扩大及心律失常等。心力衰竭及心房颤动在小儿较少见。手与舌震颤,肌肉乏力,周期性瘫痪少见,骨质疏松,可伴有骨痛。性发育迟缓,可有月经紊乱、闭经或月经过少。

(6)眼部表现:突眼占 30%～50%,可表现为一侧或两侧突眼,睑裂增宽,少瞬目、常作凝视状,上眼睑挛缩,眼向下看时上眼睑不能随眼球下落,上眼睑外翻困难,闭眼时睑缘颤动,辐辏力弱,眼向上看时前额皮肤不能皱起,眼皮有色素沉着,可有眼肌麻痹。

2.健康管理

甲亢危象:甲亢危象的发生,是甲亢恶化时一系列症状的总和,高热达 40 ℃持续不降,同时出现大汗、腹痛、腹泻、神情焦虑、烦躁不安,最后休克、昏迷甚至死亡。

(1)相关因素:多见于未经治疗的重症甲亢者。

(2)护理诊断:潜在并发症——甲亢危象。

(3)护理措施:家属或患儿知道避免应激的措施,并且一旦发生甲亢危象可被及时发现与处理。①病情监测原有甲亢症状加重,出现严重乏力、烦躁、发热(39 ℃以上)、多汗、心悸、心率达 120 次/分以上,伴食欲减退、恶心、腹泻等应警惕发生甲亢危象。②甲亢危象紧急护理措施:保证病室环境安静;严格按规定的时间和剂量给予抢救药物;密切观察生命体征和意识状态并记录;昏迷者加强皮肤、口腔护理,定时翻身,以预防压疮、肺炎的发生。③病情许可时,教育患者及家属知道感染、严重精神刺激、创伤等是诱发甲亢的重要因素,应学会避免诱因,患者学会进行自我心理调节,增强应对能力,家属病友要理解患者现状,应多关心、爱护患者。

3.营养代谢

营养失调:蛋白质分解加速导致营养低于机体正常需要量。

(1)相关因素:与基础代谢率增高有关。

(2)护理诊断:营养失调,低于机体需要量。

(3)护理措施:患儿在住院期间恢复并维持正常体重。①饮食:高碳水化合物、高蛋白、高维生素饮食,提供足够热量和营养以补充消耗,满足高代谢需要。膳食中可以各种形式增加奶类、蛋类、瘦肉类等优质蛋白以纠正体内的负氮平衡。餐次以 1 天 6 餐或 1 天 3 餐间辅以点心为宜。主食应足量。忌食生冷食物,减少食物中粗纤维的摄入,调味清淡可改善排便次数增多等消化道症状。慎用卷心菜、花椰菜、甘蓝等致甲状腺肿食物。②药物护理:有效治疗可使体重增加,应指导患者按时按量规则服药,不可自行减量或停服。③定期监测体重、血

BUN值。

4.认知和感知

自我形象紊乱:突眼、甲状腺肿大等外部体征异于常人。

(1)相关因素:与甲亢所致突眼,甲状腺肿大等形体改变有关。

(2)护理诊断:自我形象紊乱。

(3)护理措施:患儿了解身体变化的原因,积极配合治疗。①患儿常易情绪激动,烦躁易怒,多虑,因此要避免不良的环境和语言的刺激。②要主动关心和体贴患儿,多给予鼓励,树立治疗信心。③帮助其正确看待自我形象的改变,树立正向的自我概念。

5.药物管理

(1)抗甲状腺药物治疗,不可过早减量,应坚持不断服药,有半数轻、中度患儿能获得长期缓解以至痊愈,其余多在停药后一年内复发,须重复治疗或改用其他治疗。

(2)千万不能自觉症状好转,自动停药,造成甲亢复发。

(3)服用硫脲类抗甲亢药物时,注意观察有无药物反应,如发热、皮疹、咽痛、牙龈肿、中性粒细胞数减少等。若药物治疗效果不好,根据病情,可听取医师意见,行手术治疗或进行放射性^{131}I治疗。

第二节　糖　尿　病

一、概述

糖尿病是一种以高血糖为主要生化特征的全身慢性代谢性疾病,儿童时期的糖尿病主要是指在15岁以前发生的糖尿病。

(一)病因和危险因素

目前广泛接受的观点认为胰岛素依赖型糖尿病(IDDM)是在遗传易感性基因的基础上,导致β细胞的损伤和破坏,最终致胰岛β细胞功能衰竭而起病。但是,在以上各因素中还有许多未能完全解释的问题。根据目前的研究成果概述如下。

1.遗传因素

IDDM和非胰岛素依赖型糖尿病(NIDDM)的遗传性不同。根据同卵双胎的研究,证明 NIDDM 的患病一致性为 100%,而 IDDM 的仅为 50%,说明 IDDM 是除遗传因素外还有环境因素作用的多基因遗传病。

2.环境因素

多年来不断有报告 IDDM 的发病与多种病毒的感染有关,如风疹病毒、腮腺炎病毒、柯萨奇病毒等感染后发生 IDDM 的报告。动物实验表明有遗传敏感性的动物仅用喂养方法即可使发生糖尿病。总之环境因素可能包括病毒感染、环境中化学毒物、营养中的某些成分等都可能对带有易感性基因者产生 β 细胞毒性作用,激发体内免疫功能的变化,最后导致 IDDM 的发生。严重的精神和身体压力,应激也能使 IDDM 的发病率增加。

3.免疫因素

最早发现新起病 IDDM 患者死后尸检见胰岛有急性淋巴细胞和慢性淋巴细胞浸润性胰小岛炎改变,继之发现 IDDM 患者血中有抗胰岛细胞抗体(ICA)、抗胰岛细胞表面抗体(ICSA)、抗胰岛素抗体等多种自身抗体,现在倾向于认为 ICA 等是胰岛细胞破坏的结果。还发现患者的淋巴细胞可抑制胰岛 β 细胞释放胰岛素。辅助 T 细胞/抑制 T 细胞的比值增大,NK 细胞增多等。另外还证明了患者体内 T 细胞表面有一系列的有功能性的受体,以及有Ⅰa抗原的 T 细胞增多等免疫功能的改变。对免疫功能变化的机制也提出不同的学说。总之 IDDM 患者免疫功能的改变在发病中是一个重要的环节。

(二)病理生理和分类

1.病理生理

IDDM 主要为胰岛 β 细胞破坏,分泌胰岛素减少引起代谢紊乱。胰岛素对能量代谢有广泛的作用,激活靶细胞表面受体,促进细胞内葡萄糖的转运,使葡萄糖直接供给能量,转变为糖原,促进脂肪合成,抑制脂肪的动员。胰岛素还加强蛋白质的合成,促进细胞的增长和分化。促进糖酵解,抑制糖异生。IDDM 患者胰岛素缺乏,进餐后缺少胰岛素分泌的增高,餐后血糖增高后不能下降,高血糖超过肾糖阈值而出现尿糖,体内能量丢失,动员脂肪分解代谢增加,酮体产生增多(图 8-3)。

另外糖尿病时反调节激素如胰高糖素、肾上腺素、生长激素的增多,加重了代谢的紊乱,使糖尿病发展为失代偿状态。反调节激素促进糖原分解、糖异生增加,脂肪分解旺盛,产生各种脂肪中间代谢的产物和酮体。由于高血糖、高血脂和高酮体血症引起渗透性利尿,而发生多尿、脱水、酸中毒。由于血浆渗透压增高而产生口渴多饮,体重明显减低。

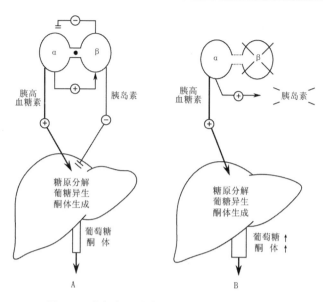

图 8-3　胰岛素和胰高糖素与能量代谢的关系

酮症酸中毒时大脑功能受损伤,氧利用减低,逐渐出现嗜睡、意识障碍而渐进入昏迷。酸中毒严重时 CO_2 潴留,为了排出较多的 CO_2,呼吸中枢兴奋而出现不规则的呼吸深快(Kussmaul 呼吸)。呼吸中的丙酮产生特异的气味(腐烂水果味)。

2.分类

具体分类详见表 8-3 和表 8-4。

表 8-3　儿童糖尿病的分类

IDDM(1 型糖尿病)	Ⅰ A 型是指由于因遗传基因、免疫因素和环境因素共同参与起病的,是 IDDM 的代表
	Ⅰ B 型是指家族性自身免疫性疾病中的 IDDM,是自身免疫疾病的一部分
NIDDM（2 型糖尿病）	有肥胖型和大肥胖型之分,过去 NIDDM 发生儿童期时称为儿童(青少年)开始的成人糖尿病,MODY 一词未完全舍弃。这是属于常染色体显性遗传。但儿童期 2 型糖尿病也有散发病例
营养不良有关的糖尿病	可见有胰腺纤维钙化或胰岛钙化并有蛋白质缺乏的病史
其他型	包括胰腺疾病、内分泌病、药物或化学物直接引起的糖尿病,以及某些遗传综合征、胰岛素受体异常等引起的糖尿病
葡萄糖耐量损伤	儿童时期所患糖尿病绝大多数(90%以上)是 IDDM Ⅰ A 型(IDDM,Ⅰ A 型),Ⅰ A 依赖是指患者必须用注射胰岛素治疗才能防止发生糖尿病酮症酸中毒昏迷和死亡

表 8-4　1 型糖尿病与 2 型糖尿病的区别

项目	1 型糖尿病	2 型糖尿病
发病原因	免疫与遗传	遗传与生活方式
发病年龄	青少年	中老年
发病方式	急	缓慢或无症状
体重情况	多偏瘦	多偏胖
胰岛素分泌	绝对缺乏	相对缺乏或胰岛素抵抗
酮症酸中毒	容易发生	不易发生
一般治疗	注射胰岛素	口服降糖药
胰岛素释放试验	空腹血胰岛素及 C 肽低于正常,且进食后不增高者	空腹血胰岛素及 C 肽正常、增高或稍低,进食后有增高但高峰值延迟

(三)临床症状和体征

　　IDDM 常为比较急性起病,多数患者可由于感染、情绪激惹或饮食不当等诱因起病,出现多饮、多尿、多食和体重减轻的症状,全称为 IDDM 的"三多一少"症状。但是,婴儿多尿、多饮不易被发觉,很快发生脱水和酮症酸中毒症状。幼年儿童因夜尿增多可发生遗尿。多食并非患者必然出现的症状,部分儿童食欲正常或减低,体重减轻或消瘦很快,疲乏无力、精神萎靡亦常见。如果有多饮、多尿又出现呕吐、恶心、厌食或腹痛、腹泻和腿痛等症状则应考虑并发糖尿病酮症酸中毒。糖尿病酮症酸中毒重者表现为严重脱水、昏迷、皮肤弹性差、口干舌燥、口唇樱红、眼眶深陷、呼吸深快、呼出气有烂水果的丙酮味。病情严重时出现休克,表现为脉快而弱、肢凉、血压下降。发热、咳嗽等呼吸道感染或皮肤感染、阴道瘙痒和结核病可与糖尿病并存。病程较久,对糖尿病控制不好时可发生生长落后、身矮,智能发育迟缓,肝大称为糖尿病侏儒(Mauhiac 综合征)。晚期可出现白内障、视力障碍、视网膜病变,甚至双目失明。还可有蛋白尿、高血压等糖尿病肾病,最后致肾衰竭。

(四)常见并发症

1.急性并发症

　　(1)酮症酸中毒:IDDM 患者在发生急性感染、延误诊断、过食或中断胰岛素治疗时均可发生酮症酸中毒,临床表现如前述。年龄越小酮症状中毒的发生率越高。新的 IDDM 患者以酮症酸中毒起病时可误诊为肺炎、哮喘、败血症、急腹症和脑膜炎等,应予以鉴别。酮症酸中毒血糖增高可>28.0 mmol/L(500 mg/dL),血酮体可＞10 mmol/L(200 mg/dL),血酮体中不仅有乙酰乙酸,β-羟丁酸和丙酮,还有多种脂肪酸代谢的中间产物的许多酮体,如 α-戊酮,3-戊烯-2 酮等大分子酮体及脂肪酸如己二酸,癸二酸等均明显增高。糖尿病患者酮症酸中毒时的脂肪代谢紊乱较为复杂。酮症酸中毒时血 pH 下降,HCO_3^- 减低,血钠、钾、氯亦低于正常,有的治疗前血钾不低,用胰岛素治疗血钾迅速降低。尿酮体定性试验阳性反应可较弱或(一),经初步治疗后乙酰乙酸产生增多,尿酮体反应反而增强。

(2)低血糖:糖尿病用胰岛素治疗后发生低血糖是由于胰岛素用量过多或注射胰岛素后未能按时进餐,出现心悸、出汗、饥饿感、头晕和震颤等,严重时可发生低血糖昏迷甚至惊厥;抢救不及时可引起死亡。反复低血糖发作可产生脑功能障碍或发生癫痫。

(3)感染:IDDM 为终身疾病,随时可发生各种感染的可能,包括呼吸道、泌尿系统及皮肤等急慢性感染。每当有轻度感冒时亦可使病情加重,严重感染时可发生中毒性休克,如果只注重感染的治疗,忽视对糖尿病的诊断和治疗,可造成严重后果应予以警惕。

(4)糖尿病高渗性非酮症性昏迷:儿童 IDDM 时少见,患者多数先有神经系统的疾病。高血糖非酮症性昏迷诊断为糖尿病高渗性非酮症昏迷时必须是发生在原患有糖尿病的患者,应与医源性由于注射高张葡萄糖盐水等引起的高血糖渗性昏迷相鉴别。糖尿病高渗性昏迷时血糖常＞28～54 mmol/L(500～1 000 mg/dL),血 Na$^+$＞145 mmol/L,血浆渗透压＞310 mmol/L,有时可达＞370 mmol/L,有脱水及昏迷,但血、尿酮体不明显增高,无酸中毒、治疗需用等渗液或低于血浆渗透压 40 mmol/L(20 mOsm/L)的高渗液体,如血浆渗透液＞370 mmol/L(370 mOsm/ng)时用＞330 mmol/L 的高渗液。胰岛素用量应小、血糖降低速度应慢,防止血糖迅速下降使血浆渗透压降低太快引起脑水肿。本症病死率较高。

2.慢性并发症

糖尿病的慢性并发症:牙周脓肿;肺结核;肾病;麻木、神经痛、脑梗死、脑出血;白内障、视网膜病变出血;心肌梗死、心绞痛、高血压症;便秘、腹泻;感染;坏疽、截肢等。

二、治疗

IDDM 是终身的内分泌代谢性疾病,治疗的目标是使患者达到最佳的"健康"状态。IDDM 的治疗是综合性的,包括胰岛素、饮食管理和身体的适应能力,还应加强精神心理的治疗。

在 IDDM 的治疗过程中应定期(出院后 1～2 周一次,稳定后 2～3 个月一次)复诊,复诊前检查当天餐后 2 小时血糖,前 1 天留 24 小时尿测尿糖定量,有条件的每次应测糖基化血红蛋白(HbA1c)使 HbA1c<10.5%,平均血糖<11.1 mmol/L(200 mg/dL)。患者备有自动血糖仪时每天应测血糖 4 次,至少测 2 次,无血糖仪者每次餐前及睡前测尿糖共 4 次。每次复诊应测血压。每年检查眼底一次。

(一)胰岛素的治疗

胰岛素是治疗 IDDM 能否成功的关键。胰岛素的种类、剂量、注射方法都影响疗效,胰岛素的制剂近年来有许多新产品,注射方法也有多样。

1.胰岛素制剂和作用

世界各国胰岛素的产品共有数十种,从作用时间上分为短效、中效和长效三类。从制剂成分上分由猪或牛胰岛提取的胰岛素,基因工程重组 DNA 合成的纯人胰岛素和半人工合成的,改造猪胰岛素为人胰岛素(置换胰岛素结构中的一个氨基酸)4 类。中国目前只有短效的正规胰岛素(rogular insulin,RI)和长效的鱼精蛋白锌胰岛素(protamine zinc insulin,PZI),近年来常有进口的中效胰岛素 NPH(neutral pratamine Hagedorn,NPH)和其他纯品人胰岛素。

2.胰岛素开始治疗时的用量和调整

IDDM 患儿每天胰岛素的需要量一般为 0.4～1.0 U/(kg・d),治疗开始的第 1 天以 0.5～0.6 U/kg 计算较安全。将全日量平均分为 4 次于每餐前及睡前加餐前 30 分钟注射。每天的胰岛素总量分配:早餐前 30%～40%,中餐前 20%～30%,晚餐前 30%,临睡前 10%。糖尿病初患者一开始也用 NPH 60% 和 RI 40% 的量分二次注射,早餐前用全日量的 2/3,晚餐前用 1/3 量。早餐前注射的胰岛素提供早餐和午餐后的胰岛素,晚餐前注射的胰岛素提供晚餐后及睡前点心直至次日晨的胰岛素。根据用药日的血糖或尿糖结果调整次日的胰岛素。RI 分 3～4 次注射时胰岛素用量的调节应根据前 1 天上午第一段尿糖及午餐前尿糖或血糖调节次日早餐前 RI 量或调整早餐;根据前 1 天晚餐后一段尿糖及睡前尿糖或血糖调节晚餐前 RI 剂量或调整晚餐。病情稳定后有波动时应从饮食、感染、气候和情绪的变化先找原因,再调整胰岛素和病因治疗(表 8-5)。

3.胰岛素注射笔或注射泵强化胰岛素的治疗

胰岛素注射笔是普通注射器的改良,用喷嘴压力和极细针头推进胰岛素注入皮下,可减少皮肤损伤和注射的精神压力,此法方便和无痛,所用胰岛素 RI 和长效胰岛素(与注射笔相适用的包装),以普通注射器改用胰岛素笔时应减少原胰岛素用量的 15%～20%,仔细监测血糖和尿糖进行调整。连续皮下输入胰岛素(continuous subcatanous insulin infusion,CSⅡ)是用胰岛素泵持续的输入基础量的胰岛素,用 RI 和 NPH 较稳定,于每餐前加注 RI。CSⅡ可能使血糖维持在正常水平,开始应住院观察,调整剂量,用量一般为平常量的 80%,基础输入量为总量的 40%,早餐前加量 20%,午餐和晚餐前各加 15%,睡前加餐时为10%。餐前加量应在进餐前 20～30 分钟输入,应特别注意晨 3 时和 7 时的血糖,以及时发现 Somogy 现象及黎明现象。

表 8-5　常用注射胰岛素剂型及作用时间

剂型	作用类别	注射途径	作用时间(h)		
			开始	最强	持续
普通速效胰岛素(RI)	速效	皮下	0.5	3～6	6～8
		静脉	即刻	0.5	1～2
中效胰岛素(NPH)	中效	皮下	2	8～12	18～24
鱼精蛋白锌胰岛素(PZI)	长效	皮下	4～6	14～20	24～36
混合(RI+PZI)		皮下	0.5～1.0	2～8	24～36
混合(RI+NPH)		皮下	0.5～1.0	2～8	18～24

(二)饮食治疗

IDDM 的饮食治疗目的也是为了使血糖能稳定的控制在接近正常水平,以减少并发症的发生,糖尿病儿童的饮食应是有一定限度的计划饮食,并与胰岛素治疗同步。

每天总热量以糖占 55%～60%,蛋白质 10%～20%,脂肪 30%～35%的比例计算出所需的糖、蛋白质和脂肪的量(g)。脂肪应是植物油(不饱和脂肪)避免肥肉和动物油。全日热量分为 3 餐和 3 次点心,早餐为每天总热量的 25%,午餐25%,晚餐 30%,3 餐间 2 次点心各 5%,睡前点心(加餐)10%。每餐中糖类是决定血糖和胰岛素需要量的关键。

(三)运动治疗

运动是儿童正常生长和发育所需要的生活内容的一部分,运动对糖尿病患儿更有重要意义。运动可使热量平衡并能控制体重,运动能促进心血管功能,改进血浆中脂蛋白的成分,有利于对抗冠心病的发生。运动时肌肉消耗能量比安静时增加 7～40 倍。能量的来源主要是由脂肪代谢所提供和肌糖原的分解;运动使肌肉对胰岛素的敏感性增高,从而增强葡萄糖的利用,有利于血糖的控制。运动的种类和剧烈的程度应根据年龄和运动能力进行安排,有人主张 IDDM 的学龄儿童每天都应参加 1 小时以上的适当运动。运动时必须做好胰岛素用量和饮食的调节,运动前减少胰岛素用量或加餐。糖尿病患者应每天固定时间运动,并易于掌握食入热量、胰岛素的用量和运动量之间的关系。

三、护理评估、诊断和措施

(一)家庭基本资料

1.家族史

遗传因素。

2.家庭经济状况

对糖尿病长期治疗过程有参考价值。

3.体重的变化情况

糖尿病对体重有严重的影响,尤其是 1 型糖尿病患儿发病前体重多为正常或偏低,发病后体重明显下降,合理治疗后体重可恢复正常。

4.用药史

了解求医过程,用药情况,做好药物管理。

(1)指导患儿正确服药,并尽量避免或纠正药物的不良反应。

(2)正确抽吸胰岛素,采用 1 mL OT 针筒,以保证剂量绝对准确。长、短效胰岛素混合使用时,应先抽吸短效胰岛素,再抽吸长效胰岛素,然后混匀。切不可逆行操作,以免将长效胰岛素混入短效内,影响其速效性。

(3)掌握胰岛素的注射时间:普通胰岛素于饭前半小时皮下注射,鱼精蛋白锌胰岛素在早餐前1小时皮下注射。根据病情变化,以及时调整胰岛素的用量。

5.不典型症状

(1)日渐消瘦:由于胰岛素缺乏,葡萄糖氧化生能减少,组织分解代谢加强,动用体内脂肪及蛋白质,因此患儿日见消瘦,经胰岛素治疗后,能很快恢复正常。

(2)不易纠正的酸中毒:小婴儿发病常误诊为消化不良、脱水及酸中毒,输入大量碳酸氢钠、葡萄糖及盐水等,不但酸中毒未能纠正,还可能出现高钠、高血糖昏迷。有的病儿酸中毒出现呼吸深长,误诊为肺炎而输入抗生素及葡萄糖而延误诊治。

(3)酷似急腹症:急性感染诱发糖尿病酮症酸中毒时可伴有呕吐、腹痛、发热、白细胞数增多,易误诊为急性阑尾炎等急腹症。文献上曾有误诊而行手术者。

(二)健康管理

1.有感染的危险

接触有感染性疾病的患儿,包括呼吸道、泌尿系统、皮肤感染等,避免不同病种交叉感染,定期查血常规,以免感染导致酮症酸中毒等并发症的发生。

(1)相关因素:与抵抗力下降有关。

(2)护理诊断:有感染的危险。

(3)护理措施:预防感染,患儿在住院期间无感染的症状和体征。①定期为患儿洗头,洗澡,勤剪指甲。注重患儿的日常清洁。②保持患儿的口腔清洁,指导患儿做到睡前、早起要刷牙,必要时可给予口腔护理。③每天为患儿清洗外阴部,并根据瘙痒的程度,酌情增加清洗次数。做好会阴部护理,预防泌尿道感染。④预防外伤:告知患儿不可赤脚走路,不可穿拖鞋外出。要求患儿尽量不使用热水袋,以防烫伤。做好瘙痒部位的护理,以防抓伤。⑤做好保暖工作,预防上呼吸道感染。对于已发生感染的患儿,应积极治疗。而对未发生感染的患儿,可预防性地使用抗生素,预防感染。

2.潜在并发症:酮症酸中毒

患儿发生急性感染、延误诊断、过食或中断胰岛素治疗时均可发生酮症酸中毒。

(1)相关因素:酮症酸中毒与过食导致酸性代谢产物在体内堆积有关。

(2)护理诊断:潜在并发症——酮症酸中毒。

(3)护理措施:患儿在住院期间未发生酮症酸中毒;患儿发生酮症酸中毒后及时发现并处理。①病情观察:密切观察患儿血糖、尿糖、尿量和体重的变化。必要时通知医师,予以处理。监测并记录患儿的生命体征,24 小时液体出入量,血糖,尿糖,血酮,尿酮及动脉血气分析和电解质变化,防止酮症酸中毒发生。②确诊酮症酸中毒后,绝对卧床休息,应立即配合抢救治疗。③快速建立 2 条静脉通路,1 条为纠正水、电解质及酸碱平衡失调,纠正酮症症状,常用生理盐水 20 mL/kg,在 30 分钟到 1 小时内输入,随后根据患儿的脱水程度继续输液。另 1 条静脉通路遵医嘱输入小剂量胰岛素降血糖,应用时抽吸剂量要正确,最好采用微泵调节滴速,保证胰岛素均匀输入。在输液过程中随酸中毒的纠正、胰岛素的输入,钾从细胞外进入细胞内,此时可出现致死性的低血钾,因此在补液排尿后应立即补钾。对严重酸中毒患儿(pH<7.1)可给予等渗碳酸氢钠溶液静脉滴注。静脉输液量及速度应根据患儿年龄及需要调节并详细记录出入水量,防止输液不当引起的低血糖、低血钾、脑水肿的发生。④协助处理诱发病和并发症,

严密观察生命体征、神志、瞳孔(见昏迷护理常规),协助做好血糖的测定和记录。每次排尿均应检查尿糖和尿酮。⑤饮食护理:禁食,待昏迷缓解后改糖尿病半流质或糖尿病饮食。⑥预防感染:必须做好口腔及皮肤护理,保持皮肤清洁,预防压疮和继发感染,女性患者应保持外阴部的清洁。

3.潜在并发症

主要是低血糖。患儿主诉头晕,面色苍白、心悸、出冷汗等低血糖反应,胰岛素注射过量或注射胰岛素后未按时进食所导致。

(1)相关因素:低血糖或低血糖昏迷与胰岛素过量或注射后进食过少有关。胰岛素注射剂量准确,注射后需按时进食。

(2)护理诊断:潜在并发症——低血糖。

(3)护理措施:患儿在住院期间未发生低血糖,患儿发生低血糖后及时发现并处理,教会患儿及家属处理低血糖的急救方法。

病情监测:低血糖发生时患儿常有饥饿感,伴软弱无力、出汗、恶心、心悸、面色苍白,重者可昏迷。睡眠中发生低血糖时,患儿可突然觉醒,皮肤潮湿多汗,部分患儿有饥饿感。

预防:应按时按剂量服用口服降糖药或注射胰岛素,生活规律化,定时定量进餐,延迟进餐时,餐前应少量进食饼干或水果。运动保持恒定,运动前适量进食或适当减少降糖药物的用量。经常测试血糖,尤其注射胰岛素者及常发生夜间低血糖者。

低血糖的紧急护理措施包括以下几种。①进食含糖食物:大多数低血糖患儿通过进食含糖食物后15分钟内可很快缓解,含糖食物可为2~4块糖果或方糖,5~6块饼干,一匙蜂蜜,半杯果汁或含糖饮料等。②补充葡萄糖:静脉推注50%葡萄糖40~60 mL是紧急处理低血糖最常用和有效的方法。胰高血糖素及1 mg肌内注射,适用于一时难以建立静脉通道的院外急救或自救。

(4)健康教育:教育患儿及家长知道发生低血糖的常见诱因,其一是胰岛素应用不当,其中胰岛素用量过大是最常见的原因。低血糖多发生在胰岛素最大作用时间内,如短效胰岛素所致低血糖常发生在餐后3小时左右;晚餐前应用中、长效胰岛素者易发生夜间低血糖。此外还见于注射胰岛素同时合用口服降糖药,或因运动使血循环加速致注射部位胰岛素吸收加快,或胰岛素种类调换如从动物胰岛素转为人胰岛素时,或胰岛素注射方法不当,如中、长效胰岛素注射前未充分混匀,剂量错误等。其二是磺脲类口服降糖药剂量过大。其三是饮食不当,包括忘记或延迟进餐、进食量不足或食物中碳水化合物过低,运动量增大的同时未相应增加食物量、减少胰岛素或口服降糖药物的剂量及空腹时饮酒过量等。

4.有体液不足的危险

患儿多尿,且消耗较高,易有体液不足。

(1)相关因素:与血糖升高致渗透性利尿有关。

(2)护理诊断:有体液不足的危险。

(3)护理措施:患儿在住院期间体液平衡。①检测血糖和血电解质。②关心患儿主诉。③尤其是运动过后,必须及时补充水分,以防意外。

(三)营养代谢:营养不良

食物偏好,食欲的变化。

(1)相关因素:与胰岛素缺乏致体内代谢紊乱有关。

(2)护理诊断:营养失调:低于机体需要量。

(3)护理措施:患儿饮食均衡,尽早治疗使获得适当的生长与发育。①用计划饮食来代替控制饮食。以能保持正常体重,减少血糖波动,维持血脂正常为原则,指导患儿合理饮食。②多食富含蛋白质和纤维素的食物,限制纯糖和饱和脂肪酸。鼓励患儿多食用粗制米,面和杂粮。饮食需定时定量。③为患儿计算每天所需的总热量,儿童糖尿病患者热量用下列公式进行计算:全日热量=1 000+年龄×(80~100),热量略低于正常儿童,不要限制太严,避免影响儿童生长发育,并予以合理分配。全日量分3餐,1/5、2/5、2/5,每餐留少量食物作为餐间点心。详细记录患儿饮食情况,游戏、运动多时给少量加餐(加20 g碳水化合物)或减少胰岛素用量。

(四)排泄:排尿异常

病儿夜尿多,有的尿床,有些家长发现尿甜、尿黏度增高。女孩可出现外阴瘙痒。皮肤疖、痈等感染亦可能为首发症状。

(1)相关因素:与渗透性利尿有关。

(2)护理诊断:排尿异常与渗透性利尿有关。

(3)护理措施:未发生排尿异常。①观察有无多尿、晚间有无遗尿。②了解尿液的色、质、量及尿常规的变化并做相应记录。

(五)感知和认知:焦虑

糖尿病是需要长期坚持治疗,易产生心理负担。

(1)相关因素:执行治疗方案无效,担心预后。

(2)护理诊断:焦虑,与担心预后有关。

执行治疗方案无效,与知识缺乏及患儿的自控能力差有关。

(3)护理措施:能接受和适应此疾病,积极配合检查和治疗。

心理护理:关心患儿,耐心讲解疾病相关知识,认真解答患儿提出的问题,帮助患儿树立起生活的信心。教会患儿随身携带糖块及卡片,写上姓名、住址、病名、膳食治疗量、胰岛素注射量,以便救治。

做好健康教育:①告知患儿父母糖尿病是一终身疾病,目前尚不能根治。但若血糖控制良好,则可减少或延迟并发症的发生和发展,生长发育也多可不受影响。②正确饮食。正确饮食是控制血糖的关键,与疾病的发展有密切的关系。要教会父母为患儿计算每天饮食总量并合理安排。每餐中糖类是决定血糖和胰岛素需要量的关键。不同食物的血糖指数分为低、中、高3类。注意食物的色、香、味及合理搭配,督促患儿饮食定时定量。当患儿运动多时,应给予少量加餐或减少胰岛素用量。③注意防寒保暖,以及时为孩子添加衣服。注重孩子的日常清洁,勤洗澡,勤洗头,勤换衣,勤剪指甲。预防外伤,避免孩子赤脚走路,以免刺伤;避免孩子穿拖鞋外出,以免踢伤。使用电热毯或热水袋时,应避免孩子烫伤。若孩子已有感染,则应积极治疗。④监督并指导孩子正确使用药物。抽吸胰岛素时应采用 1 mL 注射器以保证剂量绝对准确。根据不同病期调整胰岛素的用量,并有计划的选择注射部位进行注射。注射时防止注入皮内致组织坏死。每次注射需更换部位,注射点至少相隔 1～2 cm,以免局部皮下脂肪萎缩硬化。注射后应及时进食,防止低血糖。⑤若备有自动血糖仪,则应每天测血糖 4 次,至少测 2 次,无血糖仪者每次餐前及睡前测尿糖共 4 次。24 小时尿糖理想应 <5 g/24 小时,最多不应超过 20 g/24 小时,每年检测血脂 1 次包括胆固醇、三酰甘油、HDL、LDL,血脂增高时改进治疗。每次复诊应测血压。每年检查眼底一次。⑥应定期(出院后 1～2 周一次,稳定后 2～3 个月一次)带孩子去医院复诊,复诊前检查当天餐后 2 小时血糖,前 1 天留 24 小时尿测尿糖定量,有条件的每次应测 HbA1c<10.5%,平均血糖<11.2 mmol/L(200 mg/dL)。⑦学会用班氏试剂或试纸法作尿糖检测。每周为孩子测一次重量,若体重改变>2 kg,应及时去医院就诊。⑧指导孩子健康生活,让孩子进行适量的运动,如步行,以利于降低血糖,增加胰岛素分泌,降低血脂。⑨教会观察低血糖和酮症酸中毒的表现,以便及时发现孩子的异常,同时掌握自救的方法,并给予积极的处理。⑩为孩子制作一张身份识别卡,并随时提醒孩子携带糖块和卡片外出。给予孩子足够的关心,帮助孩子树立生活的信心,使孩子能正确面对疾病,并积极配合治疗。

第三节　单纯性肥胖症

单纯性肥胖症是指全身脂肪组织异常增加,主要是由于营养过剩造成的。一般以体重超过同年龄、同身高小儿正常标准的 20％,或超过同年龄、同性别健康儿童平均体重 2 个标准差称为肥胖。小儿时期的肥胖症是成人肥胖症、冠心病、高血压、糖尿病等的先驱症,故应引起社会和家庭的重视,以及早加以预防。

一、临床特点

单纯性肥胖在任何年龄的小儿均可发生,尤以婴儿期、5～6 岁及青春期最为常见。肥胖儿体重超过正常,平时食欲旺盛、皮下脂肪厚、少动(与肥胖形成恶性循环)。

(一)症状

外表和同龄儿比较,高大、肥胖,皮下脂肪分布均匀,面颊、乳部、肩部、四肢肥大,尤以上臂和腹部特别明显。男童因外阴部脂肪堆积,将外生殖器遮盖,显得阴茎短小,常被误认为外生殖器发育不良,腹部皮肤可见粉红色或紫色线纹。

(二)体征

胸廓与膈肌运动受损,可致呼吸浅快,肺泡换气量减少,少数严重病例可有低氧血症、红细胞增多症,甚至心脏增大,充血性心力衰竭。

(三)社会、心理状况

由于外形肥胖不好动,性情孤僻,有自卑感。

(四)辅助检查

血清三酰甘油、胆固醇增高,血尿酸水平增高,男孩雄激素水平下降,女孩雌激素水平增高,血生长激素水平下降。

二、护理评估

(一)健康史

询问患儿每天进食状况,食物种类、数量、烹饪方式,主食是什么;家族成员中有无肥胖或糖尿病史;生活习惯。

(二)症状、体征

测量小儿的身高与体重、皮下脂肪的厚度,评估体重超标情况,有无活动后感到胸闷、气促、面色发绀等情况。

（三）社会、心理状况

评估家长和小儿对疾病、减肥的认知程度。

（四）辅助检查

了解血生化中脂肪代谢，如胆固醇、三酰甘油、血细胞比容等结果。

三、常见护理问题

（一）营养失调：高于机体需要量

与过量进食或消耗减少使皮下脂肪过多积聚有关。

（二）自我形象紊乱

与体态异常有关。

（三）焦虑

与控制饮食困难有关。

（四）知识缺乏

家长对合理营养的认识不足。

四、护理措施

（一）限制饮食，缓慢减轻体重

改变不良的饮食习惯，供给低热能膳食，避免过度过快进食。少进食糖类、软饮料及快餐，避免暴饮暴食。为使食后有饱满感，不使小儿短时间内产生饥饿，可多食蔬菜、水果。少吃油炸食品，尽量少食动物脂肪。培养良好的饮食习惯，提倡少量多餐，杜绝过饱，不吃夜宵和零食。鼓励患儿坚持饮食疗法。

（二）增加活动量

肥胖小儿平时少动，应鼓励小儿坚持长期锻炼，通过运动增加机体热量消耗，例如，饭后散步，小跑走或竞走，也可跳绳、爬楼梯、游泳、踢球等。每天坚持运动 1 小时，运动量根据患儿耐受力而定，以运动后感轻松愉快、不感到疲劳为原则，如运动后出现疲惫不堪、心慌、气促，以及食欲大增，提示活动过度。

（三）消除顾虑，改变心理状态

让患儿多参加集体活动，改变孤僻、怕羞的心理状态，避免因家长对子女的肥胖过分忧虑而到处求医，对患儿进食的习惯经常指责而引起患儿精神紧张。让患儿积极参与制订饮食控制和运动计划，提高坚持控制饮食和运动锻炼的兴趣，帮助患儿对自身形象建立信心，达到身心健康的发展。

（四）健康教育

（1）告知家长小儿肥胖治疗以限制饮食、体格锻炼为主，儿童期肥胖不主张

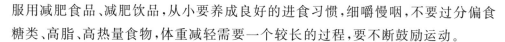

服用减肥食品、减肥饮品,从小要养成良好的进食习惯,细嚼慢咽,不要过分偏食糖类、高脂、高热量食物,体重减轻需要一个较长的过程,要不断鼓励运动。

(2)让家长知道过度肥胖不仅影响小儿外形,而且与成人期的肥胖症、高血压、糖尿病息息相关,使家长认识到肥胖不是富有的体现。

五、出院指导

(1)小儿出院以后应每天监测体重,3～6个月复查肝功能、血脂。

(2)继续做好饮食控制,使体重逐渐降低,当体重达到正常范围的10%左右时,则给小儿正常饮食。给予低热量、高容积的食品,如西红柿、黄瓜、萝卜、芹菜等,主食以粗杂粮替代,如红豆粥、燕麦片、玉米等,改变食物的制作及烹调方法,以炸、煎改为蒸、煮、凉拌等,减少热量的摄入。

(3)坚持运动锻炼,制订合理的运动方案,从运动兴趣效果着手,例如,骑自行车、散步、慢跑、游泳。也可以让小儿做一些合适的家务劳动。运动应循序渐进,家长共同参与,以达到运动持之以恒的效果。

第九章

小儿血液系统常见病护理

第一节 营养性贫血

贫血是指单位容积中红细胞数、血红蛋白量低于正常或其中一项明显低于正常。营养性贫血是由于各种原因导致造血物质缺乏而引起的贫血,如缺铁引起营养性缺铁性贫血,缺乏叶酸、维生素 B_{12} 引起营养性巨幼红细胞贫血等。

一、临床特点

(一)营养性缺铁性贫血

营养性缺铁性贫血是体内铁缺乏致使血红蛋白合成减少而发生的一种小细胞低色素性贫血。临床上除出现贫血症状外,还可因含铁酶活性降低而出现消化道功能紊乱、循环功能障碍、免疫功能低下,出现精神神经症状及皮肤黏膜病变等一系列非血液系统的表现。可由早产、喂养不当、摄入不足、偏食、吸收障碍、失血等原因引起。

1.症状和体征

发病高峰年龄在 6 个月~2 周岁,贫血呈渐进性,患儿逐渐出现面色苍白,不爱活动,食欲缺乏、甚至出现异食癖。新生儿或小婴儿可有屏气发作;年长儿童可诉头晕、目眩、耳鸣、乏力等,易患各种感染。患儿毛发干枯,缺乏光泽,脉搏加快,心前区可有收缩期吹风样杂音,贫血严重时可有心脏扩大和心功能不全,肝脾淋巴结可轻度肿大。

2.辅助检查

(1)血常规:红细胞、血红蛋白含量低于正常,血红蛋白减少比红细胞减少更明显。红细胞体积小、含色素低。白细胞和血小板正常或稍低。

（2）骨髓象：涂片见幼红细胞内、外可染铁明显减少或消失。幼红细胞比例增多，有核细胞增生活跃。

（3）其他：血清铁蛋白减少（$<12\ \mu g/L$），血清铁减低（$<5\ \mu g/L$），总铁结合力增高（$>62.7\ \mu mol/L$），运铁蛋白饱和度降低（$<15\%$），红细胞游离原卟啉增高（$>9\ \mu mol/L$）。

（二）营养性巨幼红细胞性贫血

营养性巨幼红细胞性贫血又称大细胞性贫血，主要由叶酸和/或维生素 B_{12} 直接或间接缺乏所致，大多因长期单一母乳喂养而导致直接缺乏引起。临床除有贫血表现外还常伴有精神、神经症状。

1.症状、体征

好发于 6 个月～2 周岁的婴幼儿，病程进展缓慢，逐渐出现贫血，面部水肿，常有厌食、恶心、呕吐、腹泻，偶有吞咽困难、声音嘶哑。患儿面色蜡黄，烦躁不安，表情呆滞，舌、肢体颤抖，食欲差，疲乏无力，呼吸、脉搏快，舌面光滑，头发稀黄。肝脾淋巴结及心脏病变同缺铁性贫血。维生素 B_{12} 缺乏可出现明显的精神神经症状及智力障碍。

2.辅助检查

（1）血常规：红细胞较血红蛋白降低得更明显，红细胞体积增大，中央淡染区缩小。粒细胞及血小板数量减少，出血时间延长。

（2）骨髓象：骨髓细胞大多数代偿性增生旺盛，均有红细胞巨幼变。

（3）其他：血清叶酸及维生素 B_{12} 含量减低，胃酸常减低，个别内因子缺乏。

二、护理评估

（一）健康史

询问母亲怀孕时期的营养状况及患儿出生后的喂养方法及饮食习惯，有无饮食结构不合理或患儿偏食导致铁、叶酸、维生素 B_{12} 长期摄入不足。对小婴儿则应询问有无早产、多胎、胎儿失血等引起先天储铁不足的因素，了解有无因生长发育过快造成铁相对不足及有无慢性疾病如慢性腹泻、肠道寄生虫、反复感染使铁丢失、消耗过多或吸收减少等现象。了解患儿乏力、面色苍白出现的时间。

（二）症状、体征

评估贫血程度，注意患儿面色、皮肤、毛发色泽，评估有无肝、脾大等其他系统受累的表现。

（三）社会、心理状况

了解家长对本病相关知识的熟知程度，评估家长的焦虑水平及患儿对疾病的承受能力。

（四）辅助检查

了解各项相关检查如血红蛋白值、红细胞数量及形态变化、骨髓变化等。

三、常见护理问题

（1）活动无耐力与贫血致组织缺氧有关。

（2）营养失调：低于机体需要量，与相关元素供应不足、吸收不良、丢失过多或消耗增加有关。

（3）有感染的危险：与营养失调、免疫功能低下有关。

（4）知识缺乏：缺乏营养知识。

四、护理措施

（一）注意休息，适当活动

应根据患儿的病情制订适合个体的运动方案；贫血较轻者，对日常活动均可耐受，但应避免剧烈运动，以免疲乏而致头晕目眩；严重贫血或因贫血已引起心功能不全者应注意休息，减少活动，有缺氧者酌情吸氧。

（二）饮食护理

应予高蛋白、高维生素、适量脂肪饮食，营养搭配应均衡，纠正患儿偏食、挑食等不良饮食习惯，多吃含铁或含叶酸、维生素 B_{12} 丰富的食物。积极治疗原发病如胃炎、腹泻、感染等，促进营养物质的吸收和利用。巨幼红细胞性贫血患儿伴有吞咽困难者要耐心喂养，防止窒息。

（三）铁剂应用的注意事项

（1）铁剂对胃肠道有刺激，可引起胃肠道反应及便秘或腹泻，故口服铁剂应从小剂量开始，在两餐之间服药。

（2）可与稀盐酸和/或维生素 C 同服以利吸收，忌与抑制铁吸收的食品同服，如茶、咖啡、牛奶等。

（3）注射铁剂时应精确计算剂量，分次深部肌内注射，每次应更换注射部位，以免引起组织坏死。首次注射后应观察 1 小时，以免个别患儿因应用右旋糖酐铁引起过敏性休克的发生。

（4）疗效的观察：铁剂治疗 1 周后可见血红蛋白逐渐上升，血红蛋白正常后继续服用铁剂 2 个月，以增加储存铁，但需防止铁中毒。如用药 3～4 周无效，应查找原因。

(四)安全护理

巨幼红细胞性贫血患儿伴有精神、神经症状者要做好安全防护工作,防止摔伤、跌伤、烫伤等;对智障者要有同情心和耐心,积极争取患儿配合治疗和护理。

(五)输血护理

严重贫血(血红蛋白<70 g/L)或因贫血引起心功能不全者,应少量多次输血,以减轻慢性缺氧。输血时注意点滴速度要缓慢(<20 滴/分),并注意观察输血不良反应。

(六)健康教育

1.疾病相关知识

疾病确诊后应向家长讲解引起营养性贫血的各种因素,积极查找和治疗原发病,宣教合理饮食的重要性,纠正不良饮食习惯。

2.治疗与用药相关知识

向家长详细说明骨髓穿刺的重要性,使家长积极配合尽快明确病因。说明应用铁剂可能会出现的不良反应如胃肠道反应、便秘、腹泻、牙黑染、大便呈黑色等,以消除患儿及家长的顾虑,积极配合治疗。告知减轻或避免服用铁剂不良反应的应对措施,如餐后服,用吸管吸取,避免与牙齿接触。

3.教育和培训

对于智力低下、身材矮小、行为异常的患儿应耐心教育和培训,不应歧视和谩骂,帮助患儿提高学习成绩,过正常儿童的生活,养成良好的性格和行为。

五、出院指导

(一)饮食指导

遵守饮食护理原则,多吃些含铁丰富的食物如红枣、花生、黑木耳、猪肝、各种动物蛋白、豆类等以促进造血。维生素 C、氨基酸、果糖、脂肪酸可促进铁吸收,可与铁剂或含铁食品同时进食,忌与抑制铁吸收的食物如茶、咖啡、牛奶、蛋类等同服。婴幼儿应指导及时添加含铁丰富的辅食,提倡母乳喂养。富含叶酸及维生素 B_{12} 的食物有:红苋菜、龙须菜、菠菜、芦笋、豆类、酵母发酵食物及苹果、柑橘等。应用叶酸时需补充铁剂及含钾丰富的食物。

(二)运动指导

适当运动,劳逸结合,增强机体抵抗力,促进骨髓血循环,促进造血。

(三)环境及温度

居室及周边环境空气新鲜,温度适宜,定时通风换气。不去公共场所,注意冷暖,以及时增减衣服,防止感冒、发热。

(四)用药就医指导

定时复查血常规,如有异常及时就医。按医嘱定时服药,正确掌握服药的方法,不随意增加药量,以防铁中毒。巨幼红细胞性贫血者须每 3 天肌内注射维生素 B_{12} 一次,共 2～3 周,伴有神经系统症状者可加用维生素 B_6,适当加服铁剂以供制造红细胞所用,多食含钾丰富的食物,如香蕉、橘子、含钾饮料等。用药过程如出现较严重的不良反应,应及时来院咨询。

第二节　再生障碍性贫血

再生障碍性贫血(aplastic anemia,AA)简称再障,是一种由多种原因引起的骨髓造血功能代偿不全,临床上出现全血细胞减少而肝、脾、淋巴结大多不肿大的一组综合征。可继发于药物、化学品、物理或病毒感染等因素。按病程长短及症状轻重可分为急性再障和慢性再障。其发病机制可归纳为造血干细胞缺陷、造血微环境损害及免疫性造血抑制等。

一、临床特点

(一)症状

急性再障起病急,病程短,一般为 1～7 个月,贫血呈进行性加重,感染时症状严重,皮肤黏膜广泛出血,重者内脏出血。慢性再障起病缓慢,病程长,达一年以上,贫血症状轻,感染轻,皮肤黏膜散在出血,内脏出血少见。

(二)体征

急性再障 1/3 的患儿可有肝轻度肿大(肋下 1～2 cm),脾、淋巴结不肿大,慢性再障肝、脾、淋巴结均不肿大。

(三)辅助检查

(1)血常规:急性再障除血红蛋白下降较快外,须具备以下 3 项之中 2 项:①网织红细胞<1%、绝对值<$15×10^9$/L;②白细胞总数明显减少,中性粒细胞绝对值<$0.5×10^9$/L;③血小板<$20×10^9$/L。慢性再障血红蛋白下降速度较慢,网织红细胞、白细胞、中性粒细胞及血小板常较急性型为多。

(2)骨髓细胞学检查:急性型多部位增生减低。慢性型至少一个部位增生不

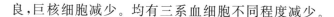

良,巨核细胞减少。均有三系血细胞不同程度减少。

（3）其他：骨髓造血干细胞减少。淋巴细胞亚群改变，出现 $CD4^+/CD8^+$ 比值下降或倒置（$CD4^+ \downarrow$，$CD8^+ \uparrow$），慢性型主要累及 B 淋巴细胞。

二、护理评估

（一）健康史

询问家族史，了解母亲怀孕时期和患儿出生后服用过的各种药物，暴露过的环境，感染情况等。询问患儿乏力、面色苍白出现的时间，高热时的体温，鼻出血的程度及其他部位出血的伴随症状。

（二）症状、体征

测量生命体征，评估患儿贫血程度，皮肤、黏膜出血情况及有无内脏出血征象。

（三）社会、心理状况

评估患儿对疾病的耐受状况，评估患儿家长对本病的了解程度和焦虑程度，评估家庭经济状况及社会支持系统的情况。

（四）辅助检查

了解血常规、骨髓等各项检查结果，判断疾病的种类及严重程度。

三、常见护理问题

（1）活动无耐力：与骨髓造血功能不良、贫血有关。

（2）有出血的危险：与血小板减少有关。

（3）有感染的危险：与白细胞低下，机体抵抗力差有关。

（4）焦虑：与疾病预后有关。

（5）知识缺乏：缺乏疾病相关知识。

（6）自我形象紊乱：与服用雄性激素及环孢素 A（CsA）引起容貌改变有关。

四、护理措施

（1）按出血性疾病护理常规。

（2）做好保护性隔离，保持床单、衣服清洁、干燥，白细胞低时嘱戴口罩，减少探视，避免交叉感染，有条件者进层流室。

（3）特殊药物的应用及观察。

CsA：总疗程至少 3 个月，应用时应注意以下几点。①密切监测肝肾功能情况，并及时反馈给医师。②减轻药物胃肠道反应：大孩子可于饭后服，婴幼儿可将 CsA 滴剂掺入牛奶、饼干、果汁内摇匀服用。③正确抽取血液以检测血药浓度:应在清晨未服药前抽取 2 mL 血液,盛于血药浓度特殊试管内摇匀及时送检。④服药期间应避免进食高钾食物、含钾药物及保钾利尿剂,以防高血钾发生。⑤密切监测血压变化,注意有无头痛、恶心、痉挛、抽搐、惊厥等,以防高血压脑病的发生。

抗胸腺细胞免疫球蛋白(ATG):本制剂适用于血小板>$10×10^9$/L 的病例。常见的不良反应有变态反应和血清病样反应。在应用 ATG 时应注意以下几点:①静脉输注 ATG 前,应遵医嘱先用日需要量的皮质醇和静脉抗组织胺类药物,如氢化可的松、异丙嗪等;②选择大静脉缓慢滴注,开始时速度宜慢,根据患儿对药物的反应情况调节速度,使总滴注时间不短于 4 小时;③密切观察患儿面色、生命体征变化,观察有无寒战、高热、心跳过速、呕吐、胸闷、气急、血压下降等,如有不适应及时通知医师,减慢滴速或暂停输液,必要时予心肺监护、吸氧、降温等。一般这些反应经对症处理后逐渐好转;④输液过程中应注意局部有无肿胀外渗。一旦渗出应重新穿刺,局部用 25%的硫酸镁湿敷,尽量选择粗大的静脉,以避免血栓性静脉炎的发生;⑤观察血清病样反应发生:于初次使用后 7~15 天,患儿若出现发热、瘙痒、皮疹、关节痛、淋巴结肿大,严重者出现面部及四肢水肿、少尿、喉头水肿、哮喘、神经末梢炎、头痛、谵妄,甚至惊厥,应考虑血清病样反应。一旦发生,应立即报告医师,以及时处理。

(4)健康教育。①疾病相关知识宣教:疾病确诊后应向家长讲解引起再障的各种可能因素,尽可能找到致病原因,避免再次接触,向家长宣传再障治疗的新进展,树立战胜疾病的信心。②宣传做好各种自我防护的必要性:如白细胞低时能使患儿自觉戴上口罩或进层流室隔离,血小板降至 $50×10^9$/L 以下时减少活动,卧床休息。③做好各种治疗、用药必要性的宣教:向家长详细说明使用免疫抑制剂及雄激素等药物可能会出现的各种并发症及应对措施,以减轻患儿及家长的顾虑,积极配合治疗。

五、出院指导

(1)饮食指导:除遵守饮食护理原则外,可吃些红枣、带衣花生、黑木耳等补血食物以促进造血;多食菌类食物及大蒜等,增强机体抵抗力,应用激素时需补充钙剂及含钙丰富的食物。

(2)运动指导:适当运动,劳逸结合,促进骨髓血循环,促进造血。

(3)环境及温度:居室及周边环境空气新鲜,温度适宜,定时通风换气。不去公共场所,注意冷暖,以及时增减衣服,防止感冒、发热。

(4)卫生指导:注意个人卫生,勤换内衣,勤剪指甲,不用手指甲挖鼻,不用力搔抓皮肤。

(5)就医指导:定时复查血常规,如有异常及时就医。按医嘱定时服药,正确掌握服药的方法,不随意增减药量,用药过程如出现较严重的不良反应,应及时来院咨询。

(6)告知药物不良反应:长期应用 CsA 及雄激素类药物会出现容貌改变及多毛、皮肤色素沉着、牙龈肿胀、乳腺增生、水、钠潴留、手足烧灼感、震颤、肌肉痉挛及抽搐、高血压及头痛等,告知家长对于药物引起的体形及容貌方面的改变停药后会逐渐恢复,不必为此担忧而擅自停药,其他不良反应严重时应及时来院就诊。

(7)病情稳定时可予中药调理。

第三节　溶血性贫血

溶血性贫血是由于红细胞破坏增多、增快,超过造血代偿能力所发生的一组贫血。按发病机制可分为葡萄糖-6-磷酸脱氢酶缺陷症、免疫性溶血性贫血等。

一、临床特点

(一)葡萄糖-6-磷酸脱氢酶缺陷症

葡萄糖-6-磷酸脱氢酶(G-6-PD)缺陷症是一种伴性不完全显性遗传性疾病,因缺乏 G-6-PD 致红细胞膜脆性增加而发生红细胞破坏,男性多于女性。临床上可分为无诱因的溶血性贫血,蚕豆病,药物诱发和感染诱发等溶血性贫血及新生儿黄疸 5 种类型。此病在我国广西壮族自治区、海南岛黎族、云南省傣族为最多。

1.症状和体征

发病年龄越小,症状越重。患儿常有畏寒、发热、恶心、呕吐、腹痛和背痛等,同时出现血红蛋白尿,尿呈酱油色、浓茶色或暗红色。血红蛋白迅速下降,多有黄疸。极重者甚至出现惊厥、休克、急性肾衰竭和脾大,如不及时抢救可于 1～2 天内死亡。

2.辅助检查

(1)血常规:溶血发作时红细胞与血红蛋白迅速下降,白细胞可增高,血小板正常或偏高。

(2)骨髓细胞学检查:粒系、红系均增生,粒系增生程度与发病年龄呈负相关。

(3)尿常规:尿隐血试验60%～70%呈阳性。严重时可导致肾功能损害,出现蛋白尿、红细胞尿及管型尿,尿胆原和尿胆红素增加。

(4)血清游离血红蛋白增加,结合珠蛋白降低,Coombs试验阴性,高铁血红蛋白还原率降低。

(二)免疫性溶血性贫血

由于免疫因素如抗体、补体等导致红细胞损伤、寿命缩短而过早地破坏,产生溶血和贫血症状者称为免疫性溶血性贫血。常见为自身免疫性溶血性贫血。

1.症状和体征

多见于2～12岁的儿童,男多于女,常继发于感染尤其是上呼吸道感染后,起病大多急骤,伴有虚脱、苍白、黄疸、发热、血红蛋白尿等。病程呈自限性,通常2周内自行停止,最长不超过6个月。溶血严重者可发生急性肾功能不全。

2.辅助检查

(1)血常规:大多数病例贫血严重,血红蛋白<60 g/L,网织红细胞可高达50%。慢性迁延型者严重时可发生溶血危象或再生障碍性贫血危象。可出现类白血病反应。

(2)红细胞脆性试验:病情进展时红细胞脆性增加,症状缓解时脆性正常。

(3)Coombs试验:大多数直接试验强阳性,间接试验阴性或阳性。

二、护理评估

(一)健康史

询问家族中有无类似患儿;有无可疑药物、食物接触史,如注射维生素K或接触樟脑丸或食用过蚕豆及其蚕豆制品;最近有无上呼吸道感染史;发病季节。

(二)症状、体征

评估患儿有无畏寒、发热、面色苍白、黄疸、茶色尿和腹痛、背痛及其程度与性质,有无脏器衰竭的表现。

(三)社会、心理状况

评估患儿家长对本病的了解程度,家庭经济状况及社会支持系统。

(四)辅助检查

了解血红蛋白、红细胞、网织细胞数量、骨髓化验结果、尿常规等。

三、常见护理问题

(1)活动无耐力与贫血致组织缺氧有关。

(2)体温过高与感染、溶血有关。

(3)有肾脏受损危险与血红蛋白尿有关。

(4)焦虑与病情急、重有关。

(5)知识缺乏:家长及患儿缺乏该疾病相关知识。

(6)自我形象紊乱与长期应用大剂量糖皮质激素,引起库欣貌有关。

四、护理措施

(1)急性期卧床休息,保持室内空气新鲜,避免受凉,血红蛋白低于 70 g/L 者应绝对卧床休息,减少耗氧量。

(2)明确疾病诊断及发病原因后,G-6-PD 缺陷者应避免该病可能的诱发因素如感染,服用某些具有氧化作用的药物、蚕豆等。

(3)溶血严重时要密切观察生命体征、尿量、尿色的变化并记录。若每天尿量少于250 mL/m^2,或学龄儿童每天$<400 \text{ mL}$,学龄前儿童$<300 \text{ mL}$,婴幼儿$<200 \text{ mL}$,应警惕急性肾衰竭的可能,要控制水的入量(必要时记 24 小时出入液量),注意水、电解质紊乱,防止高钾血症,遵医嘱纠正酸中毒,以及时碱化尿液以防急性肾衰竭。

(4)自身免疫性溶血性贫血患儿应遵嘱及时应用免疫抑制剂,并观察免疫抑制剂如糖皮质激素、CsA、环磷酰胺(CTX)等药物的不良反应。

(5)溶血严重时应立即抽取血交叉,遵嘱输洗涤红细胞并做好输血相关护理。

(6)行脾切除的患儿应做好术前术后的护理。

(7)健康教育:①疾病确诊后应向家长讲解引起溶血性贫血的各种可能因素,尽可能找到致病原因,避免感染,G-6-PD 缺乏患儿应避免服用氧化类药物、蚕豆,避免接触樟脑丸等,以免引起疾病复发;②告知家长该病的相关症状及干预措施,如血红蛋白低时应绝对卧床休息,出现腹痛、腰酸、背痛、尿色变化时应及时告知医务人员;③做好各种治疗、用药知识的宣教,向家长详细说明使用激素及其他免疫抑制剂等药物可能会出现的各种并发症及应对措施,以减轻患儿及家长的顾虑,积极配合治疗;④做好脾切除的术前、术后健康宣教。

五、出院指导

（1）饮食指导：给以营养丰富，富含造血物质的食品。G-6-PD 缺陷患儿（蚕豆黄）应避免食用蚕豆及其制品，避免应用氧化类的药物（磺胺类、呋喃类、奎宁、解热镇痛类、维生素 K 等），小婴儿要暂停母乳喂养（疾病由母亲食用蚕豆后引起者），防止接触樟脑丸。

（2）脾大的患儿平时生活中要注意安全，防止外伤引起脾破裂。脾切除患儿免疫功能较低，应注意冷暖，做好自身防护，避免交叉感染。

（3）定期检查血常规（包括网织细胞计数），如发现面色发黄、血红蛋白低于 70 g/L 应来院复诊，必要时输血治疗。

（4）G-6-PD 缺陷症的患儿要随身携带禁忌药物卡。

（5）自身免疫性溶血病患儿要按医嘱继续正确用药，注意激素药物的不良反应（高血压、高血糖、精神兴奋、库欣貌、水肿等）。告知家长，服药后引起的容貌改变是暂时的，不能擅自停药或减药，以免病情反复或出现其他症状；如出现发热及严重药物不良反应应及时来院就诊。

第四节　急性白血病

白血病是造血组织中某一系造血细胞滞留于某一分化阶段并克隆性扩增的恶性增生性疾病。主要临床表现为贫血、出血、反复感染及白血病细胞浸润各组织、器官引起的相应症状。根据白血病细胞的形态及组织化学染色表现，可分为急性淋巴细胞性白血病和急性非淋巴细胞性白血病两大类。小儿以急性淋巴细胞性白血病为主（占 75%）。病因和发病机制尚不完全清楚，可能与病毒感染、电离辐射、化学因素、遗传因素等引起免疫功能紊乱有关。

一、临床特点

（一）症状与体征

主要表现为乏力、苍白、发热、贫血、出血，白血病细胞浸润表现：肝、脾、淋巴结肿大、骨关节疼痛。白血病细胞侵犯脑膜时可出现头痛及中枢神经系统体征。

（二）辅助检查

（1）血常规：白细胞总数明显增高或不高甚至降低，原始细胞比例增加，白细

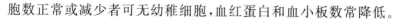

胞数正常或减少者可无幼稚细胞,血红蛋白和血小板数常降低。

(2)骨髓细胞学检查:细胞增生明显或极度活跃,原始及幼稚细胞占有核细胞总数的30%以上。红细胞系及巨核细胞系极度减少。

(3)脑脊液:脑膜白血病时脑脊液压力>2.0 kPa(200 mmH$_2$O),白细胞数>10×10^6/L,蛋白>450 mg/L,涂片找到原始或幼稚细胞。

二、护理评估

(一)健康史

询问患儿乏力、面色苍白出现的时间及体温波动情况。询问家族史,了解患儿接触的环境,家庭装修情况,既往感染史,所服的药物及饮食习惯。

(二)症状、体征

评估全身出血的部位、程度和相关伴随症状,有无头痛及恶心、呕吐,有无骨关节疼痛尤其是胸骨疼痛情况。评估患儿生命体征、脸色。

(三)社会、心理状况

评估家长对本病的了解程度及心理承受能力,评估患儿的理解力及战胜疾病的信心,评估家庭经济状况及社会支持系统情况。

(四)辅助检查

了解血常规、骨髓检查及脑脊液化验结果。

三、常见护理问题

(1)活动无耐力与骨髓造血功能紊乱、贫血有关。

(2)疼痛与白血病细胞浸润有关。

(3)营养失调:低于机体需要量,与疾病及化疗致食欲下降、营养消耗过多有关。

(4)有出血的危险:与血小板减少有关。

(5)有全身感染的危险:与中性粒细胞减少,机体抵抗力差有关。

(6)焦虑与疾病预后有关。

(7)知识缺乏:缺乏白血病相关知识。

四、护理措施

(1)病情较轻或经治疗缓解者,可适当下床活动;严重贫血、高热及有出血倾向者,应绝对卧床休息。

(2)根据患者病情和生活自理能力为患者提供生活护理,如洗脸、剪指甲、洗头、床上擦浴、洗脚、剃胡子等。

(3)给予高蛋白、高热量、高维生素、易消化的饮食。化疗期间饮食应清淡,鼓励患者多饮水。

(4)正确执行医嘱,密切观察各种药物疗效和不良反应。

(5)观察有无感染发生,监测体温,有无口腔溃疡、咽部及肺部感染的体征。

(6)保持口腔清洁卫生,进食后漱口,预防口腔黏膜溃疡。若化疗后出现口腔炎,可给予口腔护理及局部用溃疡散。

(7)保持大便通畅,必要时便后用 1∶5 000 的高锰酸钾溶液坐浴,防止发生肛裂及肛周感染。

(8)观察有无出血倾向,皮肤有无出血点,观察有无呕血、便血及颅内出血表现等。

(9)使用化疗药物时注意观察药物的不良反应,注意保护静脉。

(10)保持病室空气清新,每天定时开窗通风。严格限制探视和陪护人员,若患儿白细胞数低于$1.0×10^9/L$,应实施保护性隔离。

(11)做好心理疏导,引导患者积极配合治疗与护理。

第十章

小儿常见传染病护理

第一节 麻 疹

麻疹是由麻疹病毒引起的急性呼吸道传染病,以发热、咳嗽、流涕、结膜炎、口腔麻疹黏膜斑及全身皮肤斑丘疹为主要表现。麻疹具有高度的传染性,每年全球有数百万人发病。近年来,在全国范围内出现了麻疹流行,8个月之前的婴儿患病和大年龄麻疹的出现,是我国麻疹流行的新特点。

一、病因

麻疹病毒属副黏液病毒科,为RNA病毒,直径在100~250 nm,呈球形颗粒,有6种结构蛋白。仅有一个血清型,近年来发现该病毒有变异,其抗原性稳定。麻疹病毒在体外生活能力不强,对阳光和一般消毒剂均敏感,55 ℃ 15分钟即被破坏,含病毒的飞沫在室内空气中保持传染性一般不超过2小时,在流通空气中或日光下30分钟失去活力,对寒冷及干燥耐受力较强。麻疹疫苗需低温保存。

二、发病机制

麻疹病毒侵入易感儿后出现两次病毒血症。麻疹病毒随飞沫侵入上呼吸道、眼结膜上皮细胞,在其内复制繁殖并通过淋巴组织进入血流,形成第一次病毒血症。此后,病毒被单核巨噬细胞系统(肝、脾、骨髓)吞噬,并在其内大量繁殖后再次侵入血流,形成第二次病毒血症。引起全身广泛性损害而出现高热、皮疹等一系列临床表现。

三、病理

麻疹是全身性疾病,皮肤、眼结合膜、鼻咽部、支气管、肠道黏膜及阑尾等处可见单核细胞增生及围绕在毛细血管周围的多核巨细胞,淋巴样组织肥大。皮疹是由麻疹病毒致敏了的 T 淋巴细胞与麻疹病毒感染的血管内皮细胞及其他组织细胞作用时,产生迟发性的变态反应,使受染细胞坏死、单核细胞浸润和血管炎样病变。由于表皮细胞坏死、变性引起脱屑。崩解的红细胞及血浆渗出血管外,使皮疹消退后留有色素沉着。麻疹黏膜斑与皮疹病变相同。麻疹的病理特征是受病毒感染的细胞增大并融合形成多核巨细胞。其细胞大小不一,内含数十至百余个核,核内外有病毒集落(嗜酸性包涵体)。

四、流行病学

(一)传染源

患者是唯一的传染源。出疹前 5 天至出疹后 5 天均有传染性,如合并肺炎传染性可延长至出疹后 10 天。

(二)传播途径

患者口、鼻、咽、气管及眼部的分泌物中均含有麻疹病毒,主要通过喷嚏、咳嗽和说话等空气飞沫传播。密切接触者可经污染病毒的手传播,通过衣物、玩具等间接传播者少见。

(三)易感人群和免疫力

普遍易感,易感者接触患者后,90%以上发病,病后能获持久免疫。由于母体抗体能经胎盘传给胎儿,因而麻疹多见于 6 个月以上的小儿,6 个月~5 岁小儿发病率最高。

(四)流行特点

全年均可发病,以冬、春两季为主,高峰在 2~5 月份。自麻疹疫苗普遍接种以来,发病的周期性消失,发病年龄明显后移,青少年及成人发病率相对上升,育龄妇女患麻疹增多,并将可能导致先天麻疹和新生儿麻疹发病率上升。

五、临床表现

(一)潜伏期

平均 10 天(6~18 天),接受过免疫者可延长至 3~4 周。潜伏期末可有低热、全身不适。

(二)前驱期(发疹前期)

从发热至出疹,常持续 3~4 天,以发热、上呼吸道炎和麻疹黏膜斑为主要特征。此期患儿体温逐渐增高达 39～40 ℃。同时伴有流涕、咳嗽、流泪等类似感冒症状,但结膜充血、畏光流泪、眼睑水肿是本病特点。90％以上的患者于病程的第 2～3 天,在第一臼齿相对应的颊黏膜处,可出现0.5～1.0 mm 大小的白色麻疹黏膜斑(柯氏斑),周围有红晕,常在 2～3 天内消退,具有早期诊断价值。

(三)出疹期

多在发热后 3～4 天出现皮疹,体温可突然升高到 40.0～40.5 ℃。皮疹初见于耳后发际,渐延及面、颈、躯干、四肢及手心足底,2～5 天出齐。皮疹为淡红色充血性斑丘疹,大小不等,压之褪色,直径 2～4 mm,散在分布,皮疹痒,疹间皮肤正常。病情严重时皮疹常可融合呈暗红色,皮肤水肿,面部水肿变形。此期全身中毒症状及咳嗽加剧,可因高热引起谵妄、嗜睡,可发生腹痛、腹泻和呕吐,可伴有全身淋巴结及肝脏、脾脏大,肺部可闻少量湿啰音。

(四)恢复期

出疹 3～5 天后,体温下降,全身症状明显减轻。皮疹按出疹的先后顺序消退,可有麦麸样脱屑及浅褐色素斑,7～10 天消退。麻疹无并发症者病程为 10～14 天。少数患者,病程呈非典型经过。体内尚有一定免疫力者呈轻型麻疹,症状轻,常无黏膜斑,皮疹稀而色淡,疹退后无脱屑和色素沉着,无并发症,此种情况多见于潜伏期内接受过丙种球蛋白或成人血注射的患儿。体弱、有严重继发感染者呈重型麻疹,持续高热,中毒症状重,皮疹密集融合,常有并发症或皮疹骤退、四肢冰冷、血压下降等循环衰竭表现,死亡率极高。此外,注射过减毒活疫苗的患儿还可出现无典型黏膜斑和皮疹的无疹型麻疹。

麻疹的临床表现需与其他小儿出疹性疾病鉴别见表 10-1。

(五)并发症

(1)支气管肺炎:出疹 1 周内常见,占麻疹患儿死因的 90％以上。

(2)喉炎:出现频咳、声嘶,甚至哮吼样咳嗽,极易出现喉梗阻,如不及时抢救可窒息而死。

(3)心肌炎:是少见的严重并发症,多见于 2 岁以下、患重症麻疹或并发肺炎者和营养不良患者。

(4)麻疹脑炎:多发生于疹后 2～6 天,也可发生于疹后 3 周内。与麻疹的轻重无关。临床表现与其他病毒性脑炎相似,多经 1～5 周恢复,部分患者留有后遗症。

(5)结核病恶化。

表 10-1　小儿出疹性疾病鉴别

疾病	病原	发热与皮疹关系	皮疹特点	全身症状及其他特征
麻疹	麻疹病毒	发热 3~4 天,出疹期热更高	红色斑丘疹,自头部→颈→躯干→四肢,退疹后有色素沉着及细小脱屑	呼吸道卡他性炎症、结膜炎、发热第 2~3 天口腔黏膜斑
风疹	风疹病毒	发热后半天至 1 天出疹	面部→躯干→四肢,斑丘疹,疹间有正常皮肤,退疹后无色素沉着及脱屑	全身症状轻,耳后、枕部淋巴结肿大并触痛
幼儿急疹	人疱疹病毒6型	高热 3~5 天热退疹出	红色斑丘疹,颈及躯干部多见,1 天出齐,次日消退	一般情况好,高热时可有惊厥,耳后、枕部淋巴结亦可肿大
猩红热	乙型溶血性链球菌	发热 1~2 天出疹,伴高热	皮肤弥漫充血,上有密集针尖大小丘疹,持续 3~5 天退疹,1 周后全身大片脱皮	高热,中毒症状重,咽峡炎、杨梅舌,环口苍白圈,扁桃体炎
肠道病毒感染	埃可病毒柯萨奇病毒	发热时或退热后出疹	散在斑疹或斑丘疹,很少融合,1~3 天消退,不脱屑,有时可呈紫癜样或水泡样皮疹	发热、咽痛、流涕、结膜炎、腹泻,全身或颈、枕淋巴结肿大
药物疹		发热、服药史	皮疹痒感,摩擦及受压部位多,与用药有关,斑丘疹、疱疹、猩红热样皮疹、荨麻疹	原发病症状

六、辅助检查

(一)一般检查

血白细胞总数减少,淋巴细胞相对增多。

(二)病原学检查

从呼吸道分泌物中分离出麻疹病毒,或检测到麻疹病毒均可做出特异性诊断。

(三)血清学检查

在出疹前 1~2 天时用 ELSIA 可检测出麻疹特异性 IgM 抗体,有早期诊断价值。

七、治疗原则

目前尚无特异性药物,宜采取对症治疗、中药透疹治疗及并发症治疗等综合性治疗措施。麻疹患儿对维生素 A 的需求量加大,WHO 推荐。在维生素 A 缺乏地区的麻疹患儿应补充维生素 A，<1 岁的患儿每天给 10 万单位，年长儿 20 万单位，共两天，有维生素 A 缺乏眼症者，1～4 周后应重复。

八、护理评估

(一)健康史询问

患儿有无麻疹的接触史及接触方式，出疹前有无发热、咳嗽、喷嚏、畏光、流泪及口腔黏膜改变等；询问出疹顺序及皮疹的性状，发热与皮疹的关系；询问患儿的营养状况及既往史，有无接种麻疹减毒活疫苗及接种时间。

(二)身体状况

评估患儿的生命体征，如体温、脉搏、呼吸、神志等；观察皮疹的性质、分布、颜色及疹间皮肤是否正常；有无肺炎、喉炎、脑炎等并发症。分析辅助检查结果，注意有无血白细胞总数减少、淋巴细胞相对增多；有无检测到麻疹病毒特异性 IgM 抗体，或分离出麻疹病毒等。

(三)社会、心理状况

评估患儿及家长的心理状况、对疾病的应对方式；了解家庭及社区对疾病的认知程度、防治态度。

九、护理诊断

(1)体温过高与病毒血症、继发感染有关。

(2)皮肤完整性受损：与麻疹病毒感染有关。

(3)营养失调：低于机体需要量，与病毒感染引起消化吸收功能下降、高热消耗增多有关。

(4)有感染的危险：与免疫功能下降有关。

(5)潜在并发症：肺炎、喉炎、脑炎。

十、预期目标

(1)患儿体温降至正常。

(2)患儿皮疹消退，皮肤完整、无感染。

(3)患儿住院期间能得到充足的营养。

(4)患儿不发生并发症或发生时得到及时发现和处理。

十一、护理措施

(一)维持正常体温

1.卧床休息

绝对卧床休息至皮疹消退、体温正常为止。室内空气新鲜，每天通风 2 次

(避免患儿直接吹风以防受凉),保持室温于 $18\sim22\ ℃$,湿度 $50\%\sim60\%$ 。衣被穿盖适宜,忌捂汗,出汗后及时擦干更换衣被。

2.高热的护理

出疹期不宜用药物或物理方法强行降温,尤其是乙醇擦浴、冷敷等物理降温,以免影响透疹。体温 $>40\ ℃$ 时可用小量的退热剂,以免发生惊厥。

(二)保持皮肤黏膜的完整性

1.加强皮肤的护理

保持床单整洁干燥和皮肤清洁,在保温情况下,每天用温水擦浴更衣一次(忌用肥皂),腹泻患儿注意臀部清洁,勤剪指甲防抓伤皮肤继发感染。及时评估透疹情况,如透疹不畅,可用鲜芫荽煎水服用并擦身(须防烫伤),以促进血循环,使皮疹出齐、出透,平稳度过出疹期。

2.加强五官的护理

室内光线宜柔和,常用生理盐水清洗双眼,再滴入抗生素眼液或眼膏(动作应轻柔,防眼损伤),可加服维生素 A 预防眼干燥症。防止呕吐物或泪水流入外耳道发生中耳炎。及时清除鼻痂、翻身拍背助痰排出,保持呼吸道通畅。加强口腔护理,多喂白开水,可用生理盐水或朵贝液含漱。

(三)保证营养的供给

发热期间给予清淡易消化的流质饮食,如牛奶、豆浆、蒸蛋等,常更换食物品种,少量多餐,以增加食欲利于消化。多喂开水及热汤,利于排毒、退热、透疹。恢复期应添加高蛋白、高维生素的食物。指导家长作好饮食护理,无需忌口。

(四)注意病情的观察

麻疹并发症多且重,为及早发现,应密切观察病情。出疹期如透疹不畅、疹色暗紫、持续高烧、咳嗽加剧、鼻扇喘憋、发绀、肺部啰音增多,为并发肺炎的表现,重症肺炎尚可致心力衰竭;患儿出现频咳、声嘶、甚至哮吼样咳嗽、吸气性呼吸困难、三凹征,为并发喉炎表现;患儿出现嗜睡、惊厥、昏迷为脑炎表现。病期还可导致原有结核病的恶化。如出现上述表现应予以相应护理。

(五)预防感染的传播

麻疹是可以预防的。为控制其流行,应加强社区人群的健康宣教。

1.管理好传染源

对患儿宜采取呼吸道隔离至出疹后 5 天,有并发症者延至疹后 10 天。接触的易感儿隔离观察 21 天。

2.切断传播途径

病室要注意通风换气。进行空气消毒,患儿衣被及玩具暴晒 2 小时,减少不必要的探视,预防继发感染。因麻疹可通过中间媒界传播,如被患者分泌物污染的玩具、书本、衣物,经接触可导致感染,所以医务人员接触患儿后,必须在日光下或流动空气中停留 30 分钟以上,才能再接触其他患儿或健康易感者。流行期间不带易感儿童去公共场所,托幼机构暂不接纳新生。

3.保护易感儿童

(1)被动免疫:对年幼、体弱的易感儿肌内注射人血丙种球蛋白或胎盘球蛋白,接触后 5 天内注射可免于发病,6 天后注射可减轻症状,有效免疫期 3~8 周。

(2)主动免疫:为提高易感者免疫力,对 8 个月以上未患过麻疹的小儿可接种麻疹疫苗。接种后 12 天血中出现抗体,一月达高峰,故易感儿接触患者后 2 天内接种有预防效果。急性结核感染者如需注射麻疹疫苗应同时进行结核治疗。

第二节　水　　痘

水痘是由水痘-带状疱疹病毒(varicella-zoster virus,VZV)所引起的传染性较强的儿童常见急性传染病。临床以轻度发热、全身性分批出现的皮肤黏膜斑疹、丘疹、疱疹和结痂并存为特点,全身中毒症状轻。水痘的传染性极强,易感儿接触水痘患儿后,几乎均可患病。原发感染表现为水痘,一般预后良好,病后可获持久免疫。成年以后再次发病时表现为带状疱疹。

一、病因

水痘-带状疱疹病毒属 α 疱疹病毒亚科,病毒核心为双股 DNA,只有一个血清型。该病毒在儿童时期,原发感染表现为水痘,恢复后病毒可长期潜伏在脊髓后根神经节或颅神经的感觉神经节内,少数人在青春期或成年后,当机体免疫力下降或受冷、热、药物、创伤、恶性病或放射线等因素作用,病毒被激活,再次发病,表现为带状疱疹。水痘-带状疱疹病毒在外界抵抗力弱,不耐热和酸、对乙醚敏感,在痂皮中不能存活,但在疱疹液中可长期存活。

二、发病机制

水痘-带状疱疹病毒主要由飞沫传播,也可经接触感染者疱液或输入病毒血症期血液而感染,病毒侵入机体后在呼吸道黏膜细胞中复制,而后进入血流,形成病毒血症。在单核巨噬细胞系统内再次增殖后释放入血,形成第二次病毒血症。由于病毒入血往往是间歇性的,导致患儿皮疹分批出现,且不同性状皮疹同时存在。皮肤病变仅限于表皮棘细胞层,故脱屑后不留瘢痕。

三、病理

水痘的皮损为表皮棘细胞气球样变性、肿胀,胞核内嗜酸性包涵体形成,临近细胞相互融合形成多核巨细胞,继而有组织液渗出形成单房性水泡。泡液内含大量病毒。由于病变浅表,愈后不留疤痕。黏膜病变与皮疹类似。

四、流行病学

(一)传染源

水痘患者是唯一传染源,病毒存在于患儿上呼吸道鼻咽分泌物、皮肤黏膜斑疹及疱疹液中。出疹前1天至疱疹全部结痂时均有传染性,且传染性极强,接触者90%发病。

(二)传播途径

主要通过空气飞沫传播。亦可通过直接接触疱液、污染的用具而感染。孕妇分娩前患水痘可感染胎儿,在出生后2周左右发病。

(三)易感人群

普遍易感,以1~6岁儿童多见,6个月以内的婴儿由于有母亲抗体的保护,很少患病。但如孕期发生水痘,则可从胎盘传给新生儿。水痘感染后一般可获得持久免疫,但可以发生带状疱疹。

(四)流行特点

本病一年四季均可发病,以冬、春季高发。

五、临床表现

(一)典型水痘

1.潜伏期

潜伏期12~21天,平均14天。

2.前驱期

前驱期可无症状或仅有轻微症状,全身不适、乏力、咽痛、咳嗽,年长儿前驱

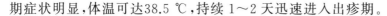

期症状明显,体温可达38.5 ℃,持续 1～2 天迅速进入出疹期。

3.出疹期

发热第 1 天就可出疹,其皮疹特点如下。

(1)皮疹按斑疹、丘疹、疱疹、结痂的顺序演变。连续分批出现,一般 2～3 批,每批历时 1～6 天,同一部位可见不同性状的皮疹。

(2)疱疹形态呈椭圆形,3～5 mm 大小,周围有红晕,无脐眼,经 24 小时。水痘内容物由清亮变为混浊,疱疹出现脐凹现象,泡壁薄易破,瘙痒感重,疱疹 3～4 天在中心开始干缩,迅速结痂,愈后多不留瘢痕。

(3)皮疹为向心性分布,躯干部皮疹最多,四肢皮疹少,手掌和足底更少。皮疹的数目多少不一,皮疹愈多,全身症状愈重。

(4)水痘病变浅表,愈后多不留瘢痕。部分患儿疱疹可发于口腔、咽喉、结膜和阴道黏膜,破溃后形成溃疡。

水痘为自限性疾病,一般 10 天左右自愈。

(二)重型水痘

少数体质很弱或正在应用肾上腺皮质激素的小儿,如果感染水痘,可发生出血性和播散性皮疹,病儿高热,疱疹密布全身,疱疹内液呈血性,皮肤黏膜可出现淤点和淤斑,病死率高。

(三)先天性水痘

妊娠早期发生水痘,偶可引起胎儿畸形,致新生儿患先天性水痘综合征。接近产期感染水痘,新生儿病情多严重,病死率高达 30%。

(四)并发症

水痘患儿可继发皮肤细菌感染、肺炎和脑炎等,水痘脑炎一般于出生后 1 周左右发生。水痘应注意与天花、丘疹样荨麻疹鉴别。

六、辅助检查

(一)血常规检查

外周血白细胞数正常或稍低。

(二)疱疹刮片检查

可发现多核巨细胞及核内包涵体。

(三)血清学检查

作血清特异性抗体 IgM 检查,抗体在出疹 1～4 天后即出现,2～3 周后滴度增高 4 倍以上即可确诊。

七、治疗原则

(一)对症治疗

可用维生素 B_{12} 肌内注射,如有高热可给予退热剂但避免使用阿司匹林,以免增加 Reye 综合征的危险。可给予人血丙种球蛋白免疫治疗及血浆支持,以减轻症状和缩短病程。对免疫功能受损或正在应用免疫抑制剂的患儿,应尽快将糖皮质激素减至生理量并尽快停药。

(二)抗病毒治疗

阿昔洛韦为目前首选抗水痘病毒的药物,但只有在水痘发病后 24 小时内用药才有效。

八、护理诊断

(1)皮肤完整性受损与病毒感染及细菌继发感染有关。

(2)有传播感染的危险:与呼吸道及疱疹液排出病毒有关。

(3)潜在并发症:脑炎、肺炎、血小板减少、心肌炎。

九、护理措施

(一)恢复皮肤的完整性

(1)室温适宜,衣被不宜过厚,以免造成患儿不适,增加痒感。勤换内衣,保持皮肤清洁。防止继发感染。剪短指甲,婴幼儿可戴并指手套,以免抓伤皮肤,继发感染或留下疤痕。

(2)皮肤瘙痒吵闹时,设法分散其注意力,或用温水洗浴、局部涂 0.25% 冰片炉甘石洗剂或 5% 碳酸氢钠溶液,亦可遵医嘱口服抗组织胺药物。疱疹破溃时涂 1% 甲紫,继发感染者局部用抗生素软膏,或遵医嘱给抗生素口服控制感染。有报道用麻疹减毒活疫苗 0.3~1.0 mL 一次皮下注射,可加速结痂,不再出现新皮疹,疗效明显。

(二)病情观察

注意观察精神、体温、食欲及有无呕吐等,如有口腔疱疹溃疡影响进食,应给予补液。如有高热,可用物理降温或适量退热剂,忌用阿司匹林,以免增加 Reye 综合征的危险。水痘临床过程一般顺利,偶可发生播散性水痘、并发肺炎或脑炎,应注意观察,以及早发现,并予以相应的治疗及护理。

(三)避免使用糖皮质激素类药物(包括糖皮质激素类软膏)

应用糖皮质激素治疗其他疾病的患儿一旦接触了水痘患者,应立即肌内注射较大剂量的丙种球蛋白0.4～0.6 mL/kg,或带状疱疹免疫球蛋白 0.1 mL/kg,以期减轻病情。如已发生水痘,肾上腺皮质激素类药物应争取在短期内递减,逐渐停药。

(四)预防感染的传播

1.管理传染源

大多数无并发症的水痘患儿多在家隔离治疗,应隔离患儿至疱疹全部结痂或出疹后 7 天止。

2.保护易感者

保持室内空气新鲜,托幼机构宜采用紫外线消毒。避免易感者接触,尤其是体弱、免疫缺陷者更应加以保护。如已接触,应在接触水痘后 72 小时内给予水痘-带状疱疹免疫球蛋白(VZIG)125～625 U/kg 肌内注射,或恢复期血清肌内注射,可起到预防或减轻症状的作用。孕妇如患水痘,则终止妊娠是最好的选择,母亲在分娩前 5 天或新生儿生后 2 天患水痘,也应使用 VZIG。近年来国外试用水痘-带状疱疹病毒减毒活疫苗效果满意,不良反应少,接触水痘后立即给予即可预防发病,即使患病症状也很轻微。所以凡使用免疫抑制剂或恶性病患儿在接触水痘后均应立即给予注射。

(五)健康教育

水痘传染性强,对社区人群除进行疾病病因、表现特点、治疗护理要点知识宣教外,为控制疾病的流行,重点应加强预防知识教育。如流行期间避免易感儿去公共场所。介绍水痘患儿隔离时间,使家长有充分思想准备,以免引起焦虑。告之卧床休息时间及至热退及症状减轻。保证患儿足够营养,饮食宜清淡、富含营养,多饮水。为家长示范皮肤护理方法,注意检查,防止继发感染。

第三节　猩　红　热

猩红热是由 A 组乙型溶血性链球菌引起的急性呼吸道传染病,常在冬末春初流行,多见于3 岁以上儿童。临床以发热、咽峡炎、草莓舌、全身弥漫性鲜红色皮疹和疹退后片状蜕皮为特征。少数起病后 1～5 周可发生变态反应性风湿病及急性肾小球肾炎。

一、病因

A组乙型溶血性链球菌是唯一对人类致病的链球菌,具有较强的侵袭力,能产生致热性外毒素,又称红疹毒素,是本病的致病菌。该菌外界生命力较强,在痰液和渗出物中可存活数周,但对热及一般消毒剂敏感。

二、发病机制

病原菌及其毒素等产物在侵入部位及其周围组织引起炎症和化脓性变化,并进入血液循环,引起败血症,致热毒素引起发热和红疹。

三、病理

链球菌及其毒素侵入机体后,主要产生如下3种病变。

(一)化脓性病变

病原菌侵入咽部后,由于A组菌的M蛋白能抵抗机体的白细胞的吞噬作用,因而可在局部产生化脓性炎症反应,引起咽峡炎、化脓性扁桃体炎。

(二)中毒性病变

细菌毒素吸收入血后引起发热等全身中毒症状。红疹毒素使皮肤和黏膜血管充血、水肿、上皮细胞增殖与白细胞浸润,以毛囊周围最明显,出现典型猩红热皮疹。

(三)变态反应性病变

病程2~3周。少数患者发生变态反应性病理损害,主要为心、肾及关节滑膜等处非化脓性炎症。人体可对红疹毒素产生较持久的抗体,一般人一生只得一次猩红热。再次感染这种细菌时仅表现为化脓性扁桃体炎。

四、流行病学

(一)传染源

患者及带菌者为主,自发病前24小时至疾病高峰传染性最强。

(二)传播途径

主要通过空气飞沫直接传播,亦可由食物、玩具、衣服等物品间接传播。偶可经伤口、产道污染而传播。

(三)易感人群

人群普遍易感。10岁以下小儿发病率高。

(四)流行特征

四季皆可发生,但以春季多见。

五、临床表现

(一)普通型

1.潜伏期

1～12 天,一般 2～5 天。

2.前驱期

数小时至 1 天。起病急、畏寒、高热,多为持续性,常伴头痛、恶心呕吐、全身不适、咽部红肿、扁桃体发生化脓性炎症。

3.出疹期

(1)皮疹:多在发热后第 2 天出现,始于耳后、颈部及上胸部,24 小时左右迅速波及全身。皮疹特点为全身弥漫性充血的皮肤上出现分布均匀的针尖大小的丘疹,压之褪色,触之有砂纸感,疹间无正常皮肤,伴有痒感。皮疹约 48 小时达高峰,然后体温下降、皮疹按出疹顺序,2～4 天内消失。

(2)特殊体征:腋窝、肘窝、腹股沟处可见皮疹密集并伴出血点,呈线状,称为帕氏线。面部潮红,有少量皮疹,口鼻周围无皮疹,略显苍白,称为口周苍白圈杨梅舌是指病初舌被覆自苔,3～4 天后白苔脱落,舌乳头红肿突起。

4.脱屑期

多数患者于病后 1 周末,按出疹顺序开始脱屑,躯干为糠皮样脱屑,手掌、足底可见大片状脱皮,呈"手套""袜套"状。脱皮持续 1～2 周。

5.并发症

为变态反应性疾病,多发生于病程的 2～3 周。主要有急性肾小球肾炎、风湿病、关节炎等。

(二)轻型

起病缓,低热,全身中毒症状轻,咽部稍充血,皮疹稀少,色淡或隐约可见。

(三)重症

发病急,中毒症状重,咽峡炎明显,皮疹呈片状红斑,甚至为出血疹,常有高热、烦躁或嗜睡,甚至昏迷、惊厥、休克,易并发肺炎、蜂窝织炎、急性肾小球肾炎、风湿性关节炎等。

(四)外科猩红热

多继发于皮肤创伤、烧伤或产道感染,皮疹常在创口周围出现,然后波及全身,全身症状轻。预后好。

六、辅助检查

(一)血常规

白细胞总数增高,可达$(10\sim20)\times10^9/L$,中性粒细胞占 80% 以上。

(二)咽拭子培养

治疗前取咽拭子或其他病灶分泌物培养,可得到乙型溶血性链球菌。

七、治疗原则

首选青霉素 G 治疗,中毒症状重或伴休克症状者。应给予相应处理,防治并发症。

八、护理诊断

(1)体温过高与感染、毒血症有关。

(2)皮肤黏膜完整性受损与皮疹、脱皮有关。

(3)有传播的危险:与病原体播散有关。

(4)舒适改变:与咽部充血、皮疹有关。

(5)合作性问题:中耳炎、肺炎、蜂窝织炎、急性肾小球肾炎、风湿性关节炎。

九、护理措施

(一)发热护理

(1)急性期患者绝对卧床休息 2~3 周以减少并发症。高热时给予适当物理降温,但忌用冷水或酒精擦浴。

(2)急性期应给予营养丰富的含大量维生素且易消化的流质、半流质饮食,恢复期给软食,鼓励并帮助患者进食。提供充足的水分,以利散热及排泄毒素。

(3)遵医嘱及早使用青霉素 G 7~10 天。并给溶菌酶含片或用生理盐水、稀释 2~5 倍的朵贝尔液漱口,每天 4~6 次。

(二)皮肤护理

观察皮疹及脱皮情况,保持皮肤清洁,可用温水清洗皮肤(禁用肥皂水),剪短患儿指甲,避免抓破皮肤。脱皮时勿用手撕扯,可用消毒剪刀修剪,以防感染。

(三)密切观察病情

意测量体温,观察咽部变化、皮疹的发生、发展,有无中毒症状。重型患儿应严密监测生命体征,密切观察精神状态、神志、外周循环,并注意观察血压变化,有无眼睑水肿、尿量减少及血尿等。每周送尿常规检查两次。

(四)预防感染的传播

1.隔离患儿

呼吸道隔离至症状消失后 1 周,连续咽拭子培养 3 次阴性后即解除隔离。有化脓性并发症者应隔离至治愈为止。

2.切断传播途径

室内通风换气或用紫外线照射进行消毒,患者鼻咽分泌物须以 2%～3%氯胺或漂白粉澄清液消毒,被患者分泌物所污染的物品,如食具、玩具、书籍、衣服、被褥等可分别采用消毒液浸泡、擦拭、蒸煮或日光曝晒等。

3.保护易感人群

对密切接触者需医学观察 7 天,并可口服磺胺类药物或红霉素 3～5 天以预防疾病发生。

(五)健康教育

向家长说明猩红热的发病原因、传染源、传播途径、呼吸道隔离的意义。密切接触者应医学观察7～12 天。患儿的分泌物及污染物应消毒处理,患儿居室应进行空气消毒。多饮水有助于体内毒素的排出。

第四节　流行性乙型脑炎

流行性乙型脑炎(epidemic encephalitis B)简称乙脑,是由乙脑病毒经蚊虫叮咬而传播的以脑实质炎症为主要病变的中枢神经系统急性传染病,发生于夏秋季,儿童多见。临床上以高热、意识障碍、抽搐、呼吸衰竭、脑膜刺激征及病理反射征为主要特征。

一、病因

乙脑病毒属虫媒病毒乙组的黄病毒科第 1 亚群,呈球形,直径 40～50 nm,核心为单股正链 RNA。病毒抵抗力不强,对温度、乙醚、酸均很敏感。加热至 100 ℃时 2 分钟、56 ℃时 30 分钟可灭活病毒,但耐低温和干燥,为嗜神经病毒,人或动物感染病毒后可产生补体结合抗体、中和抗体及血清抑制抗体。

二、发病机制

感染乙脑病毒的蚊虫叮咬人体后,病毒先在局部组织细胞和淋巴结,以及血管内皮细胞内增殖,不断侵入血流,形成病毒血症。发病与否,取决于病毒的数量、毒力和机体的免疫功能,绝大多数感染者不发病,呈隐性感染。当侵入病毒量多、毒力强、机体免疫功能又不足,则病毒继续繁殖,经血行散布全身。由于病毒有嗜神经性故能突破血-脑屏障侵入中枢神经系统,尤在血-脑屏障低下时或脑实质已有病毒者易诱发本病。

三、病理

病变广泛存在于大脑及脊髓,但主要位于脑部,且一般以间脑、中脑等处病变为著。肉眼观察可见软脑膜大小血管高度扩张与充血,脑的切面上可见灰质与白质中的血管高度充血、水肿,有时见粟粒或米粒大小的软化坏死灶。显微镜下可见。

(一)血管病变

脑内血管扩张、充血、小血管内皮细胞肿胀、坏死、脱落。血管周围环状出血,重者有小动脉血栓形成及纤维蛋白沉着。血管周围有淋巴细胞和单核细胞浸润,可形成"血管套"。

(二)神经细胞变性、肿胀与坏死

神经细胞变性,胞核溶解,细胞质虎斑消失,重者呈大小不等点、片状神经细胞溶解坏死形成软化灶。坏死细胞周围常有小胶质细胞围绕并有中性粒细胞浸润形成噬神经细胞现象。脑实质肿胀。软化灶形成后可发生钙化或形成空洞。

(三)胶质细胞增生

主要是小胶质细胞增生,呈弥漫性或灶性分存在血管旁或坏死崩解的神经细胞附近。

四、流行病学

(一)传染源

包括家畜、家禽和鸟类;其中猪(特别是幼猪)是主要传染源,人不是重要传染源(病毒血症期<5天)。

(二)传播途径

蚊子是主要传播媒介,三带喙库蚊为主。蚊体内病毒能经卵传代越冬,可成为病毒的长期储存宿主。

(三)易感人群

普遍易感,免疫力持久,多为隐性感染 1∶1 000～1∶2 000。10岁以下(2～6岁)儿童多见(80%)。

(四)流行特点

有严格季节性,集中于 7、8、9 月(80%～90%),但由于地理环境与气候不同,华南地区的流行高峰在 6～7 月。华北地区在 7～8 月,而东北地区则在 8～9 月,均与蚊虫密度曲线相一致。

五、临床表现

(一)典型患者的病程可分 5 期

1.潜伏期

4～21 天,一般为 10～14 天。

2.前驱期

病程第 1～3 天,体温在 1～2 天内升高到 38～39 ℃,伴头痛、神情倦怠和嗜睡、恶心、呕吐,颈抵抗。小儿可有呼吸道症状或腹泻。幼儿在高热时常伴有惊厥与抽搐。

3.极期

病程第 4～10 天,进入极期后,突出表现为全身毒血症状及脑部损害症状。

(1)高热:是乙脑必有的表现。体温高达 39～40 ℃以上。轻者持续 3～5 天,一般 7～10 天,重者可达数周。热度越高,热程越长则病情越重。

(2)意识障碍:大多数人在起病后 1～3 天出现不同程度的意识障碍,如嗜睡、昏迷。嗜睡常为乙脑早期特异性的表现,之后,出现明显意识障碍,由嗜睡至昏睡或昏迷,一般在 7～10 天左右恢复正常,重者持续 1 月以上。热程越长则病情越重。

(3)惊厥或抽搐:乙脑严重症状之一。由于脑部病变部位与程度不同,可表现轻度的手、足、面部抽搐或惊厥,也可为全身性阵发性抽搐或全身强直性痉挛,持续数分钟至数十分钟不等。

(4)呼吸衰竭:乙脑最为严重的症状,也是重要的死亡原因。主要是中枢性的呼吸衰竭,可由呼吸中枢损害、脑水肿、脑疝、低钠性脑病等原因引起。表现为呼吸表浅,节律不整、双吸气、叹息样呼吸、呼吸暂停、潮氏呼吸以至呼吸停止。中枢性呼吸衰竭可与外周性呼吸衰竭同时存在。外周性呼吸衰竭主要表现为呼吸困难、呼吸频率改变、呼吸动度减弱、发绀,但节律始终整齐。

高热、抽搐及呼吸衰竭是乙脑急性期的"三关",常互为因果,相互影响,加重病情。

(5)神经系统症状和体征:较大儿童及成人均有不同程度的脑膜刺激征,婴儿多无此表现,但常有前囟隆起。若锥体束受损,常出现肢体痉挛性瘫痪、肌张力增强,巴宾斯基征阳性。少数人可呈软瘫。小脑及动眼神经受累时,可发生眼球震颤,瞳孔扩大或缩小、不等大、对光反应迟钝等。自主神经受损常有尿潴留、大小便失禁。浅反身减弱或消失,深反射亢进或消失。

(6)其他:部分乙脑患者可发生循环衰竭,表现为血压下降,脉搏细速。偶有消化道出血。多数患者在本期末体温下降,病情改善,进入恢复期。少数患者因严重并发症或脑部损害重而死于本期。

4.恢复期

极期过后体温在2~5天降至正常,昏迷转为清醒,多在2周左右痊愈,有的患者有一短期精神"呆滞阶段",以后言语、表情、运动及神经反射逐渐恢复正常。部分患者恢复较慢,需1~3个月以上。个别重症患者表现为低热、多汗、失语、瘫痪等。但经积极治疗,常可在6个月内恢复。

5.后遗症期

虽经积极治疗,部分患者在发病6个月后仍留有神经、精神症状,称为后遗症。发生率5%~20%。以失语、瘫痪及精神失常最为多见。如继续积极治疗,仍可望有一定程度的恢复。

(二)根据病情轻重分4型

1.轻型

患者神志始终清晰,有不同程度嗜睡,一般无抽搐,脑膜刺激不明显。体温通常在38~39℃,多在一周内恢复,无恢复期症状。

2.中型(普通型)

有意识障碍如昏睡或浅昏迷。腹壁反射和提睾反射消失。偶有抽搐。体温常在40℃左右,病程约为10天,多无恢复期症状。

3.重型

神志昏迷,体温在40℃以上,有反射或持续性抽搐。深反射先消失后亢进,浅反射消失,病理反射强阳性,常有定位病变。可出现呼吸衰竭。病程多在2周以上,恢复期常有不同程度的精神异常及瘫痪表现,部分患者可有后遗症。

4.暴发型

少见。起病急骤,有高热或超高热,1~2天后迅速出现深昏迷并有反复强烈抽搐。如不积极抢救,可在短期内因中枢性呼吸衰竭而死亡。幸存者也常有严重后遗症。

乙脑临床症状以轻型和普通型居多,约占总病例数的2/3。流行初期重型

多见,流行后期轻型多见

六、辅助检查

(一)血常规

白细胞总数升高[常在$(10\sim20)\times10^9/g$]及中性粒细胞升高(80%以上)。

(二)脑脊液

外观无色透明或微混,压力增高;白细胞计数多为$(0.5\sim1.0)\times10^9/L$,其分类早期以中性粒细胞为多,后期以淋巴细胞为主;糖正常或稍高,氯化物正常,蛋白增高。

(三)血清学检查

乙脑特异性 IgM 抗体多在病后 $3\sim4$ 天即可出现,2 周达到高峰,可用于乙脑的早期诊断。

七、治疗原则

无特效药物,强调早期诊断、早期治疗,把好高热、抽搐、呼吸衰竭三关。

(一)一般治疗

住院隔离、防蚊降温、加强口腔、皮肤护理。

(二)对症处理

重点把三关。

(1)高热:室温 30 ℃以下,体温(肛温 38 ℃以上),物理降温为主,药物降温为辅。

(2)惊厥或抽搐:去除病因。①治疗脑水肿。②保持呼吸道通畅。③降温。④治疗脑实质炎症用镇静剂,首选安定,小儿每次 $0.1\sim0.3$ mg/kg,每次用量小于 10 mg。

(3)呼吸衰竭:针对病因治疗。①痰阻气管:吸痰、吸氧、雾化。②脑水肿、脑疝:脱水、吸氧、激素。③惊厥:镇静。

(4)自主呼吸存在,但呼吸表浅者用呼吸兴奋剂。

(5)自主呼吸停止:气管插管、气管切开、人工呼吸机辅助呼吸。

(三)中医治疗

清热、解毒(安宫牛黄丸)。

(四)后遗症治疗

针灸、按摩。

八、护理诊断

(1)体温过高与病毒血症及脑部炎症有关。

(2)气体交换功能受损:与呼吸衰竭有关。

(3)意识障碍与中枢神经系统损害有关。

(4)潜在并发症:惊厥、呼吸衰竭。

(5)焦虑(家长):与预后差有关。

九、护理措施

(一)首先做好基础护理

保持病室安静整洁,避免不必要的刺激;病室有防蚊和降温设备,室温控制在 28 ℃以下;保持口腔及皮肤的清洁,防止发生褥疮;注意精神意识、体温、脉搏、血压及瞳孔的变化;昏迷者可行鼻饲,给予足够的营养及维生素。然后针对患儿的高热、惊厥抽搐和呼吸衰竭采取相应的措施。

(二)高热的护理

(1)以物理降温为主,药物降温为辅。用温水、酒精擦浴,冷盐水灌肠。

(2)高热伴抽搐者可用亚冬眠疗法。

(三)惊厥或抽搐的护理

对惊厥或者抽搐患者应争取早期发现先兆,以及时处理。分析原因,针对引起抽搐的不同原因进行处理。

(1)如脑水肿所致者进行脱水治疗时,应注意:①脱水剂应于 30 分钟内注入,速度过慢影响脱水效果;②准确记录液体出入量;③因甘露醇是高渗液体,应注意患者心脏功能,防止发生心功能不全。

(2)因脑实质病变引起的抽搐,可按医嘱使用抗惊厥药物。应该特别注意观察该药物对呼吸的抑制。

(3)因呼吸道阻塞所致缺氧者及时吸痰、吸氧,并加大氧流量至 4～5 L/min,保持呼吸道通畅,必要时行气管切开加压呼吸。

(4)如因高热所致者,在积极降温的同时按医嘱给予镇静剂。注意镇静剂药物后的反应。

(5)注意患者安全,防止发生坠床、骨折及舌头被咬伤。

(四)呼吸衰竭的护理

(1)保持呼吸道通畅,定时翻身,拍背,吸痰,雾化吸入以稀释其分泌物。

(2)一般用鼻导管低流量吸氧。

（3）必要时应用人工呼吸机。

（五）恢复期及后遗症的护理要点

（1）加强营养，防止继发感染。

（2）观察患者神志、各种生理功能、运动功能的恢复情况。

（3）对遗留有精神、神经后遗症者，可进行中西医结合治疗。护士应以积极、耐心的护理，从生活上关心、照顾患者，鼓励并指导患儿进行功能锻炼，帮助其尽快恢复。

（六）心理护理

刚清醒的患者其思维能力及接受外界刺激的能力均较差，感情脆弱，易哭、易激动，应使患者保持安静。避免不良刺激。帮助患者适应环境，直至恢复正常。

（七）预防感染的传播

1.管理传染源

早期发现、隔离、治疗患儿；人畜居地分开。

2.切断传播途径

防蚊和灭蚊是控制本病流行的重要环节，特别是注意消灭蚊虫孳生地。倡不露宿。黄昏户外活动应避免蚊虫叮咬。

3.保护易感人群

1岁儿童基础免疫1次，第2年加强1次；5岁再加强1次。

（八）健康教育

大力开展防蚊、灭蚊工作，防止蚊虫叮咬；加强家畜管理；对10岁以下小儿和从非流行区进入流行区的人员进行乙脑疫苗接种；对有后遗症的患儿做好康复护理指导，教会家长切实可行的护理措施及康复疗法，如肢体功能锻炼、语言训练等。坚持用药，定期复诊。

第五节　中毒性细菌性痢疾

中毒性细菌性痢疾是急性细菌性痢疾的危重型，临床特征为急起高热、反复惊厥、嗜睡、昏迷，迅速发生循环衰竭和/或呼吸衰竭。而早期肠道症状可很轻或无。以2～7岁体质较好的儿童多见。该病病死率高，必须积极抢救。

一、病因

病原菌为痢疾志贺菌,革兰染色阴性。痢疾志贺菌对外界环境抵抗力较强,最适生长的温度为 37 ℃,在水果、蔬菜中能存活 10 天左右,在牛奶中存活 20 天,在阴暗潮湿或冰冻的条件下,可存活数周。痢疾志贺菌对理化因素敏感,日光照射 30 分钟或加热 60 ℃,15 分钟均可将其杀灭。常用的各种消毒剂也能迅速将其杀灭。

二、发病机制

痢疾志贺菌致病性很强,可释放内毒素和外毒素,外毒素具有细胞毒性(可使肠黏膜细胞坏死)、神经毒性(吸收后产生神经系统表现)和肠毒性(使肠内分泌物增加)。痢疾志贺菌经口进入结肠,侵入肠黏膜上皮细胞和黏膜固有层,在局部迅速繁殖并裂解,产生大量内毒素,形成内毒素血症,引起周身和/或脑的急性微循环障碍,产生休克和/或脑病。抽搐的发生与神经毒素有关。中毒性痢疾患者全身毒血症症状重而肠道炎症反应轻,可能与儿童的神经系统发育不完善、特异性体质对细菌毒素的反应过于强烈有关。血中儿茶酚胺等血管活性物质的增加致使全身小血管痉挛,引起急性循环障碍、DIC、重要脏器衰竭、脑水肿和脑疝。

三、流行病学

(一)传染源

患者和带菌者,其中慢性患者和轻型患者是重要的传染源。

(二)传播途径

经粪-口途径传播,被粪便中病菌污染的食物、水或手,经口感染。

(三)易感人群

普遍易感,儿童及青壮年多见。由于人感染后所产生的免疫力短暂且不稳定,因此易重复感染或复发。

(四)流行特点

本病遍布世界各地,发病率高低取决于当地经济情况、生活水平、环境卫生和个人卫生。一全年均可发病,以夏、秋季为高峰。

四、临床表现

潜伏期 1～2 天,患儿起病急骤,高热甚至超高热,反复惊厥,迅速出现呼吸衰竭和循环衰竭。肠道症状轻微甚至缺如,需通过直肠拭子或生理盐水灌肠采集大便,镜下发现大量脓细胞和红细胞。

临床按其主要表现分为 3 型。

（1）休克型：又称外周循环衰竭型。以外周循环衰竭为主要表现。面色苍白、四肢厥冷、脉搏细速、血压下降、皮肤花纹,可伴有心功能不全、少尿或无尿及不同程度的意识障碍。肺循环障碍时,突然呼吸加深加快,呈进行性呼吸困难,直至呼吸衰竭。

（2）脑型：又称呼吸衰竭型。以缺氧、脑水肿、颅压增高,脑疝为主。此型患儿无肠道症状而突然起病,早期即出现嗜睡、面色苍白、反复惊厥、血压正常或稍高,很快昏迷,继之呼吸节律不整、双侧瞳孔不等大、对光反射迟钝或消失,常因呼吸骤停而死亡。

（3）混合型：兼有上述两型的表现,是最凶险的类型,死亡率很高。

五、辅助检查

（一）血常规

外周血白细胞总数和中性粒细胞增加。

（二）大便常规

大便黏液脓血样,镜检可见大量脓细胞、红细胞及巨噬细胞。

（三）大便培养

从粪便培养出痢疾志贺菌是确诊的最直接证据。送检标本应注意做到尽早、新鲜、选取黏液脓血部分多次送检,以提高检出率。在夏秋季,2～7岁小儿突然高热、伴脑病或中毒性休克者应疑本病。立即做粪便检查,如当时患者尚无腹泻,可用冷盐水灌肠取便,必要时重复进行。

六、治疗原则

（一）病原治疗

选用对痢疾志贺菌敏感的抗生素（如阿米卡星、氨苄西林、第三代头孢菌素等）静脉用药,病情好转后改口服,疗程不短于5～7天,以减少恢复期带菌。

（二）肾上腺皮质激素

肾上腺皮质激素具有抗炎、抗毒、抗休克和减轻脑水肿作用,选用地塞米松短疗程大剂量静脉滴注。

（三）防治脑水肿及呼吸衰竭

综合使用降温措施：静脉推注20%甘露醇脱水治疗;反复惊厥者可用地西泮、水合氯醛止惊或亚冬眠疗法,使用呼吸兴奋剂或辅以机械通气等。

（四）防治循环衰竭

扩充血容量。维持水、电解质平衡,可用2∶1等张含钠液或5%低分子右旋糖酐扩容和疏通微循环,用5%碳酸氢钠溶液纠正酸中毒,用莨菪碱类药物或多巴胺解除微循环痉挛,根据心功能情况使用毛花苷C。

七、护理诊断

(1)体温过高与毒血症有关。

(2)组织灌注量不足:与微循环障碍有关。

(3)潜在并发症:脑水肿、呼吸衰竭等。

(4)焦虑(家长):与病情危重有关。

八、护理措施

(1)高热的护理:卧床休息,监测体温,综合使用物理降温、药物降温,必要时给予亚冬眠疗法。使体温在短时间内降至37℃左右,防高热惊厥致脑缺氧、脑水肿加重。

(2)休克的护理:患儿取仰卧中凹位,注意保暖,严密监测患儿生命体征,密切监测病情。建立有效的静脉通路。调节好输液速度,观察尿量并严格记录出入量。

(3)保证营养供给:给予营养丰富、易消化的流质或半流质饮食,多饮水,促进毒素的排出。禁食易引起胀气及多渣等刺激性食物。

(4)密切观察病情变化:监测患儿生命体征,密切观察神志、面色、瞳孔、尿量的变化,准确记录24小时液体出入量。

(5)遵医嘱给予抗生素、镇静剂、脱水剂、利尿剂等,控制惊厥。降低颅内压,保持呼吸道通畅,准备好各种抢救物品。

(6)腹泻的护理记录大便次数、性状及量。供给易消化流质饮食,多饮水,不能进食者静脉补充营养。勤换尿布,便后及时清洗,防臀红发生。及时采集大便标本送检,必要时用取便器或肛门拭子采取标本。

(7)预防感染的传播对饮食行业及托幼机构的工作人员应定期做大便培养,以及早发现带菌者并积极治疗。对患儿采取肠道隔离至临床症状消失后1周或3次便培养阴性止。加强饮水、饮食、粪便的管理及灭蝇。养成良好卫生习惯,如饭前便后洗手、不喝生水、不吃变质不洁食物等。在细菌性痢疾流行期间,易感者口服多效价痢疾减毒活疫苗,保护可达85%～100%,免疫期维持6～12个月。

(8)健康教育:向患儿及家长讲解该病的有关知识,指导家长与患儿养成饭前便后洗手的良好卫生习惯,注意饮食卫生,不吃生冷、不结、变质食物等。

参考文献

［1］王英,李佳楠,熊雪芹.儿科护理学［M］.北京:中国协和医科大学出版社,2019.

［2］郭慧芳.儿科临床护理与护理管理［M］.武汉:湖北科学技术出版社,2019.

［3］王妍炜,林志红.儿科护理常规［M］.开封:河南大学出版社,2021.

［4］孔彦霞.儿科临床护理技术［M］.天津:天津科学技术出版社,2018.

［5］周乐山.儿科护理学［M］.长沙:湖南科学技术出版社,2019.

［6］李云峰.实用儿科护理技术操作［M］.济南:山东科学技术出版社,2021.

［7］范玲.新生儿护理规范［M］.北京:人民卫生出版社,2019.

［8］马惠芳.实用临床儿科与护理实践［M］.北京:科学技术文献出版社,2020.

［9］朱燕.儿科疾病护理与健康指导［M］.成都:四川科学技术出版社,2022.

［10］李娟,方茜.临床护理质量与安全管理实用手册［M］.贵阳:贵州科技出版社,2018.

［11］陈牡花,易赛君.新生儿常见疾病的护理［M］.汕头:汕头大学出版社,2019.

［12］颜德仁.儿科护理［M］.上海:同济大学出版社,2020.

［13］林晓燕.儿科临床护理实践［M］.天津:天津科学技术出版社,2019.

［14］郑丹丹,杨广毅.儿科护理［M］.北京:人民卫生出版社,2018.

［15］黄力毅,李砚池.儿科护理［M］.北京:科学出版社,2019.

［16］高娟.实用临床儿科护理［M］.北京:科学技术文献出版社,2020.

［17］曹利静.儿科疾病解析与临床护理［M］.北京:科学技术文献出版社,2019.

［18］付仲霞,张新梅,白静.新编儿科护理理论与实务［M］.兰州:兰州大学出版社,2022.

［19］高凤.儿科护理［M］.北京:高等教育出版社,2019.

[20] 杨洪涌.临床儿科护理理论与实践[M].天津:天津科学技术出版社,2018.

[21] 曾丽娟.儿科护理[M].武汉:湖北科学技术出版社,2019.

[22] 陈玉洁.儿科护理细节问答[M].北京:科学技术文献出版社,2020.

[23] 王芳.临床儿科诊疗与护理[M].哈尔滨:黑龙江科学技术出版社,2019.

[24] 吴丽元,周乐山.儿科静脉输液治疗临床护理实践[M].北京:科学出版社,2022.

[25] 贺玉霜,宋玲,贾海霞.儿科临床诊疗与护理[M].昆明:云南科技出版社,2018.

[26] 刘爱杰,张芙蓉,景莉,等.实用常见疾病护理[M].青岛:中国海洋大学出版社,2021.

[27] 梁丽萍.现代儿科护理实践[M].郑州:郑州大学出版社,2019.

[28] 褚忠霞,仇杰,姬生芹.儿科急危重症抢救与护理技能[M].成都:四川科学技术出版社,2022.

[29] 郭传娟.儿科护理[M].北京:科学出版社,2019.

[30] 黄希,杨栗茗.新生儿常见疾病护理及管理手册[M].成都:四川科学技术出版社,2022.

[31] 宋丽娜.现代临床各科疾病护理[M].北京:中国纺织出版社,2022.

[32] 李延君.临床儿科护理新思维[M].天津:天津科学技术出版社,2019.

[33] 张俊英,王建华,宫素红,等.精编临床常见疾病护理[M].青岛:中国海洋大学出版社,2021.

[34] 王永芹.现代儿科护理规范[M].哈尔滨:黑龙江科学技术出版社,2020.

[35] 胡荣.现代儿科护理学精粹[M].西安:陕西科学技术出版社,2021.

[36] 侯超.优质护理干预对新生儿肺出血的治疗效果[J].中国医药指南,2021,19(8):125-126.

[37] 邝艳红.目标策略针对护理干预在小儿急性上呼吸道感染中的应用[J].现代诊断与治疗,2022,33(13):2031-2033.

[38] 张博.探究护理干预对围孕期妇女孕前麻疹和风疹防治认知的影响[J].中国医药指南,2021,19(24):159-160,163.

[39] 张凝.急性肾小球肾炎患儿应用护理健康教育的价值研究[J].中国社区医师,2022,38(21):144-146.

[40] 杨梅.基质金属蛋白酶水平对病毒性脑炎患儿早期诊断的临床价值[J].蚌埠医学院学报,2022,47(11):1543-1545.